武简侯

经方随证应用法

武简侯 著

武维春 整理

中国中医药出版社

·北 京·

图书在版编目（CIP）数据

武简侯经方随证应用法 / 武简侯著；武维春整理 . —北京：中国中医药
出版社，2020.5
ISBN 978 – 7 – 5132 – 5937 – 8

Ⅰ . ①武… Ⅱ . ①武… ②武… Ⅲ . ①经方–汇编
Ⅳ . ① R289.2

中国版本图书馆 CIP 数据核字（2019）第 279151 号

中国中医药出版社出版

北京经济技术开发区科创十三街 31 号院二区 8 号楼
邮政编码 100176
传真 010-64405750
保定市西城胶印有限公司印刷
各地新华书店经销

开本 710×1000 1/16 印张 24.5 字数 362 千字
2020 年 5 月第 1 版 2020 年 5 月第 1 次印刷
书号 ISBN 978 – 7 – 5132 – 5937 – 8

定价 88.00 元
网址 www.cptcm.com

社 长 热 线 010-64405720
购 书 热 线 010-89535836
维 权 打 假 010-64405753

微信服务号 zgzyycbs
微商城网址 https://kdt.im/LIdUGr
官 方 微 博 http://e.weibo.com/cptcm
天猫旗舰店网址 https://zgzyycbs.tmall.com

如有印装质量问题请与本社出版部联系（010-64405510）

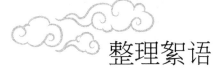

整理絮语

武简侯（1892—1971）是我的祖父，原名国良，字简侯，后以字行。江苏泰州人。1958 年入泰州中医院任主治医师，1963 年被江苏省卫生厅列为省首批名老中医。他生前著述达 17 种 200 多万字，用力最勤的是在经方和外治法研究方面。

其对经方的研究可以上溯到 1939 年，其时他撰成书稿《仲圣方证合一要诀》，20 世纪 40 年代后期编写《经方应用法》，60 年代初，他又集中精力重新撰写《经方随证应用法》，几易其稿，始得成书。这部书，他于 1962 年写成后，即由泰州市科委油印，并征求有关方面意见。当年江苏省中医研究所有关人员阅读后，很快即复函，提了几点看法，在此我将原信抄录下来作为读者参考：①以方为主，以主药分类，殆仿洄溪《伤寒类方》体，这是治经方者比较正确的观点；②叙证很平实，无游称夸大处；③方义解说亦精当，有根据；④援引前辈经验比较丰富，对后学大有启发和帮助。

当年，有人向他请教为医之道，他认为要将"仲景《伤寒论》《金匮要略》，彻底的予以深刻研究和使用，而达到证状与治疗相结合，只有这样，治病才能有把握。再由此扩而充之，自不难随病审证，随证用方。审证既确，用方又准，当然对于各种病证有充分把握，于是便能刻期治愈疾病了"。他特别强调，"不精熟仲圣《伤寒论》《杂病论》，不可为医"。但要真正精熟张仲景的典籍，并非易事，祖父曾多次说他写此书，就是"为学中医者，取得辨证用方规律。以经方为基础，参合各家有科学理据的经验，与我个人研究所得和治疗经验，务求切合实际，对病中肯。用之于临床而不误，投之于沉疴而得起，编写之目的，在此而已……要使理论与实践，方剂与证状，均能结合，可以放手应用而少差谬"。对于经方的研究，可以说贯穿他生命的始终。令我感慨的是，祖父虽然去世近50年，但他的书仍然得到读者的喜爱，可见几十年心血没有白费。现在适逢再版，我将整理情况略做如下说明：

《经方随证应用法》成书于50年前，自我祖父去世，此书就此定格，其他人亦无从修改。祖父年轻时曾做过报纸的编辑，对古典文学也颇有研究，所以他写作时用字用词都是比较考究的，我要做的事是尽可能忠实于原著，减少不必要的差错，便于读者利用。

现在存世的手稿本包括他的底稿本，以及泰州科委的油印本，还有祖父友人李亚夫的过录本。祖父在油印本上面做过大量修改，特别是立方意义和编者按这两部分大多做了重写，可见这两部分更是他的心血之结晶。油印本和过录本都经我祖父本人校看过，但因他年事已高，还是有少量未发现的错字，这次整理，我全部根据底稿本做了订正。另外，全书完成后，祖父于1966年又补记了一些笔记，这些补充的内容，这次分别插入了诸家经验谈和诸家绪论，使内容更加完整。

20世纪40年代，祖父在完成《仲圣方证合一要诀》后，专门写了一册笔记，对中医的一些术语做了简要的解释。这些解释可能不尽全面，且他也未写完，只能算是半成品，但我觉得对读者还是有参考价值的，所以这次一并附入，供读者参考。另外在整理中发现立方意义中对个别药物在配伍中的意义未做说明，这种情况就不做补充了，因为并不影响方剂的使用。祖父对药物有研究专著，他写过《药证学》一书，将药物分为强壮健胃消化药、镇痛镇痉镇静药、镇咳去痰药、解热药、驱淤通经药、利尿药、泻下药、收敛药、驱虫药、催吐药、变质解凝药、解毒药等。对每一药物，先是综述，再分别叙述效能、适用、用量等。但此书没有排印出版，仅以手稿影印的形式收入凤凰出版社刊印的《泰州文献》第66册，有兴趣的读者到各地图书馆不难查阅。

对于文字的处理，凡是繁体改简体没有疑义的，一律改为简体字，不另说明。像"脉沈细"的"沈"，也统一改为"沉"。

证状、证状表现、凭证使用的"证"字，并未改成"症"，"证"字在传统中医文献上有特定的意义，现在人们大都认同证是根据望闻问切四诊所获资料，对病因（如内伤、外感等）、病位（如表、里、脏、腑等）、病性（如寒、热等），病机、病势（如邪正盛衰、疾病发展趋势等），病人体质以及患病时季节气候与周围环境等的概括。因此，症字不能完全顶替证，还是用证更准确。与我祖父同时代医家的著述中也都是用证字，所以本书保存原文献的用法，我想读者是完全看得明白的。

本书能够问世，先后得到很多人的帮助，李亚夫当年用毛笔抄录，工作量很大，其子李椿君也给予我一些整理上的帮助，李氏父子功不可没。去年泰州中医院创办60周年举行纪念活动，王华院长特地邀请名中医的后代参加座谈会，也很关心祖父医书的出版，并指示中医新秀黄俭仪对我祖父的医疗经验予以总结推广。安徽芜湖的朱俊先生、泰州的李良先生都给予很多帮助，特别是张伏震编辑，对原稿做了很多有益的校正，精神可感，在此一并致谢。

武维春

2019 年秋于泰州

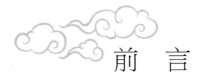

前 言

　　近有黄胜白医师在所著《家医》一书序言中说："世界医学，要以中国为最早，即就医经药籍而论，至少有三千余年之历史。如以时代考之，当我国医家讨论气血、荣卫、脉络、药性、汤醴、刀圭咬咀时期，欧美民族尚赤身蓬头，捡蜗牛而食之，未有医药也。"及后医药肇兴，蓬勃发展，随岁月以俱进，而回顾我国医学，则趑趄不前，有瞠乎其后之慨。推原其故，则由以前统治者，不重视祖国医学，往往以小道目之。在近百年前，西洋医学输入中土，挟其器械之精，解剖之确，手术之巧，理论之新，为中医所未有，誉之为科学医，于是以中医为不科学，不但挫折之，且拟消灭之，中医学，不绝如缕，尚何有振兴之望。迨中华人民共和国成立后，我国党和政府，以中医学经过数千年实验，繁殖广大民族，自有存在之价值，再从唯物观点和治疗疾病中加以体会，确有规律、有疗效，能起沉疴而救危亡，爱之重之，唯恐暗然不彰，浸久失传，因之号召西医学习中医，中医师自动带徒，更广设中医校、院、卫生所，为人民治疗疾病，此千古未有之盛举也。

　　当此时期，良医辈出，著书立说，为学者所讽诵，已有多种，就我个人所知，其中以《伤寒论释义》《中医学概论》《金匮纲要》《伤寒论方解》等，尤适应一般学者要求，盖以其深入浅出，明白易晓，有非前人所能及者。我院实习医师，亦多人手一篇，中医学蒸蒸日上之象，无可言喻。今实习医师既以新的健全脑筋，而获得党和政府培养，良师教导，又取得深浅合度明白易晓之书籍参考研究，其成就可翘足而待。回忆我幼年学习中医，鲜良师指导，多走弯路，备尝艰苦，至数十寒暑，始得进窥旨要所在，则年已老大矣。诸实习医师，不以我为谫陋，每至我处询及经方治病疗效，并涉及东邦医家，能以善用经方而做出许多奇迹，所得于仲景者何在？当告之曰：经方原系古代医家从临床实践中，依据证状治疗取得效果而来者，如《伤寒论》《金匮要略》诸方，非由仲景氏一人所创，乃前人传授于彼者，试用于临床后而编写成书，非写方以待病，实因病而用方也。

凡病皆有证状，证状皆有先后、标本，审其先后、标本，而确定主客病证，主证为本，客证为标，若反其主客标本以图治，病必不解。即如同一感冒，有发热，恶寒，头痛，项强，自汗，脉浮弱等，则属桂枝汤证。如发热，恶寒，头痛，鼻塞，喘鸣，无汗，脉浮紧者，则属麻黄汤证。若有寒热往来，胸胁苦闷，脉见弦状者，则属小柴胡汤证。其他各种病证，亦皆作如是处治，仲景氏所谓随证治之，今称辨证治疗者是。

以上系就一感冒病证而言，其证状已非一成不变者，要须识其转变，而予以确合病情之方剂，所谓证状有万变，方剂亦有万变，证状不变，方剂亦不变，无论何病皆然。又如大肠炎证，其热有现于表者，每用葛根汤，或桂枝汤，取其微汗而治愈，病在内而攻其外，此中医随机应变之战术也。中医诊断，不用器械，仅以两手五官代替器械，探索病证，分阴阳表里、寒热、虚实，确定主客标本证状孰轻孰重、孰顺孰逆，不拘于病名病因，唯依证以决治法，均有一定规律可循，循此规律以治病，虽值奇难沉痼之病，如脑疽用桂枝汤，难产用麻黄汤，肺痨用小青龙汤，肺痨终期用桂姜草枣黄辛附汤，心风用防己地黄汤，梦游病与凭依证，用甘草泻心汤，尿石证用调胃承气汤，胃癌及贲门癌用桃仁承气汤，子宫癌用抵当汤，盲肠炎及直肠膣瘘用大黄牡丹皮汤，喉痹及白喉用桔梗白散，歇斯底里用甘麦大枣汤或半夏厚朴汤，膈噎用大半夏汤，强度性肠嵌顿用乌头汤，鹅掌风用薏苡附子败酱散，肾脏炎性水肿重证用蒲灰散，糖尿病、肾石疝痛、单腹胀、关格证、两目失明证等用肾气丸或汤……以及其他种种类似之证，皆能取得极大疗效。若谓以上各方，对以上各病，具有特效不可也。其所以致此者，则在辨证之透辟，用方之准确耳。愧我钻研未深，语难详达，用将旧写未完之《经方应用法》一稿，取与观之，佥认为可，并怂恿整理问世。适我院卞则潜医师，自扬州科技会议闭幕归来，要我写稿，不敢应，寻本市召开科技会议，及本院领导之鼓励，其时又有西医实习中医之王贵龄，将该稿提出，敦促编写，有顾念我体力衰弱，恐难尽力者。我不谓然，当此国内外大好形势之际，目睹党和政府对中医政策一切伟大措施，学者又皆能深刻追求中医学术，将为祖国创造新的医学，均足使我身心愉快，精神振奋，只觉体力加健，而何衰弱之有。所不能自信者，稿虽勉力写成，纰缪自所不免，倘得阅者予以补正，则幸甚！

泰州市中医院内科医师武简侯识　时年七十有三
一九六四年三月

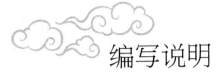

编写说明

　　《伤寒论》《金匮要略》，为我国最古老方书，历年虽旧，在治疗医术上，仍崭然如新，前代医家固已奉之为经典矣。即其他邻邦，如朝鲜、日本诸医家，亦视之如鸿宝，当时称专习此种医学者为古方家，以此古方而治疗目前西医所命名之病，皆能有效，其所以有效之故，不仅仅在药物上之酌合得宜，而主要在辨证用方，确能把握一定规律，祖国前代医家多知之而未能发挥尽致，邻邦古方医家每注意于斯，试观其所著各种医书，可以考知。

　　我在十年前，曾草草写过《经方应用法》一稿，久藏箧中，未敢示人，近为实习医师所见，怂恿问世，我则谓叶著之《古方临床之运用》与中医研究所编著之《伤寒论方解》，均属指导学医者应用经方之最好书籍，无待他求。佥谓不然，医家各有见到之处，即各有可学之处，如《伤寒论》一书，注者有三百余家而皆并传，其勿自馁，乃一再勉我整理完成，用是抽暇编写，是否能追随前两书之后，至希阅者予以批评。

　　一、每方下按需拟有六个项目：①证状表现：根据原文写出，原文多条者，则总合其证状而写之，若仅一二条者，则直书之，原文略而未备，则于其下加以补充。②立方意义：据和田启十郎说："中医皆经验方，而非理论方，予辈浅学，不能说明方之理由，诚为一大憾事。"但为学中医者随证处方起见，理应将对证用方大意写出，亦只因个人浅学之故，不能完全尽合耳。③治疗标的：既了解病的证状与方剂大意后，即须分别主证客证，从主证方面用方治疗。④诸家经验谈：后代医家依据仲景所定之方证，用治某病而获得疗效，或在此一方中加入某药而又获得速效，则采录之，可以备学者参考，否则从缺。⑤诸家绪论：古今医家，对于本方有随证加减法的，或阐发方证药物中之隐微意义的，或别有特殊见解的，均有供学者参考之价值，故特设此栏以入之，否则从缺。⑥凭证使用：中医治病在凭证，不拘于何种病名，学者每因中西医病名不同而有所眩惑，故特设此栏，虽列有西医病名而暗示其意曰凭证使用，则可以放胆治疗矣。

二、各方内间附编者意见，大致为对于某一方剂之研究，或某一方剂之辨证，或在某一方剂之讨论。并间附编者治疗经验，系写个人治疗某一病证而有效者，亦足供学医者之参考。

三、中医处方，为治病之锁钥，投病恰合则解，投病不恰合则不解，有时不但不解，甚至反逆其锁钥而加剧。故本编特于立方意义，冥心探讨，求得方证吻合，终以浅学之故，未克完全合辙，敬希阅者正之。

四、方中剂量，系依照《皇汉医学》所载的一日三服公分制，虽与原方分量不能尽合，但遍阅他书，能尽合者甚少，即不尽合，如煎服不误，亦自有效。

五、方剂分类，以《伤寒约编》为蓝本，再参考其他各书，有应离而合者，亦有应合而离者，更有已入某方类而移之于杂方类者，今为辨其药物性质而归纳之，当否，不敢必也。

简侯再识

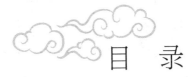

目 录

桂枝汤类

麻黄汤类

葛根汤类

小柴胡汤类

栀子汤类

泻心汤类

黄芩汤类

白虎汤类

承气汤类

甘草汤类

芍药汤类

半夏汤类

武简侯经方随证应用法

茯苓汤类

橘皮汤类

栝蒌薤白汤类

木防己汤类

当归散类

五苓散类

乌头汤类

理中汤类

附子汤类

姜附汤类

武简侠经方随证应用法

桂枝汤类

桂枝汤

感冒，发热，头痛，项强，自汗，畏风，《伤寒论》主用桂枝汤。

桂枝、芍药、生姜、大枣各9克，甘草6克。以水二合五勺，煎成一合，去滓，一日分三回，温服。服后，啜热稀粥一茶杯，以助药力，温覆一时许，以遍身絷絷微似有汗者佳。

编者按：以上系分三次服之量。如欲作一次服者，可减去三分之二；分二次服者，可减去三分之一，下准此。一合约等于今之100毫升，一勺约10毫升，用今量器者准此。方内各种干药均须刲细。

又按：此为《伤寒论》第一方，或认为即《金匮要略》之阳旦汤（另有再加干姜者，则名阴旦汤）。然《金匮要略》原有桂枝汤方。至阳旦汤，则有方无药。《千金要方》谓系桂枝汤加黄芩。有是之者，亦有非之者，为求应用起见，根据诸家研究加以考定于后。

【**证状表现**】原书所载桂枝汤证有多条，今为省略，归纳如下：

太阳病，发热，头痛，项强，自汗，畏寒，身痛（有不痛者），上冲（头项强痛即属上冲），脉浮缓或浮弱、浮虚、浮数（或左浮缓右较虚），或鼻鸣干呕，或寒热往来，或下痢、盗汗等。

【**立方意义**】本方证由体表感受风寒，血管收缩所致。此外，亦间有各种病原菌侵袭内脏，分泌毒素，使皮肤层微血管收缩而起。桂枝能行血产温，驱风解表，其性辛辣，兼有杀菌之能；生姜能散寒、健胃、止吐；芍药能行肝血、固腠理、祛痰、和痛，且亦有杀菌之能；甘草能缓急、下火、祛痰；大枣能生津、和营、补中。合用则通血脉，驱寒邪、解肌热、缓挛痛，为安内攘外，调和营卫之要方。

【治疗标的】 以头痛、项强、发热、恶风寒、自汗、脉浮缓为主标的；身痛、鼻鸣、干吐等为副标的而用之。

【诸家经验谈】《类证活人书》：凡发汗，欲令手足俱周，漐漐然一时许为佳，不欲如水淋漓，服汤中病即止，不必尽剂。然发汗须如常覆腰以上，厚衣覆腰以下，盖腰上流漓，而腰以下至足心微润，病终不解。凡发汗病证仍在者，三日内，可二三汗之，令腰脚周遍为度。

《病理学整理篇》（张子英编）：刘明氏云，以桂枝汤，治轻微感冒，若不啜热稀粥，不温覆者，则竟无汗出，然温覆时，尚须以衾蒙首而卧，若露首于外，汗仍难出，此明多年来自身之经验，亦对他人之经验也。此点极关重要，医家固不可不知，病家尤不可不注意。

曹颖甫：一老妇患脑疽，每至天晚，即恶寒发热，汗出，与桂枝汤，不加他药，逐日增加药量，数日后，竟告痊愈。

柯韵伯：此方不仅治伤风感冒，凡具有本方证者，如自汗、盗汗、虚疟、虚痢等，用此汤，随手而愈。

李士材：吴君明，伤寒六日，谵语狂笑，头痛有汗，大便不通，小便自利，众议承气汤下之。余诊其脉浮而大，因思仲景云，伤寒不大便六七日，头疼有热，小便清，知不在里，仍在表也。方今仲冬，宜与桂枝汤。众皆咋舌掩口，谤之甚力，以谵狂为阳盛，桂枝入口必毙矣。余曰：汗多神昏，故发谵语，虽不大便，腹无所苦，和其营卫，必自愈耳。遂违众用之，及夜而笑语皆止，明日，大便自通。故夫病变多端，不可胶执，使狐疑而用下药，其可活乎。

《生生堂治验》：一妇患下痢数年，不进食，形体尪羸，肌肤甲错，若人不扶之，则不能起卧，与大剂桂枝汤使覆而取汗，下痢止，更与百合知母汤，以谷调理，渐渐复原。

张公让《中西医学比观》：桂枝汤非解热剂，乃发汗剂。《中国医学精华》说：桂枝汤为治中风（即现代之轻性感冒）之发汗轻剂。

又张公让氏云：酒客可以服桂枝汤。又云，桂枝汤实可以止吐。又云，桂枝汤亦可以止泻。又云，桂枝汤主治秉赋虚弱之感受热性病者，或属于慢性者，最为合拍。又云，桂枝含芳香性挥发油，能刺激汗腺神经以发汗。又虚弱性之出汗（即汗腺神经衰弱而出汗者），桂枝又能兴奋汗腺神经以止汗。

编者按：《汉方新解》谓桂枝汤，适用热性病初期。叶橘泉氏亦谓适用伤寒及斑疹伤寒之初发期等。在两说以前，吴鞠通氏即以桂枝汤治温病，载在所著《温病条辨》之首方。其时诸大医家多有斥其非者。证以《汉方新解》、叶说，均与吴氏同意。而王清任《医林改错》则竟谓头痛、身痛发热、有汗，乃吴又可所谓之瘟疫症，用桂枝汤，从未治愈一人。但其文内并未写出恶风、恶寒、项强、脉缓等证。又未写出啜粥等服法，其无效固宜。或原是瘟疫而出现上述与太阳病几个相类之证状，误服桂枝汤，不但无效，且可能使病证加剧。文后又云，用治新感温病，或加青蒿、生地黄等，甚佳。是治瘟病，原可用桂枝汤，而必须加青蒿、生地黄耳。王雨三氏《治病法轨》谓脉浮、内热、口渴，加生地黄、青蒿、花粉、丹皮之类。与前王同意。在吴鞠通、王清任以前，有用桂枝汤加生地黄，以治瘟病者，为喻嘉言氏所首创。其言曰，余用桂枝汤加生地黄，以佐芍药之不逮，三十年来，功效历历可纪。由是以言，吴氏用桂枝汤而不加生地黄等味以滋阴，故为人所訾议。则本方之可应用于热性病伤寒初期，当以加生地黄、青蒿等为是矣。

又按：诸家所指阳旦汤即桂枝汤，应加味或不应加味，在临床应用上，必须详加考定始可。据《金匮要略》原文，产后中风，续续十数日不解，头痛、恶寒、时时有热、心下闷、干呕，汗出虽久，阳旦证续在者，可与阳旦汤。唐宗海云，此乃桂枝汤增桂加附，以固少阴之根而止汗。成无己、陈修园、山田正珍、汤本求真等，均指为桂枝汤之异名，而有非议沈明宗赞用加黄芩之妙者。再证以其他医家所著各医籍，如《类证活人书》阳旦汤为桂心、芍药、甘草、黄芩。《金匮心典》阳旦汤，即桂枝汤加黄芩。《张氏医通》在阳旦汤下，引《千金要方》桂枝汤加黄芩，治冬温、脉浮、发热、项强、头痛。刘明氏（见上《整理篇》）对于此方，就原文证状解释，尤极透辟。略谓病人中风，续续十数日不解，必有里热，此无可疑之事。故于一服中加黄芩三钱，乃极合理者。并引证麻黄汤中有里热者，尚须酌加清热药如黄芩、石膏等，其收效远过于原方（按张锡纯氏，亦于麻黄汤中加知母，以清余热，可为此说作一佐证）。故我确认刘氏之说为可信。《千金要方》加黄芩为可遵。医者对于此类病证，大可用阳旦汤治之，用附一病例于后。

简侯：曾治一常姓患者，女性，身热，自汗，时感冷，腹痛，脉两手浮弱中时带弦状。胸中感热闷，食热物则难受，食冷物又感不安。用本方加黄芩一钱许，一帖而汗不作，再进一帖，而身热、胸热皆除，遂愈，是阳旦汤之效也。

又按：陆渊雷、刘明、阎德润诸氏，均谓桂枝对于细菌能抑制其发育。故传染病如伤寒、痢疾等，用之有效。然我谓在患者体质素强而内热充实者，不须用之。若内热充实，而见口渴、舌干、唇绛则更非本方所宜也。

【凭证使用】虚弱体质者，罹感冒、头痛发热、出汗、恶风、神经痛、胃肠病、疟疾、下痢、产后病、寒腹痛、偻麻质斯、神经衰弱等有本方证状者。

以下系桂枝汤加方。

桂枝加桂汤 〰

桂枝汤证，上冲急者，加桂，《伤寒论》名桂枝加桂汤。

桂枝12克，芍药、大枣、生姜各7克，甘草5克。以水二合五勺，煎成一合，去滓，一日分三回，温服。

【证状表现】原文：烧针令其汗，针处被寒核起而赤者，必发奔豚，气从小腹上冲心者，灸其核上各一壮，与桂枝加桂汤。

补充：同桂枝汤证，上冲证剧，自觉有气起自少腹，上冲心胸，刺痛欲死，起卧不安，有发作性者。原因，由温灸，或发汗过多，被寒邪侵袭所致。

【立方意义】前方使用桂枝治上冲之轻证，兹则上冲证剧，欲发奔豚，故加桂治之。论者谓奔豚系肾之积气，主加肉桂，以肉桂质重，入足少阴，通上下阴结，去沉寒痼冷。阎德润氏则谓属于胃病，因其下越脐部而入小腹，故误为肾，用桂枝健胃制腐，则奏酵止之功。要之，桂枝与肉桂，同一芳香辛热之品，通肾健胃，当具有之，惟肉桂气质较厚、较烈，益火消阴之功尤胜，用治气从少腹上冲心胸之证，最为合宜。

【诸家经验谈】《金匮要略新义》余无言：余治奔豚证，均用桂枝汤，加顶上肉桂五分，冲服，药到病除，如响斯应。

编者按：本方加桂，方氏以下诸家多主张用肉桂，《伤寒约编》加肉桂钱半，恽铁樵氏亦谓当加肉桂，而均无实验以证明之，余氏则从临床上取得证明，可信。

《汉方医学解说》：余妹年二十岁时，患头痛如锥刺，剧痛不可忍，投以予所知之安知必林，及偏头痛臭剥之洋药，不见其效，遂用本方一服，而大轻快，不出二日而至愈矣。

《古方便览》：一男子年六十，患积聚数年，发作有时，奔豚气上冲于心，不能息，气力全无，不得俯仰，不思饮食，以此方，兼用三黄丸而愈，后不再发。

又按：桂枝汤原治由寒邪引起之上冲性神经证，至发为奔豚则甚重矣。为加同类较强烈厚重之肉桂，通其阴结，去其痼冷，故有效。徐灵胎称为奔豚专方，雉间焕谓奔豚主剂虽多，特桂枝加桂汤为最可，盖有所见而云然也。

桂枝与肉桂，只在香质上的区别：肉桂香烈而质重，桂枝香质均较轻。叶编《现代实用中药》载：桂枝之皮，因药肆贮藏不慎，致辛香甘美之味，往往消失，与其用桂枝之重分剂，不如用肉桂之轻分剂较佳。余氏用肉桂少许，治上冲剧证而见特效，极合于叶氏之说。方氏以下诸家，多用肉桂，盖因取得经验疗效之故，非尽泥于后世本草所载也。即照《伤寒论辑义》依经方不用肉桂，而用多量桂枝，虽亦有效，然必须香质不失者始可。与其难得香质不失之桂枝，何如用少量肉桂而必效乎。

【凭证使用】桂枝汤证而头痛甚剧者，下腹部向胸部上冲，剧痛如刺者（《汉方与汉药》），神经衰弱，歇斯底里性冲逆，妇人更年期之逆上感（旧称肝阳）（《古方临床之运用》）。

桂枝加芍药汤 ☁

桂枝汤证，腹痛，拘挛甚者，加芍药量，《伤寒论》名桂枝加芍药汤。

桂枝、大枣、生姜各 7 克，芍药 14.5 克，甘草 5 克。以水二合五勺，煎成一合，去滓，一日分三回，温服。

桂枝加大黄汤 ☁

桂枝加芍药汤证，脉实，腹内有停滞之感者，加大黄，《伤寒论》名桂枝加大黄汤。

上方加大黄 2.5 克。煎法、服法同上。

【证状表现】原文：本太阳病，医反下之，因腹满时痛者，属太阳也。桂枝加芍药汤主之。大实痛者，桂枝加大黄汤主之。

补充：①腹部虽膨满拘急有痛，但腹内不实。②腹部较有抵抗，按之实而诉痛，大便或秘结或下痢。

【立方意义】①桂枝汤中已有芍药用治腹筋挛急矣。此证因挛急过甚，故加芍药量以治之。②此证除有腹筋挛急外，而兼有宿食，疝瘕、痼癖等为害，故再加大黄以推荡之，作为解表通里之剂。

【治疗标的】①以腹筋挛急为主标的。②以腹部挛急膨满而实、有抵抗作痛、脉沉实有力为主标的。其他秘结、下痢等为副标的而用之。

【诸家经验谈】《中国内科医鉴》：痢疾初起，腹痛甚者，用桂枝加芍药大黄汤，随手可愈。

又，疝瘕之腹痛，或外邪兼宿食之腹痛，或发疮疹之腹痛，用此方皆有效。

方舆輗：有固有之毒之人，其腹拘挛，或有块者。又，毒剧痛不止者，桂枝加芍药大黄汤主之。

又，痢疾初起，有表证腹痛，而里急后重不甚者，用此方。

《麻疹一哈》：一男子发热如燃，而无汗，经四五日，疹子不出，腹满拘痛，二便不利，时或腰甚痛，作桂枝芍药大黄汤饮之，微利二三行，拘痛渐安，兼用紫丸下之，下水五六行，其夜熟眠，发汗如洗，疹子随汗出，疹收复旧。

【凭证使用】①桂枝汤证，腹部拘挛作痛特甚，及肠炎、下痢、腹痛者。②加芍药汤证而有消化不良性下痢，里急后重，及轻症赤痢，结肠炎，腹痛，或呕者。

桂枝加黄芪汤

桂枝汤证肌表有水气，出现黄汗、自汗、盗汗者，加黄芪，《金匮要略》名桂枝加黄芪汤。

桂枝、芍药、大枣、生姜各5.5克，甘草5.5克，黄芪9克。以水二合五勺，煎成一合，去滓，一日分三回，温服。

编者按：黄汗由于郁热在内，虽汗不透，故亦须啜热粥，加温覆，以助其出汗，仅取微汗而止。若其自汗、盗汗已多者，无须啜粥，温覆助汗可知矣。

【证状表现】节原文：①黄汗之病，两胫自冷。②若汗出已，反发热者，久久其身必甲错，发热不止者必生恶疮。若身重，汗出已，辄轻者，久久必身𥆧，𥆧即胸中痛。③从腰以上汗出，下无汗，腰髋弛痛，如有物在皮中状，剧者不能食，身疼重，烦躁，小便不利，此为黄汗，桂枝加黄芪汤主之。

【立方意义】此方证由营卫虚，肌表水气无力外运，桂枝汤虽能通血络，调营卫，驱寒邪，而对于兴奋全身细胞，健旺血液运行则感不足，若加入具有此能力之黄芪，则不但驱逐肌表间水气，固表、利尿，且有益元气，补虚损之功。

【治疗标的】以身体虚弱，肌表有水气（浮肿亦系水气），而出汗者（或无汗）为主标的，其他身热、小便不利、腰髋弛痛等均为副标的而用之。

【诸家经验谈】叶橘泉：一少女萎黄病，全身黄胖、浮肿、时盗汗出，畏风、恶寒、小便不利、时头痛，屡经注射女性荷尔蒙，无效。余以桂枝加黄芪汤合四物汤，连服二十余日而愈。

《方函口诀》：治盗汗，倍芍药，加当归，名归芪建中汤，为痘疮及诸疮疡之内托剂，若加反鼻霜（系蝮蛇之黑烧者），其效尤佳。

【凭证使用】黄汗、多汗、萎黄病、浮肿、湿性皮肤病、盗汗、慢性溃疡、虚弱人之感冒、具有桂枝汤证者。

小建中汤 ✿

桂枝汤证而有贫血虚弱，腹拘挛者，加饴糖，《伤寒论》《金匮要略》名小建中汤。

桂枝、生姜、大枣各 5.5 克，甘草 3.5 克，芍药 11 克，胶饴 12 克。以水二合五勺，煎成一合，去滓，加胶饴溶之，一日分三回，温服。

【证状表现】节《伤寒论》原文：伤寒，阳脉涩，阴脉弦，法当腹中痛。又，伤寒二三日，心下悸烦者。

节《金匮要略》原文：虚劳里急，悸衄，腹中痛，梦失精，四肢酸疼，手足烦热，咽干口燥。又，男子黄，小便自利。又，妇人腹中痛。

补充：该病表里皆虚，腹中痛，夜梦遗精，四肢酸疼，咽干，口燥。徐灵胎云，此由津液少，非有火也，手足烦热（或现冷状），心下悸，恶寒，恶风（或发黄），脉弦急（或浮大而涩，按之则空虚），腹软弱无力。

【立方意义】表虚如桂枝汤证，而里虚腹痛加强，虽有甘草、大枣滋养和缓，生姜、桂枝湿热通阳，芍药平解挛结，但治表虚有余，补里虚则不足。必须再以湿性而富于滋养兼能缓中补虚如胶饴者为君，督率桂、姜、草、枣、芍药等佐使，尽力补充内外诸虚，则以上所有各证状，皆可涣然消失矣。

【治疗标的】以桂枝汤证出现贫血、虚弱、腹痛为主标的而用之。

【诸家经验谈】《证治准绳》：治痢用本方，不分赤白新久，但腹中大痛者，有神效，其脉弦急，或弦大而涩，按之则空虚，或举按皆无力者是也。

李东垣：桂枝汤，治表虚；小建中汤，治里虚。又，以桂枝易肉桂，为治感寒腹痛之神药，如中热腹痛，去桂，加黄芩。

《续名家选方》：喘急，塞迫欲死者，小建中加薤白、熟附子。

《眼科锦囊》：眼痛，如神祟，多服本方则痊。

《张氏医通》：形寒、饮冷、咳嗽，兼腹痛，脉弦者，小建中汤加桔梗，以提肺气之陷。寒热自汗，加黄芪。

《赤水玄珠》：张二尹近川翁，始以内伤外感过服发散消导之剂，致胃脘当心而痛，六脉皆弦而弱，此法当补而敛之也。白芍药酒炒五钱，炙甘草三钱，桂枝一钱半，香附一钱，大枣三枚，饴糖一合，煎服，一帖而瘳。

【诸家绪论】《医方集解》：昂按此汤，以饴糖为君，故不名桂枝芍药而名建中，今人用小建中者，绝不用饴糖，失仲景遗意矣。

《治病法轨》：脾阳不运，胃痛呕吐，右脉虚，加陈皮用之。

某君治虚性盲肠炎，去饴，加陈皮、木香，云有效，附此待证。

《医方考》：小建中汤，宜用肉桂，枝则味薄，故用以解肌。肉则味厚，故用之以建中。

张公让《中西医学比观》：本方治腹中急痛，有卓效。因此方即桂枝汤之重加白芍也。白芍为解痉止痛要药，其量至少要七八钱至一两，太少则无效。又仲景时，尚未发现玄胡索，玄胡索止痛效极大，若加用之，当更效。

编者按：谭次仲编《肺病自疗法》推重小建中汤，为治肺痨之第一方，萧屏所编《肺病自疗》，亦云小建中汤治痨病极妙。沈仲圭氏于其所著《中国经验处方集》，谈及肺结核治法，略谓，以甘寒养阴为治痨病常法。至因病情变化，舍甘寒而投辛温，要为例外权法，借以矫正谭、萧之说是矣。惜未能将例外权法之小建中汤方证加以说明，系属一种阳虚证，在多种虚劳病中，占极少数，如果有此证，自以用之为宜。

简侯：曾忆及我邑徐克明君语我云：幼年罹虚痨病，咳嗽，腰痛盗汗，医不能疗。往刘星伯先生处（时刘在上海商务印书馆编书），为开小建中汤一方，服数帖后即愈。是小建中汤诚为治疗阴虚者虚痨妙剂。宜其为谭、萧二氏所称道，若不详辨其真实证状，而错用于阳虚证之虚痨，则危险甚大。徐灵胎氏云，此方治阴寒阳衰之虚痨，正与阴虚火旺之病相反，庸医误用，害人甚多。求真氏云，余往年用黄芪及建中剂于肺结核而招失败。我则以为若遭遇阳虚证之病者，以甘寒养阴常法治之，其招致失败，亦无不同，医者其屏去主观论治可也。

【凭证使用】虚弱小儿夜尿证、夜啼证，慢性腹膜炎之轻症，神经衰弱，滤泡性眼结膜炎，乳儿之海尼亚，动脉硬化证，眼底出血证，以及肺结核之慢性经过中结核性关节炎等（《临床实用方剂》）。

黄芪建中汤

小建中汤证而正气不足，多自汗、盗汗者，加黄芪，《金匮要略》名黄芪建中汤。

于小建中汤内加黄芪5.5克。煎法、用法同前。

【证状表现】原文：虚痨，里急诸不足，黄芪建中汤主之。

补充：正气不足，脉见迟弱，腹里拘急，自汗、盗汗，或有微热，或咳，或下痢，或腹痛、身痛等。

【立方意义】前桂枝汤证因出黄汗而加入黄芪矣。兹小建中汤仍系桂枝汤加味之方，上因自汗、盗汗等，而加入黄芪，盖以黄芪能健血液运行，走肌表则能止汗，资水道则能利尿，其中含有一种胶质与不溶性黏液质，具甘温滋补与和气血之功。故既能利尿，亦能止汗，且能止痛。合胶饴、桂枝、芍药、甘草、大枣、生姜等，尤能通血脉、固腠理、和营卫、补虚、缓痛、调健胃肠而制泻痢。

【治疗标的】以正气不足，腹里拘急为主标的，其他各证为副标的而用之。

【诸家经验谈】《治病法轨》：小儿肺风疾喘，本方加半夏、茯苓，无不愈者。

《名医类案》：丹溪治一女子，十余岁，因发热，咳嗽喘急，小便少，后来成肿疾，用利水药得愈。然虚羸之甚，遂用黄芪建中汤，日一服，一月余遂愈。

《方函口诀》：此方用于虚痨之证，腹皮贴于背，无热而咳者，然或有微热者，或汗出，或无汗者，俱可用之。

张公让《肺病自医记》云：余十余年来，以甘温辛温治肺痨，每用大效，未得科学根据，心中不无耿耿。今得之，喜不自胜，而汤本求真于《皇汉医学》谓，黄芪建中一类药，不可用于治肺痨者，今可证其妄矣。然使用者，在技术上亦宜慎重，否则孟浪偾事，其言可信。

张公让《中西医学比观》：此方治肺结核之属增殖型者、极漫性者，有大效。

张公让云：归芪建中汤，治慢性疮疡与难生肉收口者，有卓效。盖本汤有兴奋刺激性能，催促肌肉之新生也。

和久田氏：余之用黄芪，不必汗之有无，但得肌表乏正气者，即不误矣。

【诸家绪论】《丹溪心法》：黄芪建中汤，桂枝改用肉桂。

《济阴纲目》：治产后诸虚不足、发热，或恶寒、腹痛。本方桂枝改用肉桂；虚甚加附子。

《医宗金鉴》：少血荣养衰弱者，经行后，出血过多者，用本方。

《外台秘要》引深师：本方加入人参、半夏，治虚痨腹满，食少，小便多。

东洞吉益：建中汤，缓化气血湿滞之毒，黄芪建中、当归建中皆用于气血湿滞，百脉弦急而自汗盗汗者。

编者按：叶橘泉氏说，各因人之体质不同，而病状遂异。此体质性治疗，在慢性疾患中，自有其真实性的理据与不可否认之价值，斯言也，颇折中至当，谓为治虚痨病不可用者，盖未遇此病证故耳。如遇此病证，乌能舍之而不用哉。

【凭证使用】贫血衰弱者之虚痨病、产后虚弱、小儿喘息、产后失血及其他具有本方证之患者。

内补当归建中汤 ✎

桂枝汤证，而呈贫血之瘀血证者，加当归，《金匮要略》附方名内补当归建中汤。

当归 7 克，桂枝、生姜、大枣各 5.5 克，芍药 11 克，甘草 5.5 克。以水二合五勺，煎一合，去滓，一日分三回，温服。

按：原文方后有云，若大虚，加饴糖六两，汤成，纳入于火上暖令饴消，若去血过多、崩伤、内衄不止，加地黄六两，阿胶二两，合八味，汤成，纳阿胶，若无当归，以芎䓖代之，若无生姜，以干姜代之，为此方加味法及代替法。

【证状表现】原文：产后虚羸不足，腹中刺痛不止，呼吸少气（呼吸困难之状），或苦少腹中急痛，引腰背，不能饮食。

编者按：产后腹中刺痛，少腹急痛之证，多系瘀血积滞之故。以右属气，左属血言之，当以左侧腹部挛急为甚，少腹血滞，当有软弱瘀血之块形沉着，呈贫血虚状之观，自属显然。

【立方意义】贫血证当补血，瘀血证当行瘀。若由有瘀血之故而呈贫血之状者，以驱瘀为主，虽然，妇人产后瘀血之酿成，以属于虚者为多。本方桂枝合芍药，有驱瘀血之能；生姜健胃散寒；大枣滋养和血；甘草缓急止痛；此桂枝汤方证也。再加当归以通达血液，既行血，又补血，去瘀生新，补虚缓痛，为治产后虚羸瘀血作痛之妙剂。

【治疗标的】以左侧腹筋挛急，少腹有软弱瘀血块状而呈贫血虚羸不足之状者，为主标的而用之。

【诸家经验谈】《漫游杂记》：一妇人经水至年五十余不断，血下三倍于常人，面目黧黑，肌肤甲错，晕眩，日发四五次，数步难行，呻吟不寐，脉沉细而腹空胀，心下及肚腹各有一块如石。与当归建中汤，日服二帖，五十余日，只觉晕眩稍减；又数日，左足发肿毒，暴热来去三五次。医与三黄汤，晕眩大发，卒厥欲死，仍令服当归建中汤数百日，竟得身体滋润，徐徐以艾炷，令再服建中汤半岁，晕眩不发，日行数百步，血减于前，每日轮灸脊际。终与建中汤一年许，血来减半，皮肤生津液，又经一年，能徒步行远路。

《类聚方广义》：诸疡脓溃之后，荏苒不愈，虚羸烦躁，自汗，盗汗，稀脓不出，新肉不长者。若恶寒下痢，四肢厥冷者，加附子。

张公让《中西医学比观》：时医治产后腹痛，用生化汤，仲圣乃用当归建中汤。当归能使子宫安静至成睡眠状态，乃止痛妙品，又有止血作用，桂枝、白芍俱为镇痉止痛剂，饴糖又为营养物，且甘香适口，其效当胜生化汤也。此方若加黄芪或人参，增加子宫之收缩力，其止血之功当更大。又云：当归、桂枝属挥发油，不可久煎，久煎则有效成分损失殆尽，宜先煎他药后下此二味，经一二十淋即足。

《冉雪峰医案》：胡姓患乳痈，体质薄弱，用当归内补建中汤、黄芪五物汤，药用温和，另一江姓，体坚实，药用清化，均能消肿收口。可见治病，不必拘于一法。

【诸家绪论】《外台秘要》引《必效》：黄芪建中汤加当归、人参，治虚痨。下焦冷，不甚渴，小便数，若失精，加龙骨、白蔹。

编者按：黄芪、当归二味合用，后世方称为补血汤，合加于小建中汤，称为归芪建中汤。

简侯：曾治一腹痛经久之男子，手足不温，见风毛戴，夜或自汗，面色无华，行动少力，脉两手沉迟，咽口皆感干燥，间发干咳，医治无显效。自诉时有气块发现作痛，按之似有似无。大便溏，或间日一次，食欲不振，为拟归芪建中汤，加饴糖、地黄，有二十余帖而就愈。

【凭证使用】虚弱者之腹痛、自汗、盗汗、贫血、晕眩、慢性溃疡各病、妇女月经病等。

桂枝加附子汤

桂枝汤证，多汗、恶寒、恶风，或肢节痛、体痛，难以转侧者，加附子，《伤寒论》名桂枝加附子汤。（《叶氏录验方》名救汗汤）

桂枝、芍药、大枣、生姜各7克，甘草5克，附子2.5克。煎法、服法同上。

【证状表现】原文：太阳病，发汗，遂漏不止，其人恶风，小便难，四肢微急，难以屈伸者，桂枝加附子汤主之。

补充：由误汗后，阳虚，恶风，恶寒较甚，头痛，发热较减。小便难，口中和，四肢拘挛疼痛，手指不温，汗续续出，身重，难以转侧，小便难，脉浮虚或沉细迟缓。

【立方意义】上方加热性附子以振奋内脏组织机能，挽救其寒冷、衰沉之象；与姜、桂等物协作，则和营卫、祛虚风、补阳气；再有大枣、芍药和缓其挛急，滋养其经络。可以止漏风、除阴寒、利小便而弭疼痛，用为固表回阳之剂。

【治疗标的】以桂枝证，阳虚，汗出，恶风，四肢沉惰，或拘挛，麻痹，疼痛，脉迟微为主标的。

【诸家经验谈】《本事方》：一士人得太阳病，因发汗，汗出不止，恶风，小便涩，足挛曲而不伸。予用第七证桂枝加附子汤，三啜而汗止。佐以芍药甘草汤，足便得伸。

《疝气证治论》：予右足大指痛，物触之痛甚，强踏亦难忍，择方服之，无验，药贴熏洗，亦无寸效。一日疝上，充塞心下，疼痛剧矣。即服桂枝加附子汤，三帖而腹痛止，趾痛亦去。后历数月复发，治之如初，而趾痛忽止，于是痊愈。

又，一妇心痛五年，诸药针灸皆无效。诊之，心下痞硬，正是积也……极知疝客心脾邪正相争，故上冲心下而痛，先予桂枝加附子汤和其疝，疝和而后以手法散其余邪，心脾痛全已。

又，一老翁，手臂疼痛，自以为痰，他日，心腹痞硬，或腹中拘急，与此汤，病已。

【诸家绪论】《千金要方》：治产后风虚，汗出不止，小便难，四肢微急，难以屈伸者，用此汤。

《奇正方》：霉毒、骨痛、偏枯、口眼㖞斜、寒疝、腹中冷痛者试效。

【凭证使用】疝气，漏汗不止，神经痛，腓肠肌痉挛，下肢运动麻痹，半身不遂，衰弱体质者之汗出过多，风湿骨痛等。

桂枝加葛根汤 ෨

桂枝汤证，项背有强急之状者，加葛根，《伤寒论》名桂枝加葛根汤。

桂枝、芍药、大枣、生姜各 7 克，甘草 4 克，葛根 9.5 克。煎法、用法同桂枝汤，但不须啜热粥。

【证状表现】原文：太阳病，项背强几几（肩胛拘急挛痛之状），反汗出，恶风者，桂枝加葛根汤主之。

【立方意义】葛根含淀粉质，有解表生津、镇痉之能。加入桂枝汤队伍中，暂作主帅，督同全队，进入太阳风邪郁结之处，一以解散风邪，一以滋养筋脉，则痉挛强急之证，自缓解矣。前人称为太阳病项背强者之主剂。

【治疗标的】以项背强急、有汗为主标的；自汗、头痛等为副标的而用之。

编者按：此方，原系桂枝汤之有自汗证者，如其无汗，则加入麻黄，成为葛根汤矣。古今医家，于项背强几几而无汗者，大率用葛根汤，此方遂少显著。

张公让氏云：项背强几几，是知觉神经末梢发炎麻痹之状，葛根之效用甚小，应不能治此症。余遇此每用西药阿斯匹林之类，及用芥末等热敷患部而愈。

【凭证使用】麻疹初期、痢疾初期及因风湿骨痛等而有自汗、项背等拘挛疼痛之状者，均得应用之。

栝蒌桂枝汤 ꩜

桂枝汤证，而有身体强直几几之状，口燥渴者，加栝蒌根，《金匮要略》名栝蒌桂枝汤。

桂枝、芍药、大枣、生姜各7克，甘草5克，栝蒌根7克。以水三合，煎一合，去滓，一日分三回，温服。

【证状表现】原文：太阳病，其证备，体身强，几几然，脉反沉迟，此为痉，栝蒌桂枝汤主之。

补充：脉不浮而反沉迟，头项肩背及身体全部，有轻度强直性痉挛现象，亦必有发热、汗出、不恶寒、口燥渴或咳等之证。

【立方意义】本证患者，因身有虚热之故，致使脏器感到枯燥。于外，发现轻微强直性痉挛。于内，则现口燥口渴之象，故用桂枝汤以除太阳风邪，加用栝蒌根以润枯燥，通津液而除虚热。

编者按：此方有谓当用葛根者，因其证有身体几几然之故，其言颇可信。但我有不同之管见，至希有道正之。桂枝汤有项背强几几，脉浮数之证，加葛根以外散其表邪，此证身体强直几几然，脉反沉迟。诚如尤氏所谓风淫于外，而津伤于内者，故加栝蒌根，兼滋其内，则不同也。若谓见几几然，尽可加葛根，亦尽可加栝蒌矣，何以加葛根汤内不加栝蒌，而此方内不加葛根，非不知加，不需加也。况栝蒌根，亦含有多量淀粉，与葛根同，而润燥之功较胜。于此可见古人立方之精，用药之严，洵足为后人取法。

【治疗标的】以有桂枝汤证而身体全部现轻度强直痉挛，身热、汗出、口燥渴者，为主标的而用之。

【诸家经验谈】《三因方》：治伤风，汗下不解，郁于经络，随气涌泄，衄出清血，或清气道闭，流入胃管，吐出清血，过寒凝之，色必瘀黑者，于本方加川芎等分。

编者按：陈修园以此方为治痉病之主方。唐宗海谓系兼治太阳病伤寒证之方，非主方也。就上两说，加以管见而判定之：按《金匮要略》既载痉脉按之紧如弦，直上下行，本条脉反沉迟。此为痉，盖痉脉本弦，今不弦反而沉迟，则此痉非属痉之正病可知。其亦得名之为痉者，以其有身体强直几几然之状，与痉病相类耳，此由热邪郁闭，销铄津液所致。小儿往往因热而发昏沉如惊风之状者，用汗剂开泄腠理可愈。此症太阳证备，身有自汗，唯身体组织中水分消失，加用栝蒌根以滋润之，则经脉不燥而痉状可解矣。唐氏谓兼治太阳伤寒，可从。

【凭证使用】感冒、头痛、风湿骨痛及轻度痉急等，而有津液枯燥、外现虚热之候者。

桂枝加厚朴杏仁汤 ✇

桂枝汤证而有胸满微喘者，加厚朴、杏仁，《伤寒论》名桂枝加厚朴杏仁汤。

桂枝、芍药、大枣、生姜各7克，甘草、厚朴、杏仁各5克。以水二合五勺，煎一合，去滓，一日分三回，温服。

【证状表现】原文：太阳病，下之微喘者，表未解也，桂枝加厚朴杏仁汤主之。

又，喘家作桂枝汤，加厚朴、杏仁佳。

补充：桂枝汤，下后，表邪未解，咳嗽多稀痰，气逆上喘，身有汗而微，胸腹膨满，脉见浮滑。

【立方意义】以桂枝汤解表，厚朴治胸腹膨满，杏仁治咳逆上气，解表和喘满兼治，原非专治喘也。此下之喘，与夙患喘（喘家），均由外感所引起，今为除其外感，兼治其引起之夙患，从证用药，应如是也。若其无太阳病证而喘，则非适用此方可知矣。

【治疗标的】以具有太阳表证、兼喘息、胸满为主标的而用之。

【诸家经验谈】《本事方》：一武臣患伤寒，自汗，而膈不利，一医作伤食下之，一医作解衣中邪，汗之，杂治数日，渐觉昏困，上喘息高，医者仓惶失措。予诊之曰太阳病，下之，表未解，微喘者，桂枝加厚朴杏子汤，指令医者急治药，一啜，喘定，再啜，絷絷微汗，至晚，身凉，而脉已和矣。

【凭证使用】气管炎及支气管喘息具有桂枝汤证而兼胸满者；并宜用于老人感冒咳喘之证。

桂枝加芍药生姜人参新加汤 🌀

桂枝汤证而有心下痞硬，或拘挛及喘者，加人参，并加芍药、生姜量，《伤寒论》名桂枝加芍药生姜人参新加汤。

桂枝、大枣、人参各6克，芍药、生姜各9.5克，甘草5克。以水二合五勺，煎一合，去滓，一日分三回，温服。

【证状表现】原文：发汗后，身疼痛，脉沉迟者，桂枝加芍药生姜人参新加汤主之。

补充：身痛，脉沉迟，或呕，或胸腹拘急，或下痢，心下膨满，按之有凝结物状而无痛感，食欲不振，恶心呕吐等。

【立方意义】上方加生姜量以散内寒，而止呕吐；加芍药量以和血脉而缓挛急；再加人参健脾胃而强心脏。以原有桂枝通血脉，驱外寒；甘草、大枣缓痛补虚。合治内寒、外寒、降水气、止呕吐、散痞硬、解挛急，则证去而病自除。

【治疗标的】以具有桂枝汤证者之虚性心下痞硬，少腹挛急、呕吐、身痛等为主标的而用之。

【诸家经验谈】《续建殊录》：一老人大便不通数日，上逆头眩，医与备急丸而自若，因倍加分量投之，得利。于是身体麻痹，上逆益甚，而大便复闭。更医诊之，与以大剂承气汤，一服，不得下利，服三帖，下利如倾盆。身体冷痛，不得卧，大便复结。又转医，作地黄剂，使服之，上逆尤剧，面色如醉，大便益不通。先生（吉益南涯）诊之，心下痞硬，少腹无力，即与桂枝加芍药生姜人参汤服之，三帖，冲气即低，大便通快，经过二三日，冷痛止，得卧，大便续通快。三旬之后，诸证去而复常。

编者按：大便不通，原因颇多，非可以一例用通利药治之，必须凭脉证、腹证，知其症结所在，而后采用合法之剂，或兼与适当之外治法。若因热用凉，因寒用热，寒热不显著者，用平温之剂，此治一般疾病之常法也。若本寒而用寒，本热而用热，违反病情，未有不致人于死地者。此老人具有虚性心下痞硬，上逆头眩之证，其脉当系沉迟，一般医者，不加辨证，遽用峻下药以通大便，病人虽未致死，但已见冷痛，难卧，面赤等危殆之象，大便究未能通。南涯氏仅按其证状治疗，不通大便，迨证状既解，而大便遂亦自通，与其谓方剂之神妙，无宁谓善于辨证者使用方剂之神妙耳。

【凭证使用】虚弱者之感冒、胃弱、胃痛，及风湿骨痛、汗后呈心脏衰弱现象者。

桂枝加龙骨牡蛎汤

桂枝汤证而胸腹有动悸者，加龙骨、牡蛎，《金匮要略》名桂枝加龙骨牡蛎汤。

桂枝、甘草、芍药、大枣、生姜、龙骨、牡蛎各5.5克。以水二合五勺，煎一合，去滓，一日分三回，温服。

【证状表现】原文：夫失精家，小腹弦急，阴头寒，目眩，发落，脉极虚芤迟，清谷，亡血，失精，脉得诸芤动微紧，男子失精、女子梦交，桂枝加龙骨牡蛎汤主之。

补充：有多梦、耳鸣、惊惕、腹胸动悸等证。

【立方意义】以桂枝汤治阳虚冲逆，和营固表。加牡蛎、龙骨，收浮阳以温肾，敛心神而涩精，肾温则水升，心宁则火降，水升火降，则营卫和谐，诸证有不敛手而退者哉。

【治疗标的】以神经衰弱者之胸腹动悸、阳虚失精、脉芤动微紧为主标的而用之。

【诸家经验谈】《类聚方广义》：禀赋薄弱之人，色欲过度，身体羸瘦，面无血色，身常有微热，四肢倦怠，口舌干燥，小腹弦急，常服此方，保养调摄，严慎闺房，则能肉生于骨，可望回生。

又，妇人心气郁结，胸腹动甚，寒热交作，经行常愆期，多梦惊惕，身体渐就羸瘦，却似痨瘵，嬬妇、室女情欲妄动而不遂者，多有此证，宜此方。

《橘窗书影》：一青年十八岁，患遗尿数年，百治罔效，下元虚寒，小便清冷，且脐下有动，易惊，两足微冷，投以本方，兼服八味丸数日而渐减，服经半年而愈。

又，和田东郭用此方，治愈高槻老臣之溺闭，服诸药无效者。余用此方，治遗尿，屡屡得效。古方之妙，在乎运用，当精细之。

【诸家绪论】《外台秘要》引《小品》：龙骨汤（即本方）疗梦失精，诸脉浮动，心悸少息，隐处寒，目眶疼，头发脱落者。虚羸，浮热汗出者，除桂，加白薇三分，附子三分炮，名二加龙骨汤。忌海藻、菘菜、生葱、猪肉、冷水。

又，引深师：桂心汤（即本方）疗虚，喜梦与女邪交接，精为自出方，一名喜汤，忌同《小品》。

【凭证使用】神经衰弱，遗精，遗尿，或夜惊证，忧悒感，歇斯底里，舞蹈病，阴冷，失眠或多梦等证。

以下系桂枝汤之变方。

当归四逆汤 ❧

桂枝汤证而有贫血腹痛，手足厥冷，小便不利者，去生姜，加当归、细辛、通草，《伤寒论》名当归四逆汤。

桂枝、芍药、大枣、当归、细辛各5.5克，甘草、通草各5.5克。以水二合五勺，煎一合，去滓，一日分三回，温服。

【证状表现】原文：手足厥寒，脉细欲绝者，当归四逆汤主之。

补充：手足厥冷，脉细欲绝，或脉弱，或弦而迟，或弦而涩，左脉多见虚弱，头痛，腹挛痛，肢体有酸痛感，尤其腰筋及两侧按之觉痛，妇人经前痛，或血气痛，腰背感，舌质多淡白。

【立方意义】此方包含内补当归建中之意，有行血、养血、散寒之功。其名为四逆汤者，以四肢有厥冷，脉细欲绝之故，此由于血液不足，体质虚寒，心阳不能敷布全身经络所致。故用当归温中补血；芍药缓急和血；桂枝温经通络；甘草缓急补虚；木通利关节，通九窍；细辛散风湿，除痹痛；大枣和营卫，生津液。今编成整个队伍，不但有止痛功能，更有温寒、通滞、活血缓急、补虚诸作用。

【治疗标的】以有虚寒贫血之体质而血分闭塞、腰腹挛痛、手足冷、尿利少者为主标的而用之。

【诸家经验谈】《幼幼集成》：当归四逆汤，治小儿血虚体弱，寒邪伤荣，以致眼目翻上，身体反张，盖太阳主筋病故也。

方舆輗：当归四逆汤，用于下纯血痢之血便，伤寒下血，虽为恶候，然非痢疾之下血，可以此汤愈之。

《百疢一贯》：休息痢，有因疝来者，此时有用当归四逆汤者，黑便与血交下，当归四逆汤有效。

又，五更泻，有用当归四逆汤、真武汤等者。

《治疗杂话》：治经水不调，腹中挛急，四肢酸痛，或一身习习然如虫行，且头痛者。

清川玄道：见翁，治冻风（即冻疮）用当归四逆汤，奏效速。

《中国内科医鉴》：痢疾，腹中不痛，但下瘀物者，此方为宜。

张公让《中西医学比观》：余昔年治一妇人，肌肤虚肿，盖皮下有积水也。余用桂枝汤加苓、术、黄芪，服数剂，稍见效。后一医将该方加当归、细辛二味，而效大见。可知细辛能使组织之水液归还血管而排泄于肾（当归恐无此能）。本方可以扩张四肢末梢血管，改良其血液循环。

【诸家绪论】《方函口诀》：此方虽为治厥阴表寒之厥冷药，然原系桂枝汤之变方，故用于桂枝汤证之血分闭塞者有效。

清川玄道：本方专以外发寒邪，非如他四逆汤专救里寒也。

《时氏处方学》：当归四逆汤，余用以治血凝气滞受寒之肿疡，与麻黄附子细辛汤合用尤佳，此为活血、补血、温经、通脉、泄闭之剂。

《伤寒大白》：此方全在养血散表，实非阴证温经治法。家秘加川芎、葱白，助其通阳和阴，作汗外解。

【凭证使用】脚气，肾脏炎，轻症尿毒证，轻症子痫，头痛，肩凝，胸痛，咳嗽，肾脏疼痛，下痢，腰痛挛急，手足挛急，梅毒等（《汉方新解》）。

当归四逆加吴茱萸生姜汤

当归四逆汤证，有久寒胸满，呕吐（时吐清水），脉细欲绝者，加吴茱萸、生姜，《伤寒论》名当归四逆加吴茱萸生姜汤。

当归、桂枝、芍药、细辛、大枣各5克，甘草、通草各2克，吴茱萸12克，生姜9克。上以水、酒各一合三勺，煎成一合，去滓，一日分三回，温服，或水煎温服。

【证状表现】原文：若其人内有久寒者，宜当归四逆加吴茱萸生姜汤。

补充：当归四逆汤证，内有久寒，腹痛较剧，吐涎沫，肩背强急，头项重痛，或吐利转筋，腰脚腹麻，或口舌作燥（和久田氏云：由于血筋不转，血分动而津液干，不宜作热候看）。手足厥冷，或下痢，脉微欲绝，妇女经常经前腹痛，月经困难及带下清冷等。

【立方意义】此方所治为贫血虚寒。此因贫血虚寒时久，经脉、血液运行之力已大减，脾胃机能亦由衰弱而不能吸收与输布，因之水湿潴蓄而发生痰饮，痰饮既多，则上泛而为呕吐，今加入吴茱萸温中下气，止痛除湿；生姜散寒止呕，开痰下气，合当归四逆以通其血脉郁塞之阳，除其寒湿久积之阴，则以上各证，可迎刃而解。

【治疗标的】以腹痛、呕吐、手足冷、脉微为主标的而用之。

【诸家经验谈】方舆輗：内有久寒之男子为疝瘕，妇人为带下之类是也。此病，痛引脐腹腰胯者，此汤甚良。

《橘窗书影》：有女年十九，患伤寒十余日，精神恍惚，舌上无苔而干燥，绝食五六日，四肢微冷，脉沉细。按其腹，自心下至脐旁之左边拘急，重按则如有痛，血气枯燥，宛如死人。余以为厥冷久寒证，与当归四逆加吴茱萸生姜附子汤（本方加附子），服一日夜，心下大缓，始啜粥饮，三日精神明了，始终服一方，其人痊愈。

《续建殊录》：一男子，初患头痛，恶寒，手足惰痛，干呕而不能食，至四五日，手足冷，喘急息迫，冷汗出，下痢，每日四五行，脉微细，但欲寐。与当归四逆加吴茱萸生姜汤，旬余而愈。

《伤寒论方解》：妇人经前腹痛，不可忍，见虚寒证者，用本方，有卓效。

《治验回忆录》：魏姓妇45岁，日在田间劳作，汗出解衣，因而受寒，归家抖颤不已，双被不温，旋现肢麻，屈伸不利，少腹拘痛，恶心欲吐，约半时许，阴户出现收缩，拘紧内引，小便时出，汗出如洗，自觉阴户空洞，时有冷气冲出，不安之至。切其脉细数，舌苔白润，身倦神疲，言食如常。据此辨认，病属虚寒……颇类三承在中之象，又其所患部位，与男子属阴证同，俗传妇人缩阴多指乳房缩入，至于阴户抽搐牵引，确少见也。其治当以温经散寒为法，因投当归四逆加吴茱萸生姜汤，日进三大剂，遂告全安，未另服药。

又，此外刘姓妇，亦患此症，用本方，日服二大剂，并用艾灸气海、关元十余炷，又以锡壶盛开水，时熨脐下，次日即愈。

【诸家绪论】《千金要方》：四逆汤（即本方），治霍乱多寒，手足厥冷，而脉微欲绝者。

按：《济生方》通脉四逆汤（即本方加附子），治霍乱，多寒肉冷，脉绝。较《千金要方》加附子一味。

【凭证使用】恶寒腹痛甚剧者，冲心性脚气，尿毒症，子痫，胃扩张等（《汉方与汉药》）。

桂枝芍药知母汤

桂枝汤证而有风毒肿痛、头眩、干呕者，去大枣，加麻黄、附子、白术、防风、知母，《金匮要略》名桂枝芍药知母汤。

桂枝、知母、防风各5克，芍药5.5克，甘草、麻黄、附子各2.5克，生姜、白术各5克。以水二合五勺，煎一合，去滓，一日分三回，温服。

【证状表现】原文：诸肢节疼痛，身体尪羸，脚肿如脱，头眩气短，欲吐，桂枝芍药知母汤主之。

补充：左手脉多浮弦有力，右浮虚，足肿痛而有寒热。

【立方意义】由风毒引起之肿痛，既有风有寒，亦兼夹湿。兹用桂枝、防风以发表行痹；生姜散寒；甘草缓急；芍药、知母和阴清热；附子行阳除寒；白术温脾行湿；共同协作，成为驱风、散寒、行湿、和血止痛之有力方剂。

【治疗标的】以本证诸关节肿痛而有寒热者为主标的而用之。

【诸家经验谈】《脚气钩要》：本方治脚气痛痹，转筋不仁。

《外台秘要》引《古今录验》：防风汤（即本方去麻黄），主身体四肢节解，疼肿如堕脱；肿，按之皮急，头眩，温温烦乱欲吐。

胡光慈氏云：本方用于慢性关节炎之对症良药，若为急性炎症，则宜去附子，易知母为石膏，始克有济也。

按：《千金要方》防风汤（即本方去麻黄、附子，加半夏、杏仁、川芎），主治与《外台秘要》同，似可治本方证之较轻者。

【凭证使用】慢性关节炎，尤其畸性关节炎（求真）。脚气，腰痛，鹤膝风（浅田）。神经痛及一切由风而起之疼痛证（广三）。

黄芪桂枝五物汤 ◎

桂枝汤证，而有身体麻痹，作呕者，去甘草，加黄芪、生姜。《金匮要略》名黄芪桂枝五物汤。

黄芪、芍药、桂枝、大枣各 7 克，生姜 14.5 克。以水三合，煎一合，去滓，一日分三回温服。

【证状表现】原文：血痹（血脉涩滞麻痹也），阴阳俱微，寸口关上微，尺中小紧，外症身体不仁，如风痹状。

补充：当有上冲，呕吐，挛急之证。

【立方意义】在桂枝汤方证内，有水血变调之证，须加用黄芪以兴奋全身细胞，健运停滞于肌表之水血。更有桂枝能兴奋神经，使血液运行加速，共奏祛风、通络、强心、利尿之功，而又有生姜为驱除水毒，温散寒湿。芍药调节神经，兴奋血管。大枣滋养细胞，通达组织，则血液之涩滞者，既能运行，而肌肤之顽麻，由于水血变调者，亦可以反之正矣。

【治疗标的】本方以身体不仁而时呕者，为主标的而用之。

【诸家绪论】《医宗金鉴》：黄芪桂枝五物者，调养营卫为本，祛风散邪为末也。

【凭证使用】贫血衰弱者之身体麻痹，及一部分之神经麻痹，脚气病等。

黄芪芍药桂枝苦酒汤 ◎

有桂枝汤证，肤肿，脉沉，出黄汗，去枣、姜、草，加黄芪、苦酒。《金匮要略》名黄芪芍药桂枝苦酒汤。

黄芪 18 克，芍药、桂枝各 11 克，苦酒 4 勺。以水二合六勺，去滓，一日分三回温服。

【证状表现】原文：问曰，黄汗之为病，身体肿，发热，汗出而渴，状如风水，汗沾衣，色正黄，如檗汁，脉自沉，从何得之？师曰，以汗出入水中浴，水从汗孔入得之，宜黄芪芍药桂枝苦酒汤主之。

【立方意义】此方证，发热汗出，有桂枝汤证之半，而汗黄口渴，则非桂枝汤证所有者，此由体内阳气，为寒水所郁遏，中正之官，不耐受其刺激而与寒水相搏。兹用黄芪以扶正气而固表，芍药缓肝胆之急以和血，桂枝温经通络以祛邪，入苦酒为收敛气血之用，则阳气开展，邪气潜消，黄汗亦退藏于密矣。

【治疗标的】以体肿、发热、汗黄、脉沉为主标的而用之。

【诸家经验谈】《汉方新解》：本方用于腋臭有效。

《本草汇言》：四仙散（本方加罗勒，用酒）桂枝三钱，黄芪、白芍各五钱，罗勒三钱，水、酒各一碗，煎服。

按：罗勒即香菜，能去恶气，消水气。时珍云，无则以藿香代之。

【诸家绪论】和久田氏：此方证为阳气郁遏难宣，故虽发热而脉沉，与风水证不同。风水因感外邪，故脉浮不沉，汗出不黄，可以别之。

【凭证使用】黄汗、多汗、皮肿、水肿、腋臭等。

桂枝茯苓丸 ◠

桂枝汤证，而少腹有瘀积，拘挛，上冲，心下悸者，去枣、姜、草，加茯苓、桃仁、丹皮，《金匮要略》名桂枝茯苓丸。（《妇人良方》名夺命丹，《济阴纲目》名夺命丸，煎汤，名催生汤）。

桂枝、芍药、茯苓、丹皮、桃仁各2.4克。上为细末，以蜂蜜及米醋为丸，一日分三回，温服。如作汤剂用，将前药加至二三倍，以水二合五勺，煎成一合，去滓，一日分三回温服。

【证状表现】原文：妇人宿有癥病，经断未及三月，而得漏下不止，胎动在脐上者，为癥痼妊娠也。所以血下不止者，其癥不去故也。当下其癥，桂枝茯苓丸主之。

求真说：该证左直腹筋挛急，有软凝块，按之微痛。

补充：面部或足部现肿状，手足烦热，小便不利等证。

【立方意义】本方证，仅取桂枝汤之芍药以通血脉，散恶血，缓挛急，降冲逆，加丹皮、桃仁，破蓄血、润肠燥。尤以丹皮，能排毒素，去浮肿，更有刺激卵巢充血之能（近人说）。茯苓通心肾，利小便，且能通经（近人说），合而用之，则有镇痛、降冲、驱瘀、通经、平悸、利尿等功效。

【治疗标的】 不论男女，以直腹筋挛急有凝块作痛，女子则兼见经痛及行经困难而小腹胀痛者为主标的；胎动、面足肿、手足烦热等为副标的而用之

【诸家经验谈】《妇人良方》：伤动胎气，下血不止，若胎尚未损，服之可安，胎已死，服之可下，称为夺命丹。

方舆輗：此方，于产前则催生，在产后，则治恶露停滞，心腹疼痛，或发热恶寒者。又谓，出死胎，下胞衣，及胎前产后诸杂证，功效不可具述。

又，经水不通，即通亦少，或前或后，或一月两至，两月一至等，蓄泄失常者，用之皆有效，每加大黄水煎可也。如积结久成癥者，非此方所主也。

汤本求真：凡妇人胎前产后诸证，用之有伟效。下死胎、胞衣，亦妙。

《生生堂治验》：治妇人瘀血头痛，加大黄、芍药，不出月而愈。

《方函口诀》：原南阳以本方，加甘草、大黄治肠痈。余自加大黄、附子，治血沥痛及打仆痛楚，加车前子、茅根，治水分肿及产后水气。

《类聚方广义》：血淋、肠风、下血用之皆有效。以上诸证，加大黄，煎服为佳。

《方伎杂志》：一农妇产后，患痿躄三年，病中又妊娠，腹随而大，时坐便桶。来乞诊，曰：此证非产后不能速治，腹部、足部暂置之，产后，足可立也。以桂枝茯苓丸加大黄，煎汤使服，大小便快利，全体均大舒适。至月末而分娩，产后，转方桃核承气汤，由恶露下毒便，昼夜二行，一切闭塞之毒，皆涣散，气血亦次第宣通，故腰膝亦渐渐而动。服药二十日许，起步如常矣。

简侯：曾治一黄姓妇，妊娠已八月余，腰痛漏血。时兴化李医师在泰应诊，延之诊治，云将堕胎，未开药。经人介绍，转请我往治，诉左腹有块状，按之痛，大小便均不爽利，脉沉弦，舌见淡黄薄苔。告之曰，

《金匮要略》云妊娠有癥痼，当下其癥，为拟桂枝茯苓丸料，煎汤服之。如系死胎则当下，非死胎则可止痛而活血，今未见死胎之象，服之无损。黄信之，照服两帖，大便爽利，腰痛已除，血亦止。后以此方示李医师，诧为奇迹。其实乃根据前人经验与临床证状而体会之耳，何奇迹之有。

【诸家绪论】《皇汉医学要诀》：此方为日常多用之处方，从证可加大黄、薏苡仁、甘草等而应用之。

《续药徵》：此方证，腹中有毒痛，亦用于阳证吐血。

【凭证使用】《汉方新解》：本方证应用范围广大无边，难以枚举，其主要者，为头痛、眩晕、耳鸣、脑出血、半身不遂、眼、耳、鼻诸患、心脏病、动脉硬变、各种出血、偻麻质斯、神经痛、发疹病、肿疡、皮肤病、轻症盲肠炎、胃肠痉挛、男女泌尿生殖器病、痔核、脱肛等。

《古方临床之运用》：痛经、经行困难、胎盘残留、子宫肌肿、血肿、子宫内膜炎、子宫实质炎、子宫周围炎及其附属器官之一般充血性炎证，如卵巢炎、喇叭管炎、流产后出血不止、腹膜炎、痔肿胀痛、睾丸炎、代偿性鼻衄、高血压等。

编者按：以上两书所载，应用于各种病证颇多，真所谓广大无边矣。但总以用于身体健壮而有多血质之充血性病，如上述证状者为适宜，否则不可滥用。

桂枝去芍药汤 ✺

（此属桂枝汤之减方，本应列于桂枝汤加减方之下，兹因以下各方，均系此方加减，故列于此）

桂枝汤证，腹无拘挛而兼有胸满者，去芍药，《伤寒论》名桂枝去芍药汤。

桂枝、大枣、生姜各11克，甘草7克。以水二合五勺，煎一合，去滓，一日分三回温服。

【证状表现】原文：太阳病，下之后，脉促、胸满者桂枝去芍药汤主之。

【立方意义】桂枝汤用芍药者，以腹部有挛结之一证也。此挛结由于血络凝闭，兹去芍药者，一因误下后，伤其血络，已无凝闭之状而反出现脉促、胸满之证，即不须再用芍药以解挛结而散滞血也。

【治疗标的】以脉促（其促急之象，大都在寸口，关尺部分不显）、上冲、心下微满为主标的而用之。

【诸家经验谈】龙野一雄：肺结核、喘急、胸满、咯血，援用本方有良效。

编者按：咯血，用桂枝、生姜，必其证属阳虚者为可，否则不宜。

任应秋：续发性慢性胃炎，常在食后，胃部膨满，食欲减退，用桂枝去芍药汤。（《新中医药》4卷7期）

【诸家绪论】汤本求真：本方自身，实无必要，然为原方之要方，故不可缺。

【凭证使用】桂枝汤证有胸满而无拘挛之状者。

以下系桂枝去芍药汤之加减方。

桂枝生姜枳实汤

桂枝去芍药汤证，胸满上冲而呕者，去大枣、甘草，加枳实，《金匮要略》名桂枝生姜枳实汤。

桂枝、生姜各9克，枳实15克。以水二合，煎一合，去滓，一日二回，温服或冷服。

【证状表现】原文：心中痞，诸逆，心悬痛，桂枝生姜枳实汤主之。

按：东洞吉益谓本方证，当有呕吐，"痞"下脱落"满"字，可从。

【立方意义】胃阳不振，脾失熏蒸之力，水谷入胃，脾湿困之，燥湿升降之机，既不能运化输转，则发生痞逆悬痛诸证。兹用枳实消胀、泻痰、利尿；生姜温胃、散寒、止呕；桂枝温阳、通络降冲。合用则除痞满、下水气、利小便、平喘逆，何悬痛之有？

【治疗标的】以胸满上冲而呕为主标的而用之。

【诸家经验谈】《成蹟录》：一妇人，患吐水，水升胸间，漫漫有声，遂致吐水，每发于日晡，至初更乃已，诸医与大小柴胡汤及小半夏汤之类，无效。先生（益吉南涯）诊之，用桂枝枳实生姜汤，痊愈。

又，一男子吐水数十日，羸瘦日加，其证至黄昏，每于脐旁有水声扬腾，上迫心下，满痛，吐水数升，全更初，必止，饮食如故。先生投桂枝枳实生姜汤，其夜水虽上行，然已不吐，翌夜，诸证尽退，五六日痊愈。

【诸家绪论】《千金要方》：桂枝三物汤（即本方）以胶饴易枳实，治心下痞，诸逆，悬痛。

编者按：枳壳对胸脘胀满、呕吐有功，但其性苦寒，能破气，如胃液已损耗，与病后衰弱者，不甚适宜。胶饴性温，富营养分，能补阳虚而健胃，其缓急迫之功，同于甘草。《千金要方》以胶饴易枳壳，盖为中阳已虚、胃液已耗、悬痛较急而设，附此以备参考。

【凭证使用】胃弛缓、慢性胃炎、胃痛呕吐等。

桂枝去芍药加皂荚汤

桂枝去芍药汤证，而有吐浊、吐涎及咳者，加皂荚，《金匮要略》附《千金要方》名桂枝去芍药加皂荚汤。

桂枝、生姜、大枣各9克，甘草、皂荚各6克。以水三合，煎成一合，去滓，一日分三回温服。

【证状表现】原文：桂枝去芍药加皂荚汤，治肺痿吐涎沫。

补充：本证当有脉促胸满而吐浊、吐涎沫，或咳唾脓血，脉数，或上气不得卧者。

【治疗标的】以胸满、吐浊、咳唾涎沫而有桂枝去芍药汤证者为主标的而用之。

【诸家经验谈】《类聚方集览》：小儿平生垂涎，甚者为鼻渊，为风涎潮，而口鼻间及腮赤者（此系风涎上升，吐之为佳）皆主之。

【诸家绪论】汤本求真：本方能治肺冷之痿，不可用于发热不发热的现时之肺结核矣。

【凭证使用】肺冷有痰、涎或脓液潴留于气管内者皆可应用。如叶橘泉氏说，用于肺坏疽、肺脓疡等病是。

桂枝附子去桂加术汤 ⌇

桂枝去芍药汤证，而大便硬，小便自利（不禁之意）去桂枝，加术，《伤寒论》名桂枝附子去桂加术汤。

白术9.5克，附子7.5克，甘草5克，大枣、生姜各7克。以水三合，煎成一合，去滓，一日分三回温服。

编者按： 此方，一名去桂加术附汤，《金匮要略》名白术附子汤。《千金翼方》名术附子汤。《外台秘要》名附子白术汤。《伤寒论》加"去桂"二字者，以其先有桂枝证，用桂枝附子汤，后无上冲证，故去"桂"，而特提出"去桂"二字以名方也。

【证状表现】 原文：伤寒八九日，风湿相搏，身体疼痛，不能自转侧，不呕不渴，脉浮虚而涩者，桂枝附子汤主之。若其人大便硬，小便自利者，去桂枝加术汤主之。

【立方意义】 本方与甘草附子汤、桂枝附子汤，皆治风湿相搏之证。前两方，皆不去桂，以其有上冲证也。此方无上冲证，故须去之。方中附子用量，均比上二方加强，以其身体冷痛，较过于前二方之证。加白术以温补脾阳，除湿化燥。与附子同用，则驱寒逐水，再加入生姜，散寒湿，降水气，其力尤胜。有甘草、大枣，以和缓急迫，则风寒得除而烦痛亦自缓解。

【治疗标的】 以身体烦疼而恶寒，脉沉涩为主标的。其他小儿自利、四肢难以屈伸等，为副标的而用之。

【诸家绪论】《外台秘要》：桂枝附子汤、去桂加术汤，此二方但治风湿非治伤寒也。

【凭证使用】 偻麻质斯、神经痛等。

桂枝去桂加茯苓术汤 ⌇

桂枝去芍药汤证，悸而小便不利，心下微满痛，原方去桂，加茯苓、术，《伤寒论》名桂枝去桂加茯苓术汤。

编者按:《汉方新解》作桂枝加茯苓术汤不去桂,亦不去芍药,云合苓桂术汤、桂枝汤、茯苓甘草汤三方而成。《医宗金鉴》云"去桂",当是去芍药。徐大椿亦不主去桂。其他如汤本求真、陆渊雷、尾台榕堂、丹波元简等,皆谓不当去桂,但多同意《医宗金鉴》说而"去芍药"者。故《皇汉医学》则直书桂枝去芍药加茯苓术汤,从《医宗金鉴》说也。今照录原文之名,参用诸家所论,不去桂,亦不去芍药,其说附后,作为学者参考。

桂枝、大枣、生姜、茯苓、白术各7克,甘草、(芍药)各5克。以水二合五勺,煎成一合,去滓,一日分三回温服。

【证状表现】原文:服桂枝汤,或下之,仍头项强痛,翕翕发热。无汗、心下满、微痛、小便不利者,桂枝去桂加茯苓白术汤主之。

【立方意义】桂枝汤证未消除,而复加心下满、微痛、小便不利之症,亦由胃脾失燥湿升降之作用所致。今用术以燥湿补脾;茯苓以通心肾;仍以桂枝解表降冲,合白术尤能健胃脾而胜湿。仍以芍药佐桂枝,解头项强痛,合草、枣,尤能缓和神经而弭急迫。总其协同作用,则有解表利尿,健胃除痛之功。

【治疗标的】以有桂枝汤证,而胃内停、心悸、小便不利为主标的而用之。

【诸家绪论】《伤寒论评释》:……我以为不去桂,而另加术,则二味发生协同作用,其力强矣。亦不勉强改去桂为去芍药,如去芍药,则头项强痛,将何以镇静之乎。故以斥去芍药者,亦非也。

编者按:此说与《汉方新解》不去桂、亦不去芍药同意。近贤冷其林氏谓,此方大致用以救逆,云去桂枝者,是指出此条有桂枝汤之显著证,有非桂枝汤之隐约证,所以用桂枝去桂命名也(《中医药杂志》1958年1月)。我谓此说,用于证之隐显而进退其药则可,用于确定方名则不可,果如是说,则所有一切方名,皆可随时改称,将何以为后人辨证用方之确据乎。

东洞吉益:于此方加附子,名桂枝加苓术附汤,云包含桂枝汤、苓桂术甘汤、桂枝加附子汤、桂枝加苓术汤、真武汤、茯苓甘草汤六方,可应付多种病证。

【凭证使用】桂枝汤证，胃内停水、胸满微痛、心悸、小便不利者。

桂枝去芍药加蜀漆龙骨牡蛎救逆汤

桂枝去芍药汤证而胸腹动剧者，加蜀漆、牡蛎、龙骨，《伤寒论》名桂枝去芍药加蜀漆龙骨牡蛎救逆汤。

桂枝、生姜、大枣、蜀漆各 5.5 克，甘草 5.5 克，牡蛎 9 克，龙骨 7 克。以水四合，煎成一合，去滓，一日分三回温服。

【证状表现】原文：伤寒，脉浮，医以火迫劫之，亡阳，必惊狂，卧起不安者，桂枝去芍药加蜀漆牡蛎龙骨救逆汤主之。

《金匮要略》：火邪者，桂枝去芍药加蜀漆龙骨牡蛎救逆汤主之。

补充：病由火迫（烧针、温灸之类）出汗惊狂、胸腹不安（动悸）、烦燥、起卧不安。胸满、多痰、恶寒、发热之证，脉象浮滑。

【立方意义】本方证由烧针引起神经兴奋，内脏被其感动而致烦躁、惊狂、不安等现象，兹仍以桂枝去芍药汤治其原有之证，更以龙骨、牡蛎镇纳浮阳，平定动悸；蜀漆消痰解热，亢进食欲，则可以降低神经兴奋而不致有烦躁惊惕等证发作矣。

【治疗标的】以胸腹动悸、胸满多痰为主标的，其他惊狂、烦躁、多汗等为副标的而用之。

编者按：本方病情，较桂枝甘草龙骨牡蛎汤为重，且能治疗疟疾有多痰者，因蜀漆能催吐，生姜能祛痰，可使疟痰从吐而出也。

【诸家经验谈】《方函口诀》：此方主火邪，故治汤火伤之烦闷疼痛者，及灸疮发热者，有效。

方舆輗：不寐之人，彻夜虽一目亦不得瞑，及于五六夜时，必发狂，可惧也。亟宜服此方。

【凭证使用】神经性痛、疟疾等之外，凡有动悸、多汗、多痰、惊惕之证，皆可适用。

桂枝去芍药加附子汤 ❧

桂枝去芍药汤证而恶寒，脉微者，加附子，《伤寒论》名桂枝去芍药加附子汤。

桂枝、大枣、生姜各9克，甘草6克，附子5克。以水二合五勺，煎成一合，一日分三回，温服。

【证状表现】原文：太阳病下之后，脉促胸满者，桂枝去芍药汤主之，若微恶寒者，桂枝去芍药加附子汤主之。

编者按：东洞说，此方治桂枝去芍药汤证之微恶寒者，仅此而已。下方加附子、桂枝量，则名桂枝附子汤。上方因下后阳虚，下方因风湿相搏，内证、阳虚颇重，病因不同，故方名亦异。概述桂枝附子汤下。

桂枝附子汤 ❧

桂枝去芍药汤证，而恶寒甚，身体疼烦者，加重桂枝、附子量，《伤寒论》名桂枝附子汤。

桂枝9.5克附子、生姜各7克，甘草5克，大枣7克。以水三合，煎成一合，去滓，一日分三回，温服。

【证状表现】原文：风湿相搏、身体疼烦、不能自转侧、不呕不渴、脉浮虚弱而涩者，桂枝附子汤主之。

补充：该证有心下或脐下动悸、四肢掣痛、难以屈伸、恶寒、发热及冲逆之状。

【立方意义】上方加附子，以治误下后，阳气衰微、胸闷、恶寒，现阴证之观。下方加重桂枝、附子，以振奋机能、促进体温、助强心力、使行血旺盛。生姜散寒湿、除水气。大枣、甘草缓和组织紧张，并调整桂、附、生姜辛烈之性。可以达到驱风解表、降冲、散寒、温经、止痛之目的。

【治疗标的】上方以桂枝去芍药汤证，恶寒、肢冷、脉微为主标的。下方以恶寒甚、身体疼烦、脉浮虚为主标的。其他各证为副标的而用之。

【诸家经验谈】《中国儿科医鉴》：小儿脊椎性麻痹，前驱期已过，而麻痹不去，从证可用桂枝加附子汤、桂枝去芍药加附子汤。

又，脑溢血，四肢微急，用桂枝加附子汤。

又，脚气痿缩性证，用桂枝加附子汤、桂枝附子汤。

【凭证使用】上方，感冒、神经衰弱、心脏病之轻症、产后贫血衰弱症。下方，偻麻质斯、风湿痛、产后失血过多而厥冷，及其他各病之有阳虚内寒者。

炙甘草汤

桂枝去芍药汤证而有脉结代，心动悸，烦热者，加人参、阿胶、地黄、麦冬、麻子仁、酒，《伤寒论》名炙甘草汤（一名复脉汤）。

甘草5.5克，生姜、桂枝、大枣各2.5克，人参、阿胶各1.8克，生地黄12克，麦冬8.5克，麻仁子5.5克。以酒一合八勺，水一合，煎成一合，去滓，入阿胶溶，一日分三回，温或冷服，不用酒，亦可。

【证状表现】原文：伤寒、脉结代、心动悸者，炙甘草汤主之。

补充：虚痨、脉结代、汗出而闷、烦热、脐下不仁、腹部软弱无力、自心下至少腹两胁腹部之一边悸动强，气急迫，喉中感燥，并有咳血。及喘咳、自汗、盗汗、不眠、寒热交发、极度衰弱、贫血、目涩，舌如常而少津液，或舌尖少苔，或舌质淡而萎，皮肤枯燥，大便难，或粪便中夹有血液。

【立方意义】脉结代之证，系由心脏房室，受有障碍性刺激，失其收缩规律而起（采用阎德润说）。其有心房感震荡者为瓣膜病，不感震荡者为栓塞病，大都由神经与血之变动。唯一原因，努力、忧郁、惊怖与药力皆能见之（采用恽铁樵氏说）。本方证之结代，虽不知为何种原因所引起，而要为神经与血之变动，则无可疑。兹用桂枝通血脉；地黄强心肾；阿胶润血燥；麦冬滋阴液；麻仁润燥通肠；生姜健胃消痰；甘草、大枣缓急补虚；人参强心健胃，加酒，以发挥各药效能，用为滋补血液之大剂。

【治疗标的】以贫血衰弱、虚热、心动悸、脉结代，兼见身体枯燥之状者为主标的而用之。

【诸家经验谈】唐宗海：此方生血之源，导血之流，真补血之第一方，未可轻易加减也。拟方：参二钱，地黄二两六钱，麦冬八钱，胶二钱，芝麻五钱，炙甘草四钱，大枣三枚，桂枝三钱，姜三钱，清酒一两。

《橘窗书影》：肺痿、消渴、口舌糜烂，本方加桔梗，治愈有二例。

《方函口诀》：此方滋养心脏之血，润流脉路，不仅治动悸，即人迎边之血脉凝滞，气急促迫者，亦有效，是余数十年来之经验也。

《治病法轨》：久咳、痰中带血，无论何脉，均宜用之。

张子英：复脉汤，可为现代血浆的代替品。①伤寒病者，形瘦削如柴，饮食粒米不进，大便结闭十天，神昏谵语，脉微细欲绝，舌苔红燥无津。用此方合承气汤治之，得黑粪便，脉稍起，神清，谵妄亦微，用复脉汤加减调理而愈。②黄疸病者，发热，粒米不进，大便闭结一星期，形体瘦削，脉结如无，舌苔，红燥无津，身面俱黄。此种贫血性黄疸，已呈现危险阶段，拟复脉汤加芒硝、大黄、桃仁，次日，得极黑硬粪数条，证状转好，用复脉汤加减，得获痊愈。③胸痛病者，高年，贫血衰弱，胸痛发作，牵引心背，服药痛减大半，但脉多为四至一止，有时三至一止，问之，果有心动而悸之证状，仲景所谓脉结代，心动悸之证也。因予炙甘草汤，更两数为钱数，一剂而愈（节录《现代医学杂志》新 19~20 期）。

《余听鸿医案》：常熟徐姓年五十余，因子不肖，动怒兼郁，咳嗽吐痰，医治以木香、厚朴、豆豉、牛蒡叶，咳更甚。面红，痰沫频吐，起坐不安，医又进以生地、石斛、栀、翘、芩、连等，更甚。请余诊治，脉虚大无力，烦躁，面赤，舌白底绛，频频吐痰，满地白腻如米饮，虽臭不甚……肺将痿矣。即用千金炙甘草汤原方，照服两帖，痰沫已尽，咳嗽亦止。后服甘凉清润之药十余剂而痊。

张公让《中西医学比观》：此方温心之力甚佳（人参、地黄宜用大量，始能收效），用治肺痿咳嗽，确有卓效。

【诸家绪论】柯琴：此证当用酸枣仁，肺痿可用麻子仁。如无真阿胶，以龟板胶代之。

又，酒，久煎，则气不峻，此虚家用酒之法，且知地黄、麦冬得酒最良。

徐灵胎：麻仁一味，当是枣仁。盖枣仁，能养心宁神，益血荣肝。若麻仁，第润肠燥，以通虚闭，岂能入心主，以操养血安神之任乎。

《汤本求真医话》：本方有桂枝去芍药汤之腹状，属虚证之脉结代心动悸者，又谓本方为脉结代之特效药。

《千金翼方》：炙甘草汤，治虚痨不足，汗出而闷，脉结，心悸，行动如常，不出百日死，危急者十一日死。

《皇汉医学要诀》：本方宜用于虚弱有热而卧病之人。又，此方之意，乃凉补元气，并非温补，为平补冷补间之药。又，本方宜用于肺结核，及其他慢性热性病，而致身体衰弱枯燥者，若有下痢之倾向，则宜去麻子仁。

【凭证使用】心脏病、贫血证、神经衰弱、肺结核、黄疸及其他慢性热病而致身体衰弱枯燥者。

桂枝去芍药加麻黄附子细辛汤

桂枝去芍药汤证，有心下痞满、坚痛、上冲头痛、喘咳者，合麻黄附子细辛汤，《金匮要略》名桂枝去芍药加麻黄附子细辛汤（简称桂姜枣草黄辛附汤，《外台秘要》引深师名附子汤，《三因方》名桂附汤）。

桂枝、生姜、大枣各7克，甘草、麻黄、细辛各5克，附子2克。以水二合五勺，煎成一合，去滓，一日分三回，温服。当汗出如虫行则愈。

【证状表现】原文：气分，心下坚，大如盘，边如旋盘，水饮所作，桂枝去芍药加麻黄附子细辛汤主之。

编者按：《医宗金鉴》略谓，此方上十六字，是枳术汤证。本方当在上条气分之下。《类聚方广义》亦同此说，宜从之。为节上条大意，寸口，脉迟而涩，趺阳，脉迟而微，手足逆冷，荣卫不利，腹满胁鸣相逐，阴阳之气不通，骨疼、恶寒、痹而不仁。

【立方意义】本方证由阴阳不相得而致元气衰沉者，用麻黄通卫气而发汗；桂枝通营气而降冲；附子温经散寒而除痹；细辛搜风散寒而通窍；

生姜祛寒发表而开胃。更有甘草、大枣调停辛温，缓和急迫。阳气获得通行，寒气从此消退，营卫相和，阴阳相得，大气一转，诸症俱失矣。

【治疗标的】以手足逆冷、身体不仁、恶寒、骨痛、腹满胁鸣、脉迟涩或微为主标的而用之。

【诸家经验谈】《方函口诀》：凡阴阳不相得，而为痨咳、咳血、吐血、颜面枯槁，若不可为者，与此汤，每得起死回生。

工藤球卿：昔年治一妇人患痨咳、咳血、气急、肌热烙手、大肉尽削、脉甚细数。余以为死证，而一医以为可治，用桂姜草枣黄辛附汤，竟得痊愈，余大敬服。

编者按：该证患者机能已届消沉，阳虽微而阴气尚强，故毅然采用桂、麻、姜、辛、附等一派温热之药，以促进身体机能之振奋，而孕育其新生力量，使将死者得以回生。此其辨证之精，用心之细，胆量之大，非寻常医家所能及。若更他医，只有用甘寒养阴之品，以图敷衍，其死也必矣。痨咳与虚痨不异，此以桂姜草枣黄辛附汤治痨咳，而彼以小建中汤治虚痨，亦温性药也，稍一误用，则生死随之，渊乎其微矣。

《汉方治疗各论》：桂姜枣草辛附汤，于肺结核用附子剂，呈元气大衰证样，脉沉微，四肢厥冷，颜面苍白等，为用此汤之目标。此方治肺结核末期，呈剧烈之消耗热用之，其热逐日减退，有良效。

《中国内科医鉴》：老人在秋冬之交，咳嗽、胸背、胁腹、挛急恶寒，桂姜草枣黄辛附汤治之。汤本氏亦云，治老人气管支炎，有效。

【诸家绪论】《中医诊疗要览》：肝硬变有腹水，用各方无效时，应一试此有价值之药方。

按：工藤球卿用此方，得治乳癌、舌疽及诸翻花疮等。浅田宗伯用此方治乳癌、结核得效。

【凭证使用】慢性气管支炎、喘息、胃弛缓、胃下垂，并可用于乳癌结核等证。

桂枝甘草汤 🍃

桂枝去芍药汤证，无干呕、拘挛，去生姜、大枣，有上冲急迫之状，加桂枝量，《伤寒论》名桂枝甘草汤。

桂枝 24 克，甘草 12 克。以水三合，煎成一合，去滓，一日分三回，温服。

【证状表现】原文：发汗过多，其人叉手自冒心，心下悸，欲得按者，桂枝甘草汤主之。

补充：汗多后，心虚悸（汗为心液之故），脉现促急之象（系心虚之故），头痛（心脑相应）、身热（心阳虚而生热），脉则或起或落（亦与心脏有关）之证。

【立方意义】本方证只因发汗过多，心液损失所致，故但用桂枝强心镇静（桂枝含有油脂护膜黏液汁糖质等）；甘草以舒缓神经（甘草含有甘草糖、葡萄糖和木蜜醇等）；则可以补心液、定惊悸、除虚热、降上冲而愈矣。

【治疗标的】以过汗、脉促、虚里跳动为主标的，头痛、身热等为副标的而用之。

【诸家经验谈】《证治大还》：桂枝汤（即本方），治生产不快，或胎死腹中，桂枝一握，甘草三钱，煎服。

【诸家绪论】汤本求真：本方自身实用虽少，然由此变化而成之要方，如苓桂术甘汤、桃核承气汤等方义之解释上，甚紧要也。

【凭证使用】出多汗后，心阳骤虚，引起心悸亢进，及腹部动悸有不安之状者。

以下系桂枝甘草汤加方。

半夏散及汤

桂枝甘草汤证而有咽喉肿痛者，加半夏，《伤寒论》名半夏散及汤。半夏、桂枝、甘草各 4 克。以水三合，煎成一合，去滓，一日分三回，温服。

【证状表现】原方：少阴病、咽中痛，半夏散及汤主之。

补充：有痰涎缠束咽喉中，不得息而发肿痛，呈暗红色，声音嘶嗄，吞咽食物均感痛。恶寒、发热，舌薄白苔，脉见弦紧微弱。

【立方意义】风寒侵袭少阴经所循行之喉咙，有表证，似伤寒状（太阳病之伤寒），以桂枝温散表邪，通达血脉（本草亦主结气喉痹）；半夏稀释黏液，开通壅塞（能治咽喉疼痛肿胀诸证）；甘草缓急祛痰，降火止痛（亦有开闭塞，治咽喉诸病之能）；合力以驱风祛痰、消肿止痛，其病即已。

【治疗标的】以少阴病咽痛，多痰涎为主标的而用之。

【诸家经验谈】唐宗海：外感客于会厌，干少阴经而咽痛，喉间兼发红色，并有痰涎，声音嘶破，咽喉颇痛。四川此病多有，皆知用人参败毒散即愈。盖即仲景半夏散及汤之意也。

《伤寒论方解》：本方对于喉痹初期，出现上述证候者，实有很好疗效。如红肿甚者，加射干一味取效。

《活人书》：半夏桂枝甘草汤治伏气之病……始不觉满，旬月乃发，脉便微弱，法先咽痛，似伤寒，非咽痹之病，次必下利。始用半夏桂枝甘草汤主之，入生姜四片，煎服，次四逆散主之。此病只二日便差，古方谓之肾伤寒也。

【凭证使用】喉结核轻症与急性喉炎等咽喉肿痛而有本方证者。

桂枝人参汤 ✿

桂枝甘草汤证，经数下后，表里皆虚（表热里虚），心下痞，下利者，加人参、干姜、白术。《伤寒论》名桂枝人参汤。

桂枝、甘草各9.5克，白术、人参、干姜各7克。煎法、用法，同桂枝甘草汤。

【证状表现】原文：太阳病，外证未除而数下之。遂协热而利，利下不止，心下痞硬，表里不解者，桂枝人参汤主之。

补充：有头痛、发热、出汗、小便不利、恶寒、胃部膨满，按之有一种抵抗之状。

【立方意义】患者经屡次误下后，身汗而热不退，胃肠虚而利下不止，虚性之痞，结于心下，用桂枝以通阳解表；甘草和中缓急；姜术，散寒健胃，除湿利尿；更有人参，以振奋新陈代谢之机能而除胃部衰弱之痞硬，同时肠部吸收之力，亦得恢复正常，外证内虚，一时皆解。

【治疗标的】经表热里寒、下利、心下痞硬、上冲急迫等为主标的；头眩、小便不利等为副标的而用之。

【诸家经验谈】《类聚方广义》：头痛、发热、汗出恶风、肢体倦怠、心下支撑、水泻如倾者，多于夏秋间见之，宜此方。

【诸家绪论】《汉方治疗各论》：桂枝人参汤，治下利，胃部有痞塞感，食欲不进，腹部弛缓性者，微恶寒，或有发热情形者，均宜之。

《类聚方广义》：按人参汤（一名理中汤），主吐利。此方，主下利，有表证者。

【凭证使用】慢性肠炎及胃弛缓等而有头痛身热之症者。

苓桂术甘汤 ꒰꒱

桂枝甘草汤证，有心下悸、上冲、头眩、小便不利者，加茯苓、术，《伤寒论》《金匮要略》名苓桂术甘汤。

茯苓 14.5 克，桂枝 11 克，白术、甘草各 7 克。以水三合，煎成一合，去滓，一日分三回，温服。

【证状表现】《伤寒论》：伤寒，若吐若下后，心下逆满，气上冲胸，起则头眩，脉沉紧，发汗则动经，身为振摇者，苓桂术甘汤主之。

《金匮要略》：心下有痰饮、胸胁支满目眩，苓桂术甘汤主之。

又，短气有微饮，当从小便去之，苓桂术甘汤主之。

补充：有咳嗽、寒热、背冷痛或腰痛、头部眩晕等症。

【立方意义】本方证由吐下后，心肠虚浮，不能下交于肾，肾肠上虚，以致水气蓄积上焦，不能下从小便排泄，而酿成以上证状，故用桂枝主通阳降冲；茯苓主心悸利尿；白术主温中利尿；甘草主缓急迫而利气血。为上焦停饮而致头晕之要方。

【治疗标的】以心下停饮、眩晕、动悸、小便不利为主标的；咳嗽、寒热、背冷痛等为副标的而用之。

《方函口诀》：此方以动悸为的候。

《皇汉医学要诀》：本方主治之上冲右侧为甚，身体疼痛亦以右侧为甚。

【诸家经验谈】《类聚方广义》：眼生云翳，昏暗疼痛，睑肿眵泪多者，加茉苡，有奇效。雀目，亦有奇验。

尤在泾：治久而成痿躄者。

方舆輗：成痿，动气甚者，本方加牡蛎、铁屑。

《方机》：眼痛，生赤脉不能开者。又，耳聋，冲逆甚而头眩者。

《生生堂治验》：腰痛昏眩、便血，本方加五灵脂，治愈。

《汉法医典》：心脏肥大，心悸亢进，本方加干姜、香附、牡蛎、铁粉。又，神经衰弱，本方加牡蛎、香附子。

《眼科锦囊》：苓桂术甘汤，治胸膈支饮、上冲目眩及睑浮肿者。

简侯：在临床时，遇到眼结膜红肿而多眵泪者，每有眩晕尿少，背冷之证。用本方，加车前子，有殊效。

【凭证使用】精神病、心脏病、神经病、肾脏病、眼病等，而尤有效于痿躄。其他应用范围颇广，并治眩晕证、震激证、神经性心悸亢进、心脏瓣膜病、胃疾患、水疱性结膜炎、网膜炎、内耳疾患（《汉方新解》）、高血压证、喘息、神经衰弱等（《临床实用方》）。

苓桂甘枣汤

桂枝甘草汤证，腹痛冲胸，欲作奔豚者，加茯苓、大枣，《伤寒论》名苓桂甘枣汤。

茯苓 14.5 克，桂枝 11 克，甘草 5.5 克，大枣 6.5 克。以水三合，煎成一合，去滓，一日分三回，温服。方后，有先煮茯苓，后入诸药之语。

【证状表现】原文：发汗后，其人脐下悸者，欲作奔豚，茯苓桂枝甘草大枣汤主之。

【立方意义】前桂枝加桂汤为治奔豚已发，冲心证剧，此方所治，系欲作奔豚，有冲胸之状者。前方系由针处被寒，故加桂，此证则由汗发后，心肾力衰，水火失其相济之作用，于是心气虚而悸，肾气冲而逆，水液不能正常入肾，故重用茯苓以治心悸而利尿；桂枝以降冲逆而通络；甘草、大枣以缓和滋养心肾之虚，则可以恢复心肾正常，而弥奔豚之发作矣。

【治疗标的】以脐下悸、挛急冲胸为主标的而用之。

【诸家经验谈】《方函口诀》：澼囊证（系胃内停水之患，一作澼饮证），屡年不愈，心下痛者，用本方亦有特效。

　编者按：此方证上冲急，欲作奔豚，桂枝、茯苓均须重用。论中苓桂术甘汤，桂枝三两、茯苓四两，本方桂枝四两、茯苓半斤。可知以桂枝能降肾气冲逆；茯苓能益心气泄水故也。今方书有将桂枝、茯苓量反减少于苓桂术甘汤者，非是。

【凭证使用】胃扩张、胃部停水等证而有心悸挛急上冲之证者。

苓桂五味甘草汤 ꩜

桂枝甘草汤证，有气上冲胸咽，加茯苓、五味子，《金匮要略》名苓桂五味甘草汤。

茯苓、桂枝各9.5克，甘草7克，五味子12克。煎法、用法，同苓桂甘枣汤。

【证状表现】原文：咳逆倚息不得卧，多吐，口燥，寸脉沉，尺脉微，手足厥逆，气从少腹上冲胸、手足痹，其面翕翕然如醉状，因复下流阴股，小便难，时复冒者，与茯苓桂枝五味甘草汤，治其气冲。

【立方意义】此方证与苓桂甘枣汤证相类似，所不同者，在五味子易大枣而已。其主要相同证状，上不外气冲蓄饮，唯咳逆相甚，手足痹，是心、肾、肺三者皆交困矣。以桂枝通阳降冲；甘草缓急祛痰；茯苓益心气而利小便；五味子利肺气而平咳喘。合用则有平咳喘、缓冲急、旺血行、利小便、润干燥，而治愈其汗后蓄饮、虚阳上浮、肺气不降、肾气不纳之证。

【治疗标的】以咳逆急迫、心悸上冲为主标的；小便难、手足厥逆、脉沉微等为副标的而用之。

【诸家经验谈】《麻疹一哈》：一男儿十三龄，疹后，咳嗽不已，声哑不出，数十日，虽用药而无效。诊之，心下悸、上逆、耳鸣、目眩、胸间痰鸣，因作苓桂五味甘草汤，使服之，又使杂服滚痰丸，下利日二三行，半月许，前证全治而复旧。

【凭证使用】慢性支气管炎、小便频数等症而有气冲之状者。

甘草附子汤

桂枝甘草汤证，关节烦疼、汗出、小便不利、恶寒、短气者，加术、附，《金匮要略》名甘草附子汤。

甘草、白术各9克，附子6克，桂枝12克。以水二合，煎成一合，去滓，一日分三回，温服。

【证状表现】原文：风湿相搏、骨节烦疼、掣痛、不得屈伸，近之时痛剧，汗出，短气，心下悸，小便不利，恶风，不欲去衣或身微肿者。

补充：有发热、上冲等证。

【立方意义】患者有桂枝甘草汤证，而又有汗出身热、气短、上冲之证，更有风湿顽疼、畏风冷之状。内寒已深，表证亦剧。加入附子以回阳，补火退寒；白术温中除湿、利水，不难克奏肤功也。

【治疗标的】以骨节烦疼、汗出恶寒、小便不利为主标的而用之。

【诸家绪论】《千金要方》：四物附子汤（即本方）方后云，体肿者，加防己；悸而小便不利，加茯苓。

《三因方》：以四物汤（即本方），加茯苓、防己，则名六物附子汤。

简侯：每于本方加茯苓，效果显著，在下肢麻痹时，加地黄酒浸，尤见速效。

【凭证使用】《汉方与汉药》：应用身体诸关节痛、不得屈伸、头痛、发热，有由下腹向胸上冲之感觉，甚或呼吸困难者，恶寒、尿不利者。其他如风湿痛、痛风、神经痛、寒湿脚气等。

桂枝甘草龙骨牡蛎汤

桂枝甘草汤证，而胸腹有动悸，上冲急迫者，加龙骨、牡蛎，《伤寒论》名桂枝甘草龙骨牡蛎汤。

桂枝14.5克，甘草、龙骨、牡蛎各7克。以水二合，煎成一合，去滓，一日分三回，温服。

【证状表现】原文：火逆下之，因烧针烦燥者，桂枝甘草龙骨牡蛎汤主之。

补充：身体衰弱者，因用灸法、下法、烧针等法，而致冲气上逆、心腹动悸，或烦燥惊狂、失眠、多汗或怵惕、失精等。

【立方意义】本方证由火、下、烧针所误，而致精神极感不安，引起神经性失调所致。当以桂枝甘草汤降其冲逆，缓其急迫，而以龙骨镇脐下之动悸；牡蛎平胸腹之烦躁，使浮越之阳气有归，则虚性之兴奋不作，尚何有惊狂、失眠、多汗、怵惕、失精等之患乎。

【治疗标的】以心腹动悸为主标的；其他各证为副标的而用之。

【诸家绪论】柯琴：此证属实热者固多，而属虚寒者间有，则温补安神之法不可废也。

【凭证使用】凡具有虚寒之证状而致阴阳之气乖逆，发现神经系一类之病，如歇斯底里、舞蹈病等，皆能用以调和而镇摄之。

简侯按：此方系桂枝甘草汤加龙骨、牡蛎，即治桂枝甘草汤证之有胸腹动悸者可知。

以下系桂枝汤证之合方。

桂枝麻黄各半汤

桂枝汤证（中风），又兼麻黄汤证（伤寒），《伤寒论》名桂枝麻黄各半汤。

桂枝8克，芍药、生姜、甘草、麻黄、大枣各5克，杏仁6克。以水二合五勺，煎成一合，去滓，一日分三回，温服。

【证状表现】原文：太阳病得之八九日，如疟状，发热恶寒，热多寒少，一日二三度发（无定时）。其人不呕，圊（本作清）便欲自可，脉微缓者，为欲愈也，宜桂枝麻黄各半汤。

补充：当有头痛、身痛、汗少或咳喘。其脉浮弱或浮紧。

【立方意义】桂枝汤能健胃降冲，补助正气，滋养营卫，以解散风邪（说见桂枝汤主方）。麻黄汤，能开腠理、平喘缓咳，以解散寒邪（说见麻黄汤主方）。兹因表邪甚微，正气尚盛，数与邪争，而发寒热，用此两汤之各半少量，即可解除两证之武装矣。

【治疗标的】以有麻桂两汤热多寒少之轻症为主标的而用之。

【诸家经验谈】大冢敬节：荨麻疹而有本方证之目标时，选用本方有卓效。

《方函口诀》引《本事方》：活用于外邪之坏证，或类疟者，并宜于其他风疹而养痛者。

《类聚方》：疟疾热多寒少，肢体惰痛，五七发后，用本方。

【诸家绪论】《伤寒类方》：案此方，分两甚轻，计共约六两，合今之秤，仅一两三四钱，分三服，只服四钱零，乃治邪退后，至轻之剂，犹勿药也。

【凭证使用】感冒、风疹、荨麻疹、疟疾、急性气管支炎、偻麻质斯等。

桂枝二麻黄一汤

有桂枝汤证三分之二、麻黄汤证三分之一者，减麻黄、杏仁量，《伤寒论》名桂枝二麻黄一汤。

桂枝 10 克，芍药、生姜、甘草、大枣各 7 克，麻黄、杏仁各 4 克，甘草 6.5 克。煎法、用法，同桂枝汤。

【证状表现】节原文：若形如疟，一日再发者，宜桂枝二麻黄一汤。

【立方意义】本方证较各半汤证正气更健旺，邪气不能与争，欲作疟状而逃。故又约小其剂，启鬼门以出之也。

【治疗标的】以桂枝汤证如疟状者，为主标的而用之。

编者按：原文有"大汗出，脉洪大"句，不合麻黄汤证，有认为此二句系属于白虎加人参汤混入者，可从，故略去。

【诸家经验谈】柯韵伯：凡太阳发汗太过，则转属阳明，不及，则转属少阳，此虽寒热往来，而风邪薄于营卫，动静无常，故一日再发，或三度发耳。

《类聚方广义》：疟疾，热多寒少、肢体隋痛者，五七发之后，择桂枝二麻黄一汤，或桂枝麻黄各半汤，在先发时，温服，发大汗，则一汗即愈。若渴者，宜桂枝二越婢一汤，三方，皆截疟之良剂也。

【凭证使用】同桂枝麻黄各半汤。

桂枝二越婢一汤

桂枝汤证多、越婢汤证少，取桂枝汤三分之二，越婢汤三分之一，合而用之，《伤寒论》名桂枝二越婢一汤。

桂枝、芍药、甘草各5.5克，生姜8.5克，大枣7.5克，麻黄5.5克，石膏20~100克。以水二合五勺，煎成一合，去滓，一日分三回，温服。

【证状表现】节原文：太阳病，发热，恶寒，热多寒少，宜桂枝二越婢一汤。

补充：内热，有汗而少，并有寒热如疟，或喘渴，脉多浮而有力之证。

【立方意义】此方证不同于大青龙汤证者，不仅在去杏仁一味也。彼治脉浮紧、头痛、身疼痛、恶寒发热、喘渴烦躁、不宁，所用麻黄分两，既超过桂枝，而石膏量又用如鸡子大。此方虽少有其证状，而脉不浮紧，即有喘渴状亦甚微。所用麻黄与桂枝同量，石膏用二十四铢（约一两），与鸡子大相比当许减少，因为本方有续白汗山，郁热在里不甚，用轻剂发之即可。其去杏仁者，则因少痰咳之故，自与大青龙汤证异也。

【治疗标的】以身热、汗出、头痛、项强、有渴状为主标的；寒热如疟、热多寒少、脉浮而有力为副标的而用之。

编者按：汤本氏云，上三方，皆属治疟之良剂。是说也，殆谓辨证用方既异，即不以治疟之方药治疟，如上三方，亦皆有治疟之疗效也。

【凭证使用】感冒、疟疾、急性肾炎、支气管肺炎、肋膜炎、破伤湿、风湿痛等。

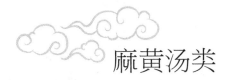

麻黄汤类

麻黄汤

头痛、恶风、发热、无汗、身痛而喘者，《伤寒论》主用麻黄汤（《金匮要略》去桂枝，《千金要方》以桂枝易桂，皆名还魂汤）。

麻黄、杏仁各 11 克，桂枝 7 克，甘草 5.5 克。以水三合，煎一合，去滓，一日分三回温服。服后，覆取微似汗（通常不温覆取汗）。

【证状表现】原书所载麻黄汤证有多条，今为省略，归纳如下：发热、无汗、头痛、身疼，或腰痛、骨节痛、恶风，脉浮紧，或浮数，喘而胸满。

李时珍云：时兼面赤、怫郁、咳嗽痰喘之证。

【立方意义】本方证由表邪遏伏于分肉之间所致。用麻黄开泄腠理，桂枝温经通络，合力以驱逐风寒使从汗腺排出；更用杏仁利气散结，与麻黄合作，则增强平喘之功；甘草主治急迫，兼有镇咳缓痛之能。其主要意旨，重在逐表邪，而以杏、草治表邪所生之症也。用以治风寒而来之咳喘，身热胸满，身疼诸证，其有不消除者哉。

【治疗标的】据《皇汉医学要诀》：此方以脉浮紧而无汗、身热、恶寒、头痛、身体痛，有喘鸣之候者为目标。极是，可从之。

【诸家经验谈】《中国内科医鉴》：乳儿犯风邪，起鼻加答儿，苦于鼻闭时，本方与之，有神效。

方舆輗：余常值小儿之发热昏沉者，发其汗，十无一误。

柯韵伯：予治冷风哮，与风寒湿三气成痹等证，用此方辄效。

张锡纯：服此汤后，间有汗出不解者，非因汗出未透，实因余热未清也。佐以知母，于发表之中，兼寓清热之意，自无汗后不解之虞，此乃屡经试而确知其然，非敢于经方轻为加减者。

《方技杂志》：哮喘痰潮，声音不出，抬肩，滚肚而不得卧，恶寒发热，冷汗如油者，合生姜半夏汤用之，则立效。

《女科要诀》：舒诏，治一产妇发动六日，儿已出胞，头已向下，医用催生方，又用催生符，神灵炉丹，俱无效。延余视之，其身壮热，无汗，头颈腰背强痛，作一大剂麻黄汤投之，令温服，少顷得汗，热退，乃索食，食讫，豁然而生。

《皇汉医学要诀》：本方加薏苡仁、苍术，应用于急性偻麻质斯，有奇验。

《眼科锦囊》：麻黄汤治为风寒所侵，而眼目赤肿，生障翳者。

【诸家绪论】《外台秘要》：深师疗久上气，麻黄汤改为散，于气上发时，服之有效。又，《肘后》用治中恶，短气欲绝，并通疗诸昏客忤良，分服含咽。又，深师，于本方去杏仁，易大枣，治新久咳嗽，吐脓血，连年不差，昼夜肩息等。又，于本方加生姜，治上气，咳嗽，喉中水鸡鸣，吐脓血腥臭。

《圣惠方》：于本方加大黄、芍药，名解肌散，治小儿伤寒、发热、四肢烦痛。

《太平惠民和剂局方》：本方去桂，三味生用，加生姜，名三拗汤，治感冒风邪、鼻塞、声重、四肢拘挛、咳嗽多痰、胸满、气喘等证。

其他：有将桂枝易桑白皮，名杏甘汤，治烦喘躁渴。更有以石膏易桂，加腊茶，亦名麻黄汤，治烦喘躁渴者。

《皇汉医学要诀》：此方应用于热性初期及小儿肺炎等之机会甚多。

《栗园医训》：麻黄汤证，喘而不恶寒，发热、身疼痛，若发热恶寒而身疼痛者，大青龙汤证也。

李时珍：麻黄汤，虽为太阳发汗剂，实为发散肺经火郁之药也。

【凭证使用】感冒性气管支炎、肺炎、喘急、麻疹、肠伤寒、风湿性关节痛、百日咳、斑疹伤寒、疮癣内攻、鼻感冒、乳儿鼻孔闭塞，及其他热性病之初期等。

麻黄加术汤

具麻黄汤证，而小便不利者，加术，《金匮要略》名麻黄加术汤。

麻黄、杏仁各9克，桂枝6克，甘草3克，白术12克。煎法、用法同麻黄汤。

【证状表现】原文：湿家，身烦疼，可与麻黄加术汤，发其汗为宜，慎不可以火攻之。

补充：有无汗、发热、恶寒，或浮肿，小便不利之证（引叶橘泉氏说）。

【立方意义】上方证由水湿停滞，外不达于肌表，内不通于水道，故加白术，以健运脾胃，脾胃健运，则水湿通行矣。况术得麻黄可以行表里之湿，麻黄得术又可不至多汗（引喻嘉言说）。且有桂枝宣达血气；杏仁下气散结；甘草缓咳祛痰。于是湿之在肌表者，可从汗而出，在脾胃等处者，可从小便而出，凝结在胸上已成为痰者，可从痰而出，然大抵可从而解矣。

【治疗标的】叶橘泉氏，以身体烦疼、无汗、恶寒、发热，或浮肿、小便不利为标的，极是，可从之。

【诸家经验谈】《类聚方广义》：山行冒瘴雾，或入窟穴中，或于曲室、浴堂诸湿气郁闷处，晕倒气绝者，可连服大剂麻黄加术汤，即苏。

叶橘泉：尝治浮肿型脚气，恶寒、发轻热，无汗而喘，小便不利，脉沉实者，以本方合鸡鸣散（槟榔、橘红、木瓜、吴茱萸、苏叶、桔梗、生姜）每服辄效。

《汤本求真医谈》：痛风病状，急激变化，有一种不堪名状之疼痛而影响于起居动作者，以麻黄汤为良。

【诸家绪论】《三因方》：麻黄白术汤（即本方），治寒湿、身体烦疼、无汗、恶寒、发热者。

《类聚方》：治麻黄汤证，一身浮肿，小便不利者，随证加附子。

【凭证使用】急性关节偻麻质斯、妊娠肾脏炎浮肿、流感性急性肾炎、喘咳浮肿、浮肿脚气（《古方临床之运用》）。

麻黄杏仁甘草石膏汤

麻黄汤证，汗出而喘、有大热者，去桂枝，加石膏，《伤寒论》名麻黄杏仁甘草石膏汤。

麻黄9.5克，杏仁、甘草各5克，石膏20～100克。以水二合五勺，煎一合，去滓，一日分三回，温服。

【证状表现】原文：发汗后，不可更行桂枝汤，汗出而喘，无大热者，可与麻黄杏仁甘草石膏汤。

补充：节《伤寒论方解》：咳嗽、不恶寒，但发热，甚至鼻扇，有汗时，热较低，无汗时，热较高，烦躁、渴饮，或喉中有痰声，或胸痛，或面目现浮肿，脉浮滑而数，或浮大而数，极合于当然的理想证状。

【立方意义】此方以麻黄汤内桂枝易石膏，亦即越婢汤加杏仁去生姜之方，与越婢汤相类似。本证因肺中有郁热，故去桂枝，加石膏之清凉味薄者，以泄肺热，合麻黄，以引热外出而除烦喘，尚嫌润燥利气之力不足，则加入杏仁，麻黄与杏仁配合，则平喘镇咳之作用更强。再伍以滋润和中缓急之甘草，尤有助于祛痰、缓咳、和痛、解热之功。

【治疗标的】《皇汉医学要诀》：以有喘鸣急迫之候，渴而欲饮水者为目的。

编者按：*应以身热，烦渴，咳喘急迫为主标的，较为完备。*

【诸家经验谈】《伤寒论今释》：白喉初起时，恶寒发热、烦渴、气喘、咽喉肿痛，有苍白之假膜，用麻杏甘石汤，轻者数小时，重者一昼夜，热退身和，肿痛悉去。

《皇汉医药全书》：有病而喘息之人，感邪气而发者，服此有良效。喘咳急者，面目多浮肿，亦为本方所主治，本方与小青龙汤合方，治咳嗽，有奇效。

《古方临床之运用》：叶橘泉常用本方，治小儿百日咳之痉挛性剧咳，或呕吐，或咳血，无论有热无热，每护顿挫之效。且咳血者，往往血即止，痉咳，亦显著缓解也。

《张氏医通》：冬月咳嗽，寒痰结于咽喉，语声不出，此寒气客于会厌。乃卒然而喑也。用麻杏石甘汤。

《汉法医典》：白喉初期，用麻杏甘石汤加苏子、桑白皮。

华冈氏：喘息剧者，于麻杏甘石汤，或麦门冬汤，加没食子，有效。

【诸家绪论】陆渊雷：本方主证，为烦渴喘咳。凡支气管炎、支气管喘息、百日咳、白喉等而有烦渴喘咳之证者，悉主之。

胡光慈：余常以之治活肺炎，其分泌液壅塞，气喘鼻扇，胸高痰涌者，加葶苈子、苏子、瓜蒌子用。治麻疹未透重症，加西河柳、连翘、牛蒡子用，每奏良效。

《伤寒大白》：麻黄与石膏同用，化辛温为辛凉。麻黄同石膏，不惟散表，兼能清肺定喘。石膏得麻黄、杏仁，不惟清肺，兼能散表。

《汉方治疗各论》：麻杏甘石汤，喘咳初起用之，屡奏卓捷之功。又，加答儿性肺炎，有发热及轻度之咳嗽，呼吸困难等症，小青龙汤，或合麻杏石甘汤。

《三因方》：惺惺散（即本方，去杏仁，加茶、葱、煎服），治伤寒发热、头疼、脑痛。

《仁斋直指附遗》：五虎汤（即本方，加细茶），治喘痰气。

《万病回春》：五虎汤（即本方，加桑白皮）治咳嗽。

《汉方治疗各论》：本方特别有效于小儿。

按：此方近有用治急性肺炎者，谓为最适应最妥善之方剂，惟石膏始终宜少用。以本方加茯苓，即与茯苓杏仁甘草汤合方。

【凭证使用】支气管喘息、支气管炎、百日咳、小儿感冒。温疟（《成方切用》）。温病初期（张锡纯）。肺炎、白喉初期，亦有用于痔核及睾丸炎者。

麻黄杏仁薏苡甘草汤

麻杏甘石汤证，不烦渴，而有水气，与各关节疼痛而有麻痹感者，去石膏，加薏苡仁，《金匮要略》名麻黄杏仁薏苡甘草汤。

麻黄9克，甘草5克，薏苡仁19克，杏仁5克。煎法、用法同前。

【证状表现】原文：病者一身尽疼，发热，日晡所剧者，此名风湿。

此病伤于汗出当风，或久伤取冷所致也。可与麻黄杏仁薏苡甘草汤。

补充：本证亦有咳嗽、喘息、面目浮肿，或关节肿、发热等证。

【立方意义】上方证有烦渴，故加石膏。本方证无烦渴，只外受风邪，湿滞经络而成风湿之证，故去石膏而易薏苡仁，以薏苡仁有排除脓水蓄积之能，用治由湿滞而来之筋急拘挛。麻黄有通散腠理水湿壅滞之能，用治由水气而来之排泄障碍；杏仁有疏通胸膈气滞之能，用治由风寒而来之咳嗽喘迫；甘草有促进新陈代谢舒缓神经之能，用治由诸般急迫而来之各种病状。本方证以麻黄为领导，协同薏苡、杏仁开发腠理，疏通壅滞，驱逐皮肤、筋肉、关节之停湿，或从汗腺而出，或从小便而去。另由甘草舒缓神经血管而止其痛，则风散湿行，浮肿自消，咳喘亦不作矣。

【治疗标的】以风湿性关节疼痛而有浮肿喘咳等证为主标的用之。

【诸家经验谈】《方函口诀》：此方治风湿之流注而痛不解者。

《汉药神效方》：多纪氏说：凡下部毒肿之证，用麻杏薏甘汤有奇效。又，治鹅掌风、鹅眼风（即水疮，为湿疹之一）有奇效。

《类聚方广义》：治肺痈初起、恶寒息迫、咳嗽不止、面目浮肿、浊吐臭痰及胸痛者。

《中国内科医鉴》：妊娠浮肿，喘咳息迫，或身体麻痹，或身体疼痛者，此方可愈。

汤本求真：痛风，病极激烈，尚未至多发性之时机者，与麻杏薏甘汤为最佳。此证易感湿气，以薏苡仁为主药。

《汉方治疗各论》：麻杏薏甘汤，亦治急性偻麻质斯，有效。或加术，则更佳。

方舆輗：并运用于霉毒等证。

编者按：下部肿甚，上部亦肿，有喘息及大便不利者，用之极效。其他关节肿痛，大小便不利，肿处有热感者，用之亦效。世医谓薏苡仁能堕胎，多不敢用。此由根据十八反之谬说。《本经》及《别录》等书，均无此言论。

《外台秘要》：湿家始得病时，可与薏苡麻黄汤（即本方），汗出即愈。

《方函口诀》：一男子周身生疣子数百，走痛者，与此方而即治。

编者按：《房雄日用新本草》"薏仁，能使疣脱落，很是确实"。是此方之能治疣，当系薏苡仁之作用。日本医家，多有此经验，而在我国医籍中，几无此项报告。据叶编《现代实用中药》云，我国产之薏苡仁，治疣无著效，则因地产之不同，其所含成分，亦较有区别欤。

【凭证使用】肺痈初起、风湿痛、多发性关节炎、妊娠浮肿、鹅掌风、霉毒、鹅眼风、喘息、慢性支气管扩张蓄脓等证。

甘草麻黄汤

具麻黄汤证，上身浮肿，或喘咳，《金匮要略》名甘草麻黄汤。

甘草 12 克，麻黄 24 克。以水二合，煎一合，去滓，一日分三回温服，重复取汗，不汗，再服。慎风寒。

【证状表现】原文：里水（里字，系皮字之误），越婢加术汤主之，甘草麻黄汤亦主之。

又，皮水，其脉亦浮，外证跗肿，按之没指，不恶风，其腹如鼓，不渴，当发其汗……

补充：当有胸满喘急，自汗、或无汗，上身及面目有肿状。

按：求真说，此自汗与桂枝汤之自汗异。此由病毒郁积之极，幸开一条血路而现自汗，其量不多，且不稀薄也。得此说，可以知此证之必须有汗矣。

【立方意义】本方证由水气集中肌表所致，故用大量麻黄以开发腠理而驱汗，汗出则水气解散而不迫肺，肺气得舒则胸满喘急亦解，上身及面目因水气退出肿状亦除。加甘草和其血气，缓其急迫，则麻黄可以循经脉而达周身，且不致泛驾而出轨矣。

【治疗标的】以喘息、息迫、身肿、少汗、脉浮为主标的而用之。

【诸家经验谈】《千金要方》：有人患气急，积久不差，遂成水肿，如此者众。诸皮中浮水攻面目身体，从腰以上肿，皆以此汤（即本方）发汗悉愈。

《济生方》：有人患气促，积久不瘥，遂成水肿，服之有效。但此药发表，老人、虚人不可轻用，更宜详审。

方舆輗：往昔一男子，六十余岁，患上证，余诊之，即与甘草麻黄汤服之，一夜汗出，烦闷而死。逮读《济生方》，而大悔前非。

编者按：大约因分量过重，且未分服，以致发生此类事故。或因心脏已有病变，而强发其汗，亦足以招致不幸，《济生方》详审用方之语，岂独指此方为然哉。常见西医中有治肿喘者，不论老人、虚人一律使用麻黄素，虽时有效果，而危险性之大，观之可以自返矣。

《秘传经验方》：走马通圣散（即本方），治诸风湿，及伤风、头痛，并治疔疮一切肿毒。手足疼痛，风痹不仁，本方，炒微黄，碾为细末，每服三钱，用水一钟半，锅滚，一大沸，温服，盖被取汗为度。

【诸家绪论】《医宗金鉴》：皮水，表虚有汗者，防己茯苓汤，固所宜也。若表实无汗，有热者，则当用越婢加术汤。无热者，则当用甘草麻黄汤，发其汗，使水外从皮去也。

【凭证使用】流感性浮肿、轻症风湿痛、伤风咳喘、在腰以上浮肿而及颜面者。

以下为麻黄汤之变方。

麻黄附子甘草汤 〰️

麻黄甘草汤证而有恶寒、身痛者，加附子，《伤寒论》名麻黄附子甘草汤。

麻黄、甘草各14.5克，附子7克。以水二合五勺，煎一合，去滓，一日分三四回，温服。

【证状表现】原文：少阴病，得之二三日，以麻黄附子甘草汤，微发汗，以二三日无里证，故微发汗也。

《金匮要略》：水之为病，其脉沉小，属少阴，浮者为风，无水虚胀者为气（风字之讹）水，发其汗即已。脉沉者，宜麻黄附子甘草汤；浮者，杏子汤（有谓即是麻黄杏仁甘草薏苡汤）。

编者按：此条无水虚胀者为气水句，《医宗金鉴》谓，气字，当是风字，若是气字，则无发汗之理。尤、魏诸家，以气字作句，以水字接下句，大致谓气病不可发汗，水病发其汗则已，多数从《医宗金鉴》说。以编者管见所及，此条是言风水，风水有水，而有无水虚肿者则为气，不能与风水同治，证须鉴别，必确定为风水者，发汗始有效，尤、魏之说似不误。然单以一"水"字属下句，于文义殊欠明显。若于"水"字上加一"风"字，为风水，发汗即已，则全条文义，自能相协矣，附此待正。

补充：有恶寒、体痛、微发热、无汗，脉沉小，或微细，但欲寐，身面浮肿，小便不利，时时咳，或有汗而恶风者。

【立方意义】此风水有少阴证者，用甘草麻黄汤，加附子以振奋心肾而利尿，合麻黄以通行肌表而出汗。汗出则风寒散，水行则浮肿消，且麻、甘相合，则为甘草麻黄汤，能舒肺气而缓喘咳，全药协作，有不见效如桴鼓之相应哉。

【治疗标的】以身面浮肿、恶寒、体痛、小便不利、无汗、脉沉小，或浮濡为标的而用之。

【诸家绪论】《外台秘要》引《古今录验》：麻黄汤，疗风水，身体面目尽浮肿，腰背牵引髀股，不能食，于本方中加桂心、生姜。

沈明宗：麻黄、附子通阳开窍，治水妙剂。今人惟用肾气汤，壅补其内，致阳气不宣，转补转壅，邪无出路，水肿日增，咳血而死者，不知凡几矣。

【凭证使用】风湿痛、神经痛、身面浮肿等，有脉沉、恶寒之状者。

麻黄附子细辛汤

具麻黄附子甘草汤证，头痛连脑，咳嗽重者，《伤寒论》名麻黄附子细辛汤。

麻黄、细辛各 14.5 克，附子 7 克。以水三合，煎成一合，去滓，一日分三回，温服。

【证状表现】原文：少阴病，始得之，反发热，脉沉者，麻黄附子细辛汤主之。

补充：手足冷，时欲寐，发热少汗，恶寒甚，胸满，喘咳，咳痰薄白，脉多沉细，或微细，或沉迟，兼有体痛，头痛连脑，及咽痛等证。

【立方意义】旧时以少阴属太阳之里，太阳病，脉浮，可发汗，少阴病，脉沉，不可发汗，此其大较也。然发热脉沉，是病在表里，以无里证，故可发汗（采徐灵胎说）。为用附子、细辛，专温少阴之经，麻黄发太阳之表，补散兼施，无使大汗。且细辛有散浮热、治痰咳、除脑痛之能。附子有回阳通络、强心、温经之功。麻黄有镇咳、平喘、祛痰之效。合用则为温经，散寒、平喘、祛痰、止痛、利尿之要剂。

【治疗标的】以寒多热少、体痛、头痛连脑、咳喘、脉沉细、无汗为主标的而用之。

【诸家经验谈】《张氏医通》：暴哑，声不出，咽痛异常，卒然而起，或欲咳而不能咳，或有痰，或清痰上溢，脉多弦紧，或咯痰无伦，是大寒犯肾也。以麻黄附子细辛汤温之。

又，脚气、冷痹、恶风者，加桂枝、白术。

《十便良方》引《指迷方》：附子细辛汤，头痛者谓痛连脑户，或但额阁与肩相引，如风所吹，如水所湿，遇风寒则极，常欲得热物熨。此由风寒客于足太阳之经，随经入脑，搏于正气，其脉弦而紧，谓之风冷头痛，本方加川芎、生姜。

《医经会解》：表病里和，当用正方（即本方）缓以汗之，若见二便闭涩，或泻赤水，谓之有表复有里，宜去麻黄，名附子细辛汤，仍随各脏见证加药，房欲后伤寒者，多患前证。

《方函口诀》：此方解少阴之表热，一老人咳嗽吐痰，午后，背脊洒淅恶寒后，微似发汗不止，一医以为阳虚之恶寒，与医王汤（即补中益气汤），无效，服此方，五帖而愈。

《中国内科医鉴》：凡生来虚弱冷性之人，或老年人，遭遇风邪，有恶寒之感，而体温不升，触遇冷物，如头被雪而感冷痛，食欲非特不变，反较平时为甚，不喜行走，而多欲横卧，口不渴，大小便无变化，屡屡流出清水状之透明异汁。又本证之病，却感冷而在不知不识间流出鼻汁，脉多沉细，或沉迟，舌湿濡，一切热状少而寒状多，此本方证也。

《伤寒辨证》：按伤寒两感为少，此即太阳少阴之两感也，麻黄、附子同剂，治法委是奇特，学者可以触类而长之。

张公让《中西医学比观》：老人罹感冒，余每用此方极功。

简侯：屡用此方，治虚弱性老人及阳气衰减之中年人，畏冷，咳喘，流清涕，脉沉迟细弱者，均得效。

【凭证使用】衰弱者之感冒、肺炎、气管支炎、风湿痛、神经痛、三叉神经痛等。

续命汤

麻黄汤证和麻杏甘汤证互见，而有贫血虚候者，加当归、人参、川芎，《金匮要略》附方《古今录验》名续命汤。

麻黄、桂枝、当归、人参、石膏、干姜、甘草、杏仁各4克，川芎3克。以水二合五勺，煎成一合，去滓，一日分三回温服。当小汗，薄覆。脊凭几坐，汗出则愈。不汗更服，无所禁，勿当风。

【证状表现】原文：治中风痱，身体不能自收持，口不能言，冒昧不知痛处，或拘急不得转侧。

补充：有咳嗽上气，面目浮肿等证。

编者按：中风有四个类型（偏枯、风痱、风懿、风痹，见《黄帝内经》岐伯说），风痱即四类型之一，此条系说风痱病证与治法，以前注家有以痱为中风附证者，有以痱即为中风者，有仅以中风为解者，总不能将"中风痱"分解清楚。至叶橘泉氏在其所著《古方临床之运用》引此条，在痱字上，加一"风"字，已较明显。但就我个人不正确的研究，风痱既为中风的一种类型，自应明确此类型而处理之，最好以"中"字为衍文而不用，则虽治风痱类型证状，亦自包括中风在内矣。是否正确，希前辈有以正之。

【立方意义】在麻黄汤、麻杏甘石汤中加当归和血散寒；川芎行血散风；干姜温中逐寒；人参益气补虚。合麻、桂以驱外风，杏仁以治痰喘，甘草以缓急迫，石膏以平烦热。共同协作，有驱风、和血、通络、祛痰、缓咳、平喘之功。

【治疗标的】以具有麻黄汤证、麻杏甘石汤证而有贫血虚候者为主标的，他证为副标的而用之。

【诸家经验谈】《方函口诀》：此方用于偏枯之初期有效。其他产后中风，身体疼痛者，或风湿涉于血分疼痛不止者。

《橘窗书影》：广尾幕臣辻氏室，得外感，表证解后，右脚拘急，肿痛，不能起步，而脉浮数，诊之，此为邪气下注，筋脉不能流通也。与续命汤，四五日愈。

《素问病机气宜保命集》：厥阴泻利不止，脉沉迟，手足厥逆，脓血稠黏，此为难治，宜麻黄汤、小续命汤汗之。误用有表邪缩于内，当散表邪，则脏腑自安矣。又，厥阴风泻，以风治风，小续命、消风散主之。

【诸家绪论】《医宗金鉴》引赵良说：续命汤乃麻黄汤之变者……并治咳逆上气，面浮肿者，亦以为风寒所致也。

《外台秘要》：小续命汤治中毒风，身体拘急，口不能言，于本方去人参，加黄芩，并治久咳失声，上气呕逆，面目肿。

《金匮要略述义》：此方即为大青龙之变方。又，为发表补虚对待之方。

《类聚方广义》：妇人有于草蓐得风，头痛，发热恶寒，身体痹痛，腹部拘急，心下痞硬，干呕微利，咽干口燥，咳嗽颇重者，若不速治，便成蓐痨，宜此方。

【凭证使用】贫血虚弱者、感寒而发咳喘、痛风、偻麻质斯及类似中风之证。

牡蛎汤

甘草麻黄汤证而胸满有痛者，加牡蛎、蜀漆，减麻黄、甘草量，《金匮要略》名牡蛎汤。

蜀漆、牡蛎、麻黄各4克，甘草2克。以水二合，煎成三勺，去滓，顿服。

【证状表现】原书：附《外台秘要》方，牡蛎汤治牡疟，《外台秘要》云：仲景《伤寒论》牡疟（以少热多寒，故名为牡疟，牡系牝之讹），多寒者，牡蛎汤主之。

补充：有麻黄甘草汤轻症，而热少寒多，有少汗，按时发作，腹有动悸，或面目浮肿，或口干、有虚汗，右脉见弦状。

【立方意义】上方证胸部有痰水蓄积酿成疟状，爰以蜀漆以却寒热，逐痰水；牡蛎除寒热，泄水气，同有治疟之功能。合麻黄、甘草以发动阳气，通调血脉。可使痰水解散，胸腹动悸（由痰水致者）不作，牝疟即随之而消失。

【治疗标的】以有麻黄甘草汤证之胸腹动悸、寒多热少之疟状者为主标的而用之。

【诸家经验谈】尾台氏：此方亦先于其发时用之，以取大汗则愈。唯蜀漆气臭，间有吐者，吐亦效也。

《金匮要略述义》：牡蛎汤用于吐而兼汗者，张载人法间有此类。然愚常用治疟，夜间发，及热甚无汗者，服后，不吐而汗，稍稍邪解就愈。尤氏以谓外攻之力较猛者，信矣。

编者按：吐而多汗用之者，以有牡蛎能收汗之故。热甚无汗用之者，以有麻黄发汗之故，寓收于发，所以有汗可用，无汗亦可用。其中蜀漆一味治疟，尤有专能，用于寒多热少之疟，固为相宜，即夜热无汗之疟，亦能使邪解而就愈。

【凭证使用】身体未衰弱者之浮肿、咳喘、疟疾等之少汗者。

大青龙汤

麻黄汤证多，桂枝去芍药汤证少，发热无汗，不拘急而烦燥者，加石膏，《伤寒论》《金匮要略》名大青龙汤。

麻黄 11 克，桂枝、甘草、杏仁各 5.5 克，生姜、大枣各 5.5 克，石膏 20～100 克。以水三合，煎成一合，去滓，一日分三四回温服。

【证状表现】《伤寒论》：太阳中风，脉浮紧，发热恶寒，身疼痛，不汗出而烦躁者，大青龙汤主之。又，伤寒，脉浮缓，身不疼，但重，乍有轻时，无少阴证者，大青龙汤发之。

《金匮要略》：病溢饮者，当发其汗，大青龙汤主之。

补充：当有咳喘上冲，肿满，烦渴，小便少之证。求真说：其舌有白苔（或带微黄白色），否则其舌与口唇，均干燥无津。

编者按：上条，脉浮紧，身疼痛。次条，脉浮缓，身不疼，但重，乍有轻时，证状显有不同。而何以皆用"大青龙汤"，今为说明于后。

（1）以脉状言之，浮紧，本为麻黄汤证，因兼有烦躁而不出汗，故宜本方。浮缓，本为桂枝汤证，但缓而有力者，亦为实（柯氏说：有谓系由水邪沉伏于肌表而不发），且不汗出、烦躁，故亦宜本方。

（2）以身体不痛言之，麻黄汤有身痛（亦间有不痛者），无烦躁，故亦宜本方。有烦躁而不身疼，虽重而有轻时，既非阳明少阳之身重，亦非少阴证之四肢沉痛，故亦宜本方。

【立方意义】合麻黄、桂枝汤、桂枝去芍药汤加石膏方，亦即麻黄汤与越婢汤之合方，更可谓麻黄汤增加麻黄量，再加石膏、生姜、大枣三味组成之方，以患者有高热、无汗、小便少、头痛、身痛，故加麻黄量，佐桂枝以发汗、利尿。有烦躁、口渴，故加石膏以解内热而平烦喘；再配以生姜助表开痰；杏仁润肺祛痰；甘草缓中补虚；大枣调和营卫。所有风寒、水气、郁热，一从肌表解散，一从水道排出，因之身热、疼痛、咳喘和溢饮之证，亦自不作矣。

【治疗标的】以身热无汗、喘咳烦渴、身痛、恶风寒为主标的而用之。

【诸家经验谈】方舆輗：溢饮，为四饮之一，此由水气溢于表也。其变，或肿如风水者有之，或痛类痛风者有之，比类，取大青龙汤微似汗，即愈。

《类聚方广义》：治眼目疼痛，流泪不止，赤目怒张，云翳四周，或眉棱骨疼痛，或头疼耳痛者，又治烂睑风，涕泪稠黏，痒痛甚者。俱加茯苓佳。兼以黄连解毒散加枯矾，频频熏洗……

又，治麻疹、脉浮紧、寒热头眩、身体疼痛、喘咳咽痛，不汗出而烦躁者。

《方函口诀》：此方为发汗之峻发剂无论矣，即其他之溢饮，或肺胀，其脉紧大，用之有效。又天行赤眼，或风眼初起，此方加车前子，以大发汗时有奇效。盖风眼，为目之疫热，故非峻发无效也。

叶橘泉：治一支气管肺炎，喘咳、气急、身疼、胸胁痛、高热、无汗、颜面两颧绯红、痰中带瘀血，脉弦紧，与本方，加鲜竹沥，是夜大汗淋漓，呈分利解热，诸证悉退。

栗原广三：久若咳嗽，或哮喘气急者，本剂有伟效。

《证治摘要》：凡伤寒阳证初起，十之八九，宜用大青龙，麻黄分量极多，发汗之神方，余长于斯。但大便滑利一二行者，亦有变阴疑，以用麻黄汤为佳。

【诸家绪论】《成方切用》：烦躁有在表里，此证不汗出而烦躁者，是也，宜汗。有在里者，下大便，脉沉实而烦躁者是也，宜下。有阳虚者，汗下后，病不去而烦躁者是也，宜温补。有阴盛者，少阴病吐利、厥逆、烦躁欲死是也，宜温经。内热曰烦，为有根之火，外热曰躁，为无根之火，故但躁不烦，及先躁后烦，皆不治。

【凭证使用】肺胀、风眼、赤眼、麻疹、肾脏炎、气管支炎等。

小青龙汤

有麻黄汤证而多痰沫，喘咳，呕哕，上冲，挛急者，去杏仁，加细辛、五味子、半夏，《伤寒论》《金匮要略》名小青龙汤（《御药院方》名细辛五味子汤）。

麻黄、芍药、甘草、干姜、桂枝、细辛各3.5克，五味子6克，半夏7克。煎法、用法同前。

【证状表现】《伤寒论》：伤寒，表不解，心下有水气，干呕、发热而咳，或渴，或利，或噎，或小便不利，少腹满，或喘者。又……咳而微喘，发热不渴，服汤已，渴者，此寒去欲解也。小青龙汤主之。

《金匮要略》：①病溢饮者，当发其汗。②咳逆倚息不得卧。③妇人吐涎沫，医反下之，心下即痞，当先治其吐涎沫。小青龙汤主之。

【立方意义】此证因表邪不解，水停心下，水气射肺而致咳喘等症。主要在解散风邪，驱逐停水，兼治其由水气而酿成之痰饮，故用麻黄、桂枝、细辛散外入之风邪；半夏、干姜消内积之寒饮；芍药祛痰，五味缓咳；合甘草调和麻、桂之性而缓其急迫，共成内外协济之功。

【治疗标的】以喘咳、发热、无汗、身痛、鼻流清涕为主标的，吐涎、腹满、尿少、呕哕等为副标的而用之。

【诸家经验谈】《建殊录》：京师贾人……有五子，四人已死，其病皆痨瘵也。……今季子，年十七，又病此。……愿先生诊之，虽死亦无悔焉。先生诊之，气力沉弱，四肢惓惰，寒热往来，咳嗽殊甚。作小青龙汤及滚痰丸杂进，其年未至八月，痊愈复常。

简侯：曾在一九四六年，有阜宁人陈熙鼎，患结核，在上海某医院镜检，肺部有三四空洞，住院治疗，历一年许，愈见危象。回家经人介绍一庞姓中医诊治，用小青龙汤，服五六帖后，渐就痊愈。过泰，到我处问病，告我如此。益深信中医辨证施治，确有神妙之处，如《建殊录》所载，与庞医用方，皆出乎寻常医疗之外。医杰如求真氏谓：余诊多数之肺结核，未尝见有麻黄剂证，因之置疑《建殊录》治愈事例，证以陈君亲身体验之语，则肺结核亦有麻黄剂证，无可疑矣。同有类似麻黄汤证而加附子，用治肺结核病，如桂姜草枣黄辛附汤（见桂枝汤类桂枝去芍药汤之加减方）而获痊愈者。谓为少见则可，若否定无此汤证则不可也。又即如小建中汤，原书治虚劳里急，医者用治肺结核证，往往失败。求真亦曾言之，然用以治阳衰阴寒之虚劳，则灵验如响。不能因为误用于阴虚阳盛之虚劳失败而谓虚劳无小建中证也。读仲景书，贵在辨证用方，所谓有是证则用是方，不拘拘于病名病因，则无施不可矣。

张锡纯：小青龙汤，为治外感痰喘之神方。又，余用小青龙汤，治外感痰喘，屡次皆效，然必加生石膏或七八钱，或至两许，若畏石膏，不敢多用，即无效验。

《方函口诀》：此方治表不解，而心下有水气、喘咳者。又，可用于溢饮之咳嗽，其人咳嗽喘急，至于寒暑则必发，吐痰沫而不得卧，喉中如结，心下有水饮也，宜此方。若上气烦躁，宜加石膏。

栗原广三：本方主慢性痰嗽。凡咳嗽甚剧，大吐痰水而浮肿者，以此治之，功效甚大。

《医宗金鉴》：此方与越婢汤同治水饮溢于表而为肤胀、水肿，宜发汗外解者，无不随手而消，越婢治有热者，故方中君以石膏，以散阳水也。小青龙治有寒者，故方中佐以姜、桂，以消阴水也。

《伤寒论方解》：编者经验，脾肺虚者，或因感冒风寒，或因遭受淋雨，或因游泳受凉，或因恣啖瓜果、生冷，往往出现上列证候，用本方都可取效。

《眼科锦囊》：小青龙汤治上冲、头痛、发热、恶风，或白膜血斑，由咳嗽者。

胡光慈医师《中国医学精华》：本方用于支气管性肺炎等急性炎症，不但能发汗、平喘，并可消炎解热。作者常遵仲景法，于喘者加杏仁用，尤有卓效。

【诸家绪论】《方函口诀》：此方用于诸病之目的，主痰沫咳嗽，无里热之证。又，此证所吐之痰如茶，是名痰沫，具此痰沫而喘急者，是小青龙汤之咳嗽也。

汤本求真：本方之目的，为胃内停水之证，故有此证而兼见发热咳嗽及其他证状者，皆本方所主治。

《医学六要》：本方，加槟榔，治脚气，上气喘促，初起，有表邪者。

《医心方》：仲景青龙汤（无桂枝、甘草、芍药，今《伤寒论》《金匮要略》无此方），治四肢疼痛、面目浮肿，一服即止。

《汉法医典》：用小青龙汤合麻杏甘石汤，加苏子、桑白皮，治肺炎、气管支炎、喘息、百日咳等。

【凭证使用】肤胀、水肿、气管支喘息、温性支气管炎、百日咳、肺炎、流行性感冒、急性肾脏炎、关节炎等。

小青龙加石膏汤

小青龙汤证，有肺胀、喘咳上气、口舌干燥，或烦渴者，加石膏，《金匮要略》名小青龙加石膏汤。

小青龙汤中加石膏 20～100 克。煎法、用法同前。

【证状表现】原文：肺胀咳而上气，烦躁而喘，脉浮者，心下有水，小青龙加石膏汤主之。

按：《杂病辨要》：风寒客肺，上气喘躁者，名为肺胀。汤本求真云：肺胀者，恐为急性气管支炎，或同性气管支炎，兼急性肺气肿乎。

补充：《千金要方》有胁下痛，引缺盆。此外，有发热、多吐稀白痰之症。

【立方意义】上方证有烦渴、上气、吐白沫者，为用镇逆降气，清凉解热之石膏，可以除心下停滞湿热之水气，更可以同桂枝、麻黄、细辛清疏营卫之寒热，近人且知有能增进白细胞数量，消减坏组织细菌能力，而用于肺结核证者。旧时用于肺胀，合姜、夏以消寒饮；合芍药、甘草、五味以祛痰缓咳，治旧时所称之肺胀固可，即以用于今时所称为肺结核之证者亦宜。

【治疗标的】以喘咳上气、多吐稀白痰、口渴、烦躁为主标的，恶寒、发热、上冲、头痛等为副标的而用之。

【诸家经验谈】方舆輗：发热、咳嗽、多吐白沫者，以平剂缓图，则不日成痨矣。予乘其初起，用小青龙汤加石膏，而全生保命者数十人。

叶橘泉：治一发热恶寒，咳嗽甚剧，且呕痰呈水泡沫，时大量咯血，头微痛，脉浮数，听诊上两肺支气管湿性啰音显著，无肺结核征状，用小青龙石膏汤就愈。

简侯：用此方，治外感无汗、内热痰喘之证，一二日即愈。方内石膏之功用，不特能止血及镇压上逆，且能消灭坏组织细菌而治愈肺结核，上述庞医用小青龙汤治好陈某肺结核或即系此方。名医如汤本求真等，多置疑此等方未必能治肺结核，但千百病中，未尝无此汤证也。观于小建中汤、桂姜草枣黄辛附汤等，亦有时用于肺结核而见奇效矣，但必获得其确证而后可，亦必遭逢此证而后知，于是见病虽万变，方与证则始终结合，如掌握不误，亦能解决不易解决之病，如此方是也。

【诸家绪论】尤在泾：此条见证，与越婢加半夏颇同，而心下寒饮则非温药不能开而去之，故不用越婢加半夏，而用小青龙加石膏，寒温并进，水热俱蠲，于法尤为密矣。

《千金要方》：麻黄汤（即本方去甘草，干姜易生姜）治肺胀，咳嗽上气，咽燥，脉浮，心下有水气。

《外治古今录验》：沃雪汤（即本方去芍药、甘草）治疗上气不得息卧，喉中如水鸡声，气欲绝方，一名投杯麻黄汤。

【凭证使用】流行性感冒、急性支气管炎及急性肺气肿、肺炎、百日咳、急性肾脏炎，有肺结核形态之咳吐白沫及血液者。

文蛤汤

大青龙汤证，而有烦渴引饮者，以文蛤易桂枝，《金匮要略》名文蛤汤。

文蛤9克，石膏20～100克，甘草、麻黄、生姜、大枣各5.5克，杏仁4克。煎法、用法同大青龙汤。

【证状表现】原文：吐后，渴欲得水而贪饮者，文蛤汤主之。兼主微风、脉紧、头痛。

东洞：有烦躁而渴，恶寒，喘咳急迫者。

【立方意义】除大青龙汤内桂枝一味，并减麻黄量，以文蛤止烦渴，利小便，化痰软坚（《本经》），为大青龙汤之缓剂。

【治疗标的】以有大青龙汤证而烦渴贪饮者为标的而用之。

【诸家经验谈】《医宗金鉴》：花蛤屡试不效，五倍子屡试屡验。

编者按：《本草纲目》，文蛤一名花蛤。时珍云：敛肺，降火，化痰饮，止咳嗽、消渴。与《医宗金鉴》之说互证，则本方所用文蛤，以五倍子为确矣。有谓五倍子药，出于后世，《神农本草经》只有文蛤，所谓花蛤者是，《金匮要略》文蛤，当指花蛤而言，其说甚是。但《神农本草经》所载，主治止恶疮、蚀五痔耳，至《名医别录》始有治咳逆、胸痹等语，亦未言及能治消渴也，今观《纲目》所载两种文蛤，颇有相通之处，即谓仲景所用以上渴饮者为花蛤，已非如《神农本草经》所载，而《本经》所未载，或已为仲景所考知，经试用而有效者。如五倍子之名文蛤，亦未可知。兹据《医宗金鉴》用花蛤，屡试不效，用五倍子屡验，可以想见仲景本其经验以传后人，岂有用不验之药者哉？《医学广笔记》：化痰生津噙化丸，仅用五倍子一味为丸用。又《景岳全书》景岳亦云：能去胶痰，皆可为本方用五倍子作一佐证，或谓（王宇泰等）文蛤，即海蛤之有纹理者。李时珍说：文蛤别是一种，此外别无证明，不能强名为海蛤，附此以辨之。

【诸家经验谈】《张氏医通》：是方即大青龙汤，无桂枝，有文蛤。大青龙主发散风寒两感，今是证初不言外邪，而用取汗何哉？盖因阳明经中有实热，所以贪饮。又云，本方为太阳少阴二经散邪涤饮之圣药，故又主微风、脉紧、头痛之疾。

《医宗金鉴》：文蛤汤主之五字，当在头痛之下，文义始属是传写之讹。兼主之主字，衍文也。主之文蛤汤者，是治渴兼治风水也，可供参考。

又按：《金匮要略》：消渴，小便不利，淋病者，有文蛤散一味单方，治渴欲饮水不止者。后人以五倍子制成百药煎，为止渴生津之品，可代文蛤散，本方文蛤汤中之文蛤，用五倍子既适，用百药煎当更佳。

【凭证使用】喘咳、渴而多痰由感风邪而起者。

越婢汤

有麻杏甘石汤证，身无大热，自汗出者，去杏仁，加生姜、大枣，《金匮要略》名越婢汤。

麻黄11克，石膏20～100克，生姜5克，大枣7克，甘草3.5克。水二合，煎一合，去滓，一日分三回温服，恶风加附，风水加术。

【证状表现】原文：风水恶风，一身悉肿，脉浮不渴，续自汗出，无大热，越婢汤主之。

按：《金匮要略辑义》，此云不渴者，义可疑也。以理推之，作"而渴"为是。《类聚方广义》为则云，不渴，当作渴。"自汗出"之下，当有"或无汗"之字。又越婢汤治一身悉肿，喘而渴，自汗出，恶风者。可以补充此方之证状矣。

【立方意义】本方证因风寒侵袭，水饮停蓄所致，为用麻黄之苦温以祛阴寒之邪，石膏之甘寒以祛风热之邪，生姜之辛热以益胃中之气，更以甘草和中缓急，大枣益血补脾，表里通彻，营卫和谐，则水行风散，何肿之有？若其阳虚恶风，加兴奋机能之附子，风水、小便不利，加益气逐水之术，治之即可。

【治疗标的】以身肿、脉浮、无大热、自汗、恶风为主标的，喘咳或渴为副标的而用之。

【诸家经验谈】方舆𫐐：上体下体或一身悉肿，脉浮而渴，自汗出，

武简侯经方随证应用法

恶风，小便不利，或喘咳者，越婢汤主之。脚气痛风，疮毒内攻等，多此证。又，犯风邪久咳等，沐浴而变此证者，往往见之。

《青州医谈》：伤寒有多汗憎寒，若近衣被，则汗漏不止，去之，则憎寒不可忍，数日不止，有变谵语，饮食不进，终至危殆者。逢此证，而内热如此其甚者，宜越婢汤。

汤本求真：余亦以类于此证之感冒，如恶寒发热后，自汗，口舌干燥，舌有白苔者，与本方得速效。

【诸家绪论】《方函口诀》：此方，以身无大热，自汗出为目的，故用于肺胀、皮水等，而不用于伤寒溢饮也。麻黄甘石汤与此方同类。

《证治大还》：越婢汤治脉浮在表，及腰以上肿，宜此发汗。

又，风水证，少时气热，从肩背上至头汗出，苦渴，小便黄，目下肿，腹中鸣，身重难行，正卧则咳，烦而不能食。

《圣济总录》：麻黄汤（即本方加茯苓）治水气，通身肿。

《千金要方》：于本方加白术、附子，治风痹脚弱。

《皇汉医学要诀》：本方，比诸大青龙汤，无上冲咳嗽、汗不出而烦躁之证也。

【凭证使用】肾脏炎、水肿、疮毒内攻、水肿性脚气、喘息性浮肿等。

越婢加术汤 🌀

越婢汤证而小便不利者，加术，《金匮要略》名越婢加术汤。

麻黄 7 克，石膏 20～100 克，大枣 5 克，甘草 2.5 克，生姜 5.5 克，白术 5 克。煎法、用法同上。

【证状表现】原文：里水者，一身面目黄肿，其脉沉，小便不利，故令病水，假令小便自利，此亡津液，故令渴，越婢加术汤主之。又，甘草麻黄汤亦主之。

按：《金匮要略辑义》甚赞程说，越婢加术汤当在，故令病水之下。里水亦皮水之讹。黄肿乃洪肿之讹。又云：皮水，水气壅过于皮肤之间，用麻黄而发之，则气行水利而脉道开，沉乃为"浮"，此等之义，身亲试验。汤本氏则谓里水为风水之误，黄肿之黄，非黄胆色意，谓微带黄色也。考风水应有汗恶风，皮水应无汗不恶风，此方为越婢汤之加方，应有自汗出及恶风之证，汤本氏之说是矣。然皮水之症，亦有适用本方者，至于肿之为洪为黄两说，在临床上各有此见证，可共存之也。

【立方意义】越婢汤中加入一味温性之术，以逐水利尿，而不嫌热者，系因方内有寒性之石膏，能减少术之温性而有余也。再配合麻黄、姜、枣、甘草，不但加强利尿逐水，且有健胃解热之功。

【治疗标的】以风水浮肿、小便不利、身无大热、自汗（或无汗）、脉沉为主标的而用之。

【诸家经验谈】《千金要方》：越婢汤（即本方加附子）治风痹脚弱。

《眼科锦囊》：越婢加术汤治胬肉淡红，面目黄肿，小便不利者。

《脚气钩要》：脚气微寒热，舌上有苔而渴，小便不利，脚弱肿满，是越婢加术汤之正候也。《千金要方》《外台秘要》均加附子，其功更峻。

《汉方新解》越婢加术汤治验内载：因皮肤病内攻而发之肾脏炎，以本方兼用伯州散（反鼻霜——即蝮蛇烧黑之称；津蟹霜，河蟹烧黑；角石霜，鹿之角袋烧黑）、桃花加芒硝汤（桃花、芒硝、大黄）或紫圆屡得伟效。结核性脊椎炎之发流注（淋巴管及淋巴腺炎），脓疡者，以本方与桂枝茯苓丸或当归芍药散合用，兼用伯州散及下瘀血丸或大黄䗪虫丸，每获全效。

叶橘泉：曾治一皮肤病性肾脏炎，先患疮疥，遍身皮肤褐色，瘢痕累累，通体浮肿，颜面及胸项更甚，气遂喘促，畏寒甚，四肢冷，用本方加附子、木贼草、浮萍、赤豆，三剂后，小便利，肿退，喘平，服七八剂而愈。

【诸家绪论】《成方切用》：方内麻黄用根，姜用炮姜为是。

编者按：此指多汗者而言，若其无汗，则不须用根，姜亦不须炮制，可知。

【凭证使用】流感性肾炎、浮肿型脚气、皮肤性湿疹、急性结膜炎、急性关节炎、肺炎、肋膜炎、破伤流注等，而有喘息、口渴、身体浮肿、小便不利者。

越婢加半夏汤

有越婢汤证而烦渴呕逆者，加半夏，《金匮要略》名越婢加半夏汤。

麻黄6克，石膏20～100克，生姜3.5克，甘草11.5克，大枣5克，半夏7克。煎法、用法同前。

【证状表现】 原文：咳而上气，此为肺胀，其人喘，目如脱状，脉浮大者，越婢加半夏汤主之。

补充：当有喘甚则鼻扇之证，又可与小青龙汤证状参看。

【立方意义】 越婢汤内原有凉性石膏，以防温药助热伤津。今加温性半夏，以豁痰降逆，则温不嫌燥，凉不嫌寒，且石膏借半夏之温，能起豁痰作用，半夏借石膏之凉，能起清热作用。不独此也，石膏凉而降逆，半夏温亦降逆，再有麻黄、生姜以开之，甘草、大枣以和之，则痰豁、气下、喘平，更何有于肺胀之发作哉。

【治疗标的】 以喘咳多痰、气急、目胀出而有烦渴，或呕吐者为主标的，脉浮大、鼻鼓扇为副标的而用之。

【诸家经验谈】《医宗必读》：社友孙芳其之女，久咳而喘（中略）一日，喘甚，烦躁，余视其目胀出，鼻则鼓扇，脉浮且大，肺胀无疑，遂投此方，一剂减，再剂愈。

【诸家绪论】《金匮要略新义》：肺胀，可汗，可利，多属实证，后世书无相当名称，余意，即今西医所谓肺气肿是也。

《方函口诀》：此方主肺胀，其证咳而上气，有喘气急甚，似支饮。然支饮之喘，初起胸痛，或手足冷，而气急不得侧卧。肺胀之上气，热势强而卒发，有目如脱状，然非难以侧卧。又，心下有水气，或胁下痛引缺盆者，宜小青龙加石膏也。

编者按：原方加半夏汤，石膏用至半斤，小青龙汤内加石膏仅用二两，可知本方比小青龙汤加石膏证，系治肺间郁热之较深者。

【凭证使用】 咳嗽逆上、呼吸困难、眼目疼痛、口渴、烦闷、恶心呕吐、喘息、眼疾等（《汉方与汉药》）。

麻黄连轺赤小豆汤

瘀热在里，身热少汗，皮肤见黄色，麻黄汤去桂枝，加连轺、生姜、大枣、赤小豆、生梓白皮，《伤寒论》名麻黄连轺赤小豆汤。

麻黄、连轺、生姜、杏仁各2.5克，赤小豆24克，甘草、大枣各1.2，生梓白皮（以桑白皮代之）6克。以水二合，煎一合，去滓，一日分三回温服。

【证状表现】原文：伤寒，瘀热在里，身必发黄，麻黄连轺赤小豆汤主之。

补充：此证有喘咳、肿满、发热、脉浮、无汗、小便不利之证。

【立方意义】本方证由有瘀热郁积，排泄机能与消化机能均被波及，以致存于组织中之胆汗无所排泄。兹用麻黄发汗，兼利小便；连轺除结热、利小便而兼能发汗；赤小豆通气、健脾，能利二便；杏仁疏气滞，平喘咳，去浮肿，亦有通大肠气秘之能；生姜驱风、逐水、健胃；梓白皮解热毒，利小便，有持久作用，而无中毒之弊（桑白皮下气、行水、兼利二便）；甘草、大枣调中缓急，为辅助驱邪之用。共成发汗、利尿、通便、除湿、退黄之功。

按：唐宗海说，麻黄、杏仁发皮毛以散水于外，梓白皮（桑白皮代）以利水于内，连轺散血分之热，赤小豆疏血分之结，甘草、大枣宣胃气，协诸药，使达于肌肉。其解说亦佳。

【诸家经验谈】《汉方新解》：皮肤病性肾炎，其发热喘咳者，兼用伯州散或再造散，有奇效。

《中国内科医鉴》：诸疮毒内攻变肿者，用此汤及连轺汤（连轺、黄芩、麻黄、升麻、川芎、甘草、大黄、枳实）。

叶橘泉：诊一乡人，年约四十许，高热，头痛，鼻衄大流，三日后，发黄疸，咳嗽，气逆，遍身疼痛，小便色黄，大便不下，脉浮数，舌苔黄腻，其病状，完全与回归热相同，姑以对证疗法，与麻黄连轺赤小豆汤，加茵陈、山栀、黄柏等，连服二三剂，热竟退，小便较畅，黄色亦渐减，五六日后，渐次告愈。

张公让《中西医学比观》：余于疗毒内攻性肾脏炎性水肿，用之，有卓效。

【诸家绪论】《中国内科医鉴》：黄连翘赤小豆汤本有八味，治瘀热在里，发黄之方。喻氏将此改窜为瘀热在表之方，亦唯三味（麻黄、连翘、赤小豆），殊为合理。

《名医方论》：本方连翘，即连翘根，无梓皮以茵陈代之。

【凭证使用】卡他性黄疸、皮肤病性肾脏炎、咳嗽、身痛、少汗、小便不利、大便不爽等。

射干麻黄汤 ⁕

久咳、哮喘，有小青龙汤证之外观者，去小青龙汤内之桂枝、芍药、甘草，以生姜易干姜，加紫菀、款冬、射干、大枣，《金匮要略》名射干麻黄汤。

射干 3.5 克，麻黄、生姜各 5 克，细辛、紫菀、款冬花各 3.5 克，五味子 6 克，大枣 3 克，半夏 7 克。以水三合，煎一合，去滓，一日分三回温服。

【证状表现】原文：咳而上气，喉中有水鸡声，射干麻黄汤主之。

补充：上气、喘迫、痰壅喉中，随呼吸发出蛙鸣之声，目胞兼有浮肿之象，脉浮或弦急。

【立方意义】本方证由有停痰宿饮，遭遇风邪而发，为用麻黄、细辛驱外邪，五味子收敛肺气，大枣和中缓急，用为治肺胀之要方。

【治疗标的】以喘迫、痰壅、喉鸣为主标的而用之。

【诸家经验谈】《中国内科医鉴》：哮喘发咳，有不解之兆者，用此方有效。

栗原广三：咳嗽甚剧，气上逆，喉鸣，涎沫不出者，以此治之有良效。亦主干咳。

和田氏：用于急性肺炎，大势解后，有妙效。

汤本求真：先师治急性肺炎，先以桔梗白散，经吐下后，用本方。然本方合细辛、紫菀、款冬花之温药，故发热时，不可轻用。

《类聚方广义》：治久咳不止，或房后喘咳、颈项生痰痃，累累如贯珠者，去细辛、五味子，倍射干，加皂荚子有效。兼用南吕丸（即礞石滚痰丸）。

【诸家绪论】《圣济总录》：于本方减去冬、菀、夏、辛、味，只用麻、射、枣，加甘草四味，治上气，脉浮，咳逆，喉中有如水鸡声，喘急不通呼吸，状甚危者，名麻黄汤。以井华水煎服。近贤吴考槃云：其法其方，简要切当，是可与《金匮要略》并传而不朽者也。

《金匮要略述义》：今验肺胀证，多是宿饮为时令触动者，而不必具表候，则其用麻黄，适取发泄肺中郁饮，亦犹麻杏甘石汤之意。

【凭证使用】肺气肿、老人慢性气管支病、支气管性喘息、肺脓疡、湿性气管炎等。

厚朴麻黄汤

热强，脉浮，喘息，上气，烦渴，有小青龙加石膏汤证，去小青龙汤内之芍药、甘草、桂枝，加厚朴、杏仁，《金匮要略》名厚朴麻黄汤。

厚朴 5 克，杏仁、半夏、五味子各 7 克，麻黄 4 克，干姜、细辛各 2.5 克，石膏 20 ～ 100 克，小麦 30 克。以水三合，煎一合，去滓，一日分三回温服。

【证状表现】原文：咳而脉浮者，厚朴麻黄汤主之。

补充：《千金要方》厚朴麻黄汤，治咳而大逆上气，胸满，喉中不利，如水鸡声，其脉浮者（丹波元简谓，原文有脱遗，《千金要方》所载，却是旧文，可从）。

【立方意义】本方证比小青龙汤证多胸满气逆，以其有胸满，故去芍、甘，以其有气逆，故加朴、杏。又以大逆上气之人，必烦渴咽燥，伤其肺兼伤其心，故加小麦以缓和之、滋养之。协同五味、细辛、麻、石、姜、夏等，降喘逆，除胸满，驱痰饮而解其症。

【治疗标的】以喘逆上气、烦渴、胸满为主标而用之。

【诸家绪论】浅田氏：此方之药，有似小青龙加石膏汤，然降气之力为优，故用于喘息上气有效。

又，富贵安逸之人，过于膏粱，腹满而咳者，此方加大黄有效。

《金匮要略述义》：此方亦犹桂枝加厚朴杏子汤之例，况配以石膏，其驱饮之力更峻。

【凭证使用】喘息、慢性气管支炎而有胸满气逆之证者。

麻黄醇酒汤

表热，身疼，脉浮紧，喘而发黄者，《金匮要略》附《千金要方》用麻黄醇酒汤。

麻黄 36 克，酒二合（黄酒佳）。以酒二合，煎麻黄一合，去滓，日三温服，取小汗，春月用水煮。

【证状表现】《千金要方》：治黄疸。

补充：东洞谓治喘而发黄，或身微痛者。《三因方》此汤主治脉浮紧者。此证当有外感风寒，无汗，身黄，咳喘等。

【立方意义】腠理固闭，风寒不能外泄，用麻黄和酒开腠理，祛风寒从汗外出，其里湿不能从汗出者，则可从小便去之。以麻黄亦有利尿之能也。郁抑既开，肺无压迫之感，则喘咳不作，风寒既散，气血流通，则身痛亦自已。至所有由本证而来之身黄，悉随汗溲而排出矣。

【治疗标的】以身热、无汗、喘而发黄为主标的，身微痛为副标的而用之。

编者按：此系前人单方，后人少有用之者，其经验不详。

【凭证使用】黄疸、咳喘、身热、无汗等。

半夏麻黄丸

心下悸，喘而呕者，《金匮要略》用半夏麻黄丸。

半夏、麻黄各等分。各为细末，以蜂蜜为丸，一次 4 克许，一日三服。

【证状表现】原文：心下悸者，半夏麻黄丸主之。

补充：东洞谓治心下悸，喘而呕者。

【立方意义】寒水停留心胸，肺胃受其侵凌，而出现悸喘、呕吐或身痛等。为用麻黄以发散其水气，半夏以驱除其污液，而以蜂蜜缓和两味之燥，调解肺胃之急，三味各尽其所能，此证即可解决矣。

【治疗标的】以身热、身疼、喘呕为标的而用之。

编者按：前二方，多有错简，或脱简，后有试用者虽少，然循其药理证状用之，亦必有效，不可废也。

葛根汤类

葛根汤

发热、恶寒、无汗、项背强或下利者,《伤寒论》《金匮要略》主用葛根汤。

葛根 8.5 克,麻黄、生姜、大枣各 6.5 克,桂枝、芍药、甘草各 4.5 克,呕加半夏 11 克。以水三合,煎一合,去滓,一日分三回温服,覆取微似汗,余如桂枝法将息及禁忌。

【证状表现】《伤寒论》: 太阳证,项背强几几,无汗,恶风,葛根汤主之。

又,太阳与阳明合病者,必自下利,葛根汤主之。

《金匮要略》: 太阳病,无汗,而小便反少,气上冲胸,口禁不得语,欲作刚痉者,葛根汤主之。

葛根加半夏汤

上方,不下利,但呕者,加半夏,《伤寒论》名葛根加半夏汤。

上方,加半夏 11 克。煎法、用法同前。

【证状表现】原文: 太阳与阳明合病,不下利,但呕者,葛根加半夏汤主之。

补充: 当有腹痛、身痛、微喘、口渴,脉多见浮紧,或左关脉浮弦,或浮弦且紧,或里气上逆而发呕吐之证。

【立方意义】本方证太阳证多，阳明证少，故以桂枝汤加葛根汤为主剂，加麻黄以透肌表而泄热，合葛根，则鼓舞胃气上行而生津液，项背肌肉受到津液之滋润，强直现象不作，口渴亦自已，而所有身痛与腹肌挛痛，另由芍药以解之，甘草、大枣以和之。其阻滞经络之邪、与胃气不振则以桂枝、生姜宣散之。若胃气上逆而发呕吐之证者，为加半夏以降抑之，治疗之法，无余蕴矣。

【治疗标的】以发热、无汗、恶风、项背强急、脉浮弦为主标的，身痛、腹痛、微喘下利、口渴、干呕等为副标的而用之。

【诸家经验谈】《方函口诀》：此方不仅治合病之呕，平素有停饮，难服本方（葛根汤，易致恶心呕吐之倾向）或酒客外感等加半夏反能得效。

《栗园医训》：葛根汤证，有项强而无头痛，桂枝汤证，有头痛而不项强也。

《丛桂亭医事小言》：凡人身疮疖痤痱，发热……一旦欲达肌表，当以葛根汤为佳。近时发惊，亦单服葛根汤。又于下利，最妙。从速逐毒为第一，解毒为第二。

又，一商妇，至秋间，常大苦喘息，动作不自由，有如废人，求治于余。往诊之，臂支炉架而坐，已数十日，不能动，亦不能睡，稍动，则喘悸立甚，食仅碗许。问其发时，自脊至颈如板状，回顾亦痛，与葛根汤五帖许，得以起步，再服，则痊愈。余于喘息用葛根汤，本此治验。

汤本求真：刚痉者，现今破伤风也。本条，即说其证治，且本条虽以破伤风为题目而立论，然师之真意，非仅为破伤风之证治而述，其实表示项背强几几达于高度时，则遂呈破伤风类似之状态。且现此状态者，不问病症如何，悉以本方为主治也，何则，凡是此状态之诸病，即各种之脑膜炎、尿毒证及子痫等，若用本方，每奏奇效。此可得而证之也。

又，轻证慢性痛风，用本方，痢疾初期（大冢敬节谓赤痢初期）与葛根汤发汗，可奏意外之效（大冢云有奇效）。

《汉法医典》：赤痢始有热时，用葛根汤，疫痢缓证，用葛根汤加黄连。

《类聚方广义》：此方主治项背强急也。故善治惊痫、破伤风、产后

武简侠经方随证应用法

感冒、卒痉初起等之角弓反张、上窜、搐搦、身体强直者，宜随证加熊胆、紫圆、参连汤、泻心汤等。

《皇汉医学》：有葛根汤证之咽喉痛，或黏痰难以咯出，或有化脓机转诸病者，加桔梗。有坚满之意味者，加枳壳。有身热、头痛、咽喉痛、烦渴等证者，加石膏。求真云，余用葛根汤加茯苓、白术、附子（名葛根加茯术附汤）治脊髓炎或脊髓痨，俱效。

简侯：曾治本邑板厂街吴雨人（时年五十八）泻血证，身热，少汗，肢痛，气喘，转侧维难，饮食少纳，神志昏糊，自以为不起，将召诸子写遗嘱，其子延予治，作诀别之语。诊其脉，浮弦且紧，告之曰，无虑，为写葛根汤一方，令热服，取微汗，服报，热退病除，喘平血止，神清，起坐思食，仅一帖即愈。

【诸家绪论】《皇汉医学要诀》：此方应用范围颇广，如以热性病之初期，有表证时，从麻黄汤、桂枝汤而用此方之证者甚多。

【凭证使用】喘息、神经痛、流行性感冒、肠窒扶斯、偻麻质斯、破伤风、脑膜炎初期、尿毒证、子痫、麻疹、疫痢初期、丹毒、疥癣、荨麻疹、眼、耳、鼻等疾病，及其他发疹性皮肤病、湿疹、咽喉炎、耳下腺炎、梅毒、淋疾、蜂窝织炎等，随证可加适宜药味。

编者按：此方虽能治多种疾患，然必须兼加他药，或与他方合用，诚如大家敬节氏说，熟考其各药性能之巧妙，取而善用之可也，并应注意患者胃部如有停饮，须加半夏服之，为佳。

葛根黄连黄芩汤

太阳病，表证半解后，项背尚强急，心下痞，下利，胸有热感者，葛根汤去桂、芍、麻、姜，加芩、连，《伤寒论》用葛根黄连黄芩汤。

葛根19克，甘草5克，黄连、黄芩各7克。煎法、用法同葛根汤。

【证状表现】原文：太阳病，桂枝证，医反下之，利遂不止，脉促者，表未解也。喘而汗出者，葛根黄连黄芩汤主之。

补充：当有项背强急，胸中烦悸，与心下痞之证。

【立方意义】误下后，表邪内陷作泻，以葛根滋润筋脉，散热，解肌，除项背强急，以芩、连除心下痞，坚肠胃而止利。更以甘草，缓和急迫而补中土，则表里上下皆解，脉和而喘亦平。

编者按：诸家均谓，本方证有表证，故用葛根。尤在泾则谓其邪陷于里者，十之七，而留于表者，十之三。《古方选注》云：是方，即泻心汤之变，治表里热，其义重在芩、连肃清里热。《伤寒论方解》从其说，且谓方内葛根，《本经》无发汗解表明文等语。《皇汉医学》引和田氏说：葛根，虽无解表明文，其项背强几几者，为表证也。《外台秘要》以独味葛根，治表邪，则亦可知其治表证，解项背强也。《伤寒论辑义》引锡说，下后，发喘汗出，乃天气不降，地气不升之危证，宜用人参四逆，仲景用葛根芩连者，专在表未解一句。诸家所论，各有理由根据，但吾人欲求得在临床上应用而不误，则不能漫然置之而不加辨别，据南拜山氏说，此方于热性下利有效。尤以发热、吐泻、痉挛时，发昏睡者，病状剧烈者，为甚适。张锡纯氏说，此方为阳明温热发表之药，然葛根，发表之力甚微，若遇证之无汗者，拟以薄荷、蝉蜕，或更连翘，方得清凉解热之汗。就两说观之，葛根是适用于温热解表之药，今本证既有汗出，即不须加用助汗之药，更不须配以桂、麻辛热之药为治，盖用桂、麻以治太阳无汗者，此独用葛根，以治阳明有汗者。《伤寒大白》谓，某病在阳明下焦，协热下利，故用干葛芩连汤。又曰，阳明里有温热而自汗下利，肺受大制，则用葛根芩连汤。试如柯氏所说，此微热在表，大热入里，因非桂枝、芍药所能和，厚朴、杏仁所宜加矣。亦即尤氏所谓，邪留于表者仅十之三也。以其表邪轻，而阳气陷，只可取清凉、解热、升陷、生津之葛根为已足。实与泻心汤之全无表证可见者有异，学者其致思之。

【治疗标的】 以表未全解，心下痞、烦悸、下利为主标的，汗、喘、脉促为副标的而用之。

【诸家经验谈】 方舆輗：下利初发，用葛根汤、桂枝汤之类，以解表证，但脉益促，热尚甚者，可用此汤。小儿之痢疾热炽，虽用下剂之证，多效。

《方函口诀》：此方治表邪下陷之下利有效。尾洲医师用于小儿疫痢之下利有效，余亦于小儿之下利，多经验。

《类聚方广义》：项背强急，心下痞塞，胸中冤热，眼目牙齿疼痛，或口舌肿痛，腐烂者，若加大黄，其效尤速。

【诸家绪论】《橘窗书影》：大热下利，夹惊者，葛芩连也。昏睡不醒者为重症，下利剧者，亦葛芩连也。缓者，葛根加黄连。

南拜山：小儿疫痢，如用救急下剂，可先顿服紫圆，后再服此方。

又，用于胃肠加答儿，从背牵引于背筋，或肩之边，心窝阻碍，伴以心悸亢进之病。

《圣惠方》：伤寒未经发汗，下之太早，遂令汗出，下利不止，本方加阿胶，名阿胶散。

【凭证使用】疫痢、热疮、火症、酒客病、汤火伤、小儿丹毒、急性胃肠加答儿等，随证可加大黄。

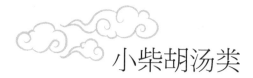

小柴胡汤类

小柴胡汤

寒热往来、胸胁苦满、心烦、喜呕者，《伤寒论》《金匮要略》主用小柴胡汤（《古今录验》名黄龙汤，后人有称为三禁汤者）。

柴胡 9.5 克，黄芩、人参、甘草、大枣、生姜各 3.5 克，半夏 7 克。以水三合，煎一合，去滓，分三回温或冷服。

按：原文方后有去滓再煎之语。徐灵胎云：再煎则药性和合，能使经气相融，不复往来出入。喻嘉言云：是必煎至最热，令药气并停胃中，少顷，随胃气以敷布表里，而表里之邪，不觉潜消默夺。据两氏所说，则本方之必须再煎，实具有精义。

【证状表现】原文有多条，为节略归纳如下：寒热往来，胸胁苦满，颈项强，心烦，喜呕，口苦，咽干，目眩或目赤，耳聋，身热，恶风，舌苔薄白。章巨膺云：舌苔中心白，两边渐渐薄白，边缘微见舌底本色，脉弦数，或沉紧，头汗出等症。

辨头颈项强证：汤本求真云，自肩胛关节部，沿锁骨上窝之上缘，向颞颥骨乳嘴突起部挛急之谓。

辨胸胁苦满证：汤本求真云，使病人仰卧，医以指头自肋骨弓下，沿前胸壁里面，向胸腔按抚，压上之际，触知一种抵抗物，并同时有压痛，是即胸胁苦满证也。

【立方意义】本方证由热邪伤胃伤肝，肝为反抗而波及于胃，胃无力以御，遂发生胸胁苦满等证。柴胡能畅发少阳生气，逐胸胁之邪（浅田氏），除热散结而解表（缪希雍）。黄芩清凉解热，合柴胡，能发挥高度之退热作用。半夏开胃气，镇呕逆，能行湿而通大便。人参生津液，助消化，除虚痞，有振奋新陈代谢之能。生姜开郁健胃，降气止呕，再配以甘草、大枣和中缓急，则所有寒热、痞满、呕吐等证，均得解矣。

【治疗标的】以往来寒热、胸胁苦满、心烦、喜呕为主标的，颈项强、心下痞硬、身热、恶风、目赤、耳聋、脉弦、舌苔薄白等为副标的而用之。

【诸家经验谈】《伤寒约编》：凡伤寒、中风无麻黄、桂枝证，但见喜呕而发热者，便是柴胡证，不必寒热往来而始用也。

张锡纯：愚治伤寒，遇有觉恶心而微寒热往来者，即投此小柴胡汤，一剂而愈。

《藤氏医谈》：凡伤寒日数多者，多在柴胡、桂枝之间用之，得奇功者不少。

《仁斋直指方》：男女诸热，出血，血热蕴隆，于本方加乌梅。又，伤暑外热内渴，于内更加生姜为妙。

编者按：有石膏证者，宜加之。

大冢敬节：胸结核之初期，腹部软弱，左右之直腹筋强急，迫于心下，左右腹筋之空隙，虚软而上浮……余曾诊得此种病之妇人，右肺下叶浸润，呼吸迫促，全身有轻度之浮肿，下痢一日数行，投与小柴胡汤合真武汤而见大效。

《易简方》：小儿温热，用小柴胡汤，悉能治疗。

《名医方考》：疟发时，耳聋，胁痛，寒热往来，口苦甚呕，脉弦者，名曰风疟，此方主之。

《伤寒绪论》：伤寒盗汗，责在半表半里，为胆有热也，专用小柴胡汤。

《伤寒论新解》：大山氏，对于斑疹伤寒，试用小柴胡汤治疗，取得了很好的成绩。并且如由处方中去柴胡，则收效不好。

《济阴纲目》：小柴胡汤，治妇人风邪，带下五色。

按：当系热入血室之证。

《中国内科医鉴》：胆石证，用本方加石膏，可奏效。有时用大柴胡汤，或大柴胡汤加茵陈、栀子，兼有白虎汤，亦屡著效。

按：可知此方，亦能治黄疸病。

《汉法医典》：胁膜炎后期，胸痛，用小柴胡汤加枳实、桔梗、瓜蒌仁。

汤本求真：头部打仆，发内外伤性神经证，与本方加石膏，得速效。

又，小柴胡加橘皮汤（即本方加橘皮），不仅治恶心呕吐有效，即吃逆及干咳频发诸病（百日咳、肺结核等），亦有奇效。若热炽烦渴者，加石膏，祛痰困难者，加桔梗。

原南阳：瘰疬，亦为劳形，盖合病者，同为死证也。此亦系瘀血之因，虽不与劳并发，亦有死者……小柴胡加石膏汤（即本方加石膏）有神验。

《奇正方》：心腹卒痛，合桂枝汤用之。沈云，余每于四时，加减柴胡桂枝汤治胃脘、心腹疼痛，功效如神。

广三氏：外感内热、咳嗽，本方与麻杏甘石汤合方，有奇效。

《医经余解》：小柴胡加枳实汤，去枣，加牡蛎、枳实，治胁下痞闷。

《汉方治疗各论》：肺结核初期，尚未羸弱，病人诉有日晡热、咳嗽、四肢倦怠、食欲不振等证，用本方屡屡有效。又，小儿肺门淋巴腺肿及有微热者宜用。

《苏沈良方》：时行咳嗽，本方去人参、大枣、生姜，加五味子、干姜，食后卧时服，甚妙。赤白痢，尤效。

《本草权度》：玉茎挺长亦湿热，本方加黄连；有块加青皮；外用丝瓜汁，调五味子敷。

《建殊录》：吉兵卫男，年十四岁，心胸烦闷，小便不利，脚殊濡弱，众医无效。先生诊之，胸胁苦满，心下痞硬，四肢微热，作小柴胡汤饮之，尽三服，小便快利，肿胀随减，未满十服而痊愈。

编者按：此所谓舍病从证之治法也。众医只从其病以施治，故无效。从可知不论何病，若有是证，即必须用是方，有是方，必须用于是证，不唯符合治疗规律，更可获得显著效果。

《中西医学比观》：……如患产褥热，妇人恶露排出稀少，亦为被子宫黏膜吸收之故，此症仲圣名之曰热入血室，治疗应解热与排血兼施。小柴胡汤有解热及镇静子宫作用，减少子宫黏膜之吸收机能，若能加用引起骨盆充血及消炎之牛膝、丹皮、赤芍及镇静子宫之桃仁，则收效当更佳。

又云：小柴胡治潮热及胸胁满甚佳。

【诸家绪论】《医垒元戎》：胎前产后寒热，去半夏，加芍药，名黄龙汤。

《小儿疗治调法记》：小儿惊风，与小柴胡汤，汤中加枳壳、防风，名人参汤，最能利惊。

《伤寒解毒疗法》引及日本山本氏云：中药柴胡汤证之征候群与bergmans所举之肝脏机能异常之征候群不谋而合，又与维乙证相似，故当此征候群发现之时，为保护肝脏计，当投以碳水素物及大量维乙，再加投以柴胡汤，亦无不可云。……所称"柴胡汤"，即中医所用之普通之退热剂，对于虚劳退热尤效。《本草纲目》举有证例，方为汉张仲景所定，原称为肝胆经药，然则中药之解毒，实际为辅助肝脏机能之解毒作用，不仅适用于肺病，亦兼适于多种热病，及内因毒素病……

《汉法医典》：流行性感冒初期，与桂枝汤合方。肠窒扶斯，初期一周，舌有白苔，如感冒状，用小柴胡汤或柴胡桂枝汤。

华冈青州：柴胡加石膏汤（即本方加石膏）不仅治胸胁，头目之病，亦可用之。

吴绶：若阳气虚寒、面赤、发热、脉浮足冷者，服之，立见危殆，及内有虚寒，大便不实，妇人新产发热者，皆不可用。

李士材：今人治伤寒，不分阴阳表里，概用此方，去参投之，以为平稳，杀人多矣，不独峻剂也。

喻嘉言：虚劳发寒热者，乃卫虚，则恶露，营虚则发热尔。缓调营卫，俾不亢战，寒热自止。若误用小柴胡，俾汗多，而卫伤于外，便溏，而营伤于内，虚热转加，病益其矣。

《伤寒辨证》：小柴胡证，病人或渴或不渴，或呕或不呕，各随人之气体，不尽同也。要在随证以加减之。

《临床实用方剂学》：伤寒初起，有表证时，可与葛根汤合用，以后热盛时，亦可酌加石膏。

编者按：小柴胡汤，古今加减法甚多，合方亦不少，能就上述各病证而应用之，自能合绳尺而无偏误，如认为平稳，不愿病证而滥用之，为害亦甚，吴、李、喻三家之说，实有所见而云然，勿谓其能治多病，不加审慎而轻与之也。

【凭证使用】流行性感冒后期、肺胃诸证、支气管炎、肋膜炎、赤白痢、黄疸、胆石证、耳下腺炎、睾丸炎、疟疾、胸膜炎、伤寒、百日咳、淋巴腺炎、小儿热性病、妇女产褥炎、子宫病等。

以下系小柴胡汤之加减方。

柴胡加芒硝汤

有小柴胡汤证，而有便秘高热，苦满难解者，加芒硝，《伤寒论》名柴胡加芒硝汤。

小柴胡汤中加芒硝 7 克。煎法、用法同小柴胡汤。

【证状表现】原文：伤寒十余日不解，胸胁满而呕，日晡所发潮热，已而微利，此本柴胡证，下之而不得利，今反利者，知医以丸药下之，非其治也。潮热者，实也，柴胡加芒硝汤主之。

补充：小柴胡汤证，大便燥结，暮发高热，腹中或有坚硬之块，舌多黄苔，或下热臭稀水，脉象洪大。

【立方意义】小柴胡汤证，只有便秘高热苦满难解之证状，而未至坚实急迫情况，但用清热软坚通利大小便之芒硝一味，作折冲之将，即可取胜。若病体强而病势亦较深较实者，则须加大黄、枳实等，以攻之矣。

【治疗标的】以有小柴胡汤证而苦满难解、日暮有高热及便秘倾向者为主标的而用之。

【诸家绪论】唐宗海：大柴胡汤是治胃，加芒硝汤是治大肠。

广三氏：加芒硝汤，治日暮有高热。

【凭证使用】小柴胡汤证，大便燥结，或大便不通者。

编者按：此方诸家发表经验言论虽少，但以我个人在临床上使用时，有显著效果。

柴胡去半夏加栝蒌汤

有小柴胡汤证，渴而不呕者，去半夏，加栝蒌，《金匮要略》附方名柴胡去半夏加栝蒌汤。

于小柴胡汤内，去半夏，加栝蒌根 5 克。煎法、用法同小柴胡汤。

【证状表现】原文：治疟病发渴，亦治劳疟。

补充：当有手足烦热，身微热，渴而不呕，感疲劳困惫之症。

【立方意义】小柴胡汤证，虚热作渴，不能用石膏者，须用缓中补虚，生津止渴，泻火润燥之栝蒌根，加入小柴胡汤中以治之。

【治疗标的】以有小柴胡汤证，渴而不呕，身有微热为主标的用之。

【诸家经验谈】《皇汉医学》：本方，再加麦冬、地黄，兼用第二黄解丸（黄连、黄芩、栀子、黄柏），而治肺结核之身体枯瘦、微咳、虚热、手掌足跖烦热者，屡效。

【凭证使用】劳疟、虚热、肺结核之属于体液枯燥者。

大柴胡汤

小柴胡汤证，心下急、微烦、腹满、大便难，去人参、甘草，加枳实、大黄。《伤寒论》《金匮要略》名大柴胡汤。

柴胡 9.5 克，半夏 7 克，生姜 6.5 克，黄芩、芍药、大枣各 3.5 克，枳实 5 克，大黄 2.5 克。煎法、用法同小柴胡汤。

【证状表现】原文有多条，节略如下，呕不止，心下急，郁郁微烦。热结在里，复往来寒热。汗出不解，心下痞硬，呕吐下利。脉沉。心下满痛，此为实也。腹满，舌苔黄。

补充：下腹部有结实拘挛之状，大便不行，或下利，或有谵语，脉沉弦或沉实，沉迟，沉滑而有力者。

【立方意义】本方证，因热甚于里，渐近阳明，不须用人参之振奋，甘草之和中，而必须加入苦寒沉降之大黄，开结除痞之枳实，缓和拘挛之芍药，合柴、芩以清解两胁郁结之热，半夏、生姜以健胃止呕，大枣以调和诸药，俾表里邪热，从下而泄，则诸证皆解矣。

按：求真氏谓，此胸胁苦满，为柴胡及副药之黄芩、枳实、大黄之所治。心下急为枳实、芍药及佐药之大枣、大黄之所疗。直腹筋之结实拘挛为枳实、大枣、芍药之所治也。从腹证说明本方意义，亦甚精确。

【治疗标的】以有小柴胡汤证而呕吐剧，腹满、大便不利而可下者为主标的。寒热、心烦、谵语、苔黄、脉沉实为副标的而用之。

【诸家经验谈】《古方便览》：一男子，年约二十余岁，卒倒，不省人事，后乃半身不遂，舌强不得语，诸医治之无效。诊视，胸腹痞硬，腹满尤甚，按之拘挛，彻于手足，乃以大柴胡汤饮之，至十二三日，身体略能举动，又时以紫圆攻之，经二十余日而痊愈。

森立之：余壮年，患阴痿，用大柴胡汤其效如神，后用于少壮阴痿，心腹弦急之证，极效。

大冢敬节：余亦曾以大柴胡汤治阴痿者，然此证非阴痿之物效药，不可滥用。

《中国内科医鉴》引《蕉窗杂话》：长病之喘，喘而甚者，每不治，然始终用大柴胡汤加以灸治者，可治。

《家庭药物学》：各种寒热初起，速服大柴胡汤，颇有特效。

编者按：各种寒热初起，不尽有大柴胡汤证，必具有本方证者，始有特效。若不凭证而滥用，岂惟无效，反促使病情恶化，用者宜注意之。

汤本一雄：原来气支管喘息，多实证，且与表证毫无关系者甚稀。故以大柴胡汤、桃仁承气汤、大黄牡丹皮汤合方，可以全治，并不限用于别种喘息，如癫痫、半身不遂，或脚气、腹膜炎、痔疾、盲肠炎等，苟其证合者，能连续服本方，无论如何，必可痊愈。

《中医诊疗要览》：支气管喘息，身体强壮，季肋弓成钝角，心下至胁下充实抵抗，大便秘结，脉沉实者，可用此方下之。或此方再加厚朴、苏叶亦佳。总之，可用下剂之喘息，容易治愈。

《血证论》：噤口痢，宜用大柴胡汤加石膏、花粉、人参，则攻逆生津，开胃进食，面面俱到。

《泻疫新论》：用大柴胡汤治呕，下痢，心下痞硬，及吐多泻少，若吐而不纳药者，以伏龙肝，水煮之，或加辰砂少许，更妙。又，本方加芒硝，治前方证而下利数行不止者。又，本方加黄连、山栀子，治前证呕吐心烦者。

汤本求真：本方非主疏通大便，以驱逐病毒为目的，迄至其灭尽为止，不拘便通之多少也。亦可持长用之，至病毒完全消失为止。假令泻下的用本方，亦自能止泻也。

又，古人概不知本方可多用，虽如故尾台及山田氏之名医，尚须至穷时用之而悟其伟效也。本方不特疗实证之喘息咳嗽胸痛等，若去大黄，加大量之橘皮，或合用半夏厚朴汤有本方证而不可下之肺结核及其他一般虚证之咳嗽发作等，能镇压之，试之可知。

《续建殊录》：一男子，卒患腹中痛，渴而时呕，不大便数日，小便快利，短气息迫，头汗不止，舌上黑苔，心下硬满，按之则痛，手不欲近，四肢微冷，脉沉结，乃与大柴胡汤服之，大效。

《中西医学比观》：余经验大柴胡汤之使用范围，较小柴胡汤为广。既能解热，除胸胁苦满，又能泻下也。热性传染病初来，可以下剂折其势，不必必有心下急或大便秘而后可下也。一般中医大都忌下，窃期期以为不可。

又云：大柴胡汤既可解热，又可泻下，减轻腹腔脏器之充血，胃肠炎、肝炎、脾肿皆可用之。若为盲肠炎或腹膜炎，按之亦心下满痛，则不可用泻下剂（盲肠炎初期可用），以兴奋肠管，扩张炎势。

【凭证使用】急性盲肠炎、脚气、龟胸龟背、疝痛、留饮、自家中毒、咽喉肿痛、咳嗽喘息、高血压、血管硬化、中风后半身不遂、急性胆道炎、胆石疝痛、黄疸病、眼结膜炎、耳道炎、痉病、狂病、妇女病、睾丸缺除、麻疹等。

柴胡加龙骨牡蛎汤 ᪣

有小柴胡证，而上冲动悸，胸满烦惊剧甚者，去甘草，加龙骨、牡蛎、桂枝、铅丹，《伤寒论》名柴胡加龙骨牡蛎汤。

柴胡7克，半夏5克，大枣、生姜、龙骨、牡蛎、桂枝、铅丹各2.8

克，大黄 3.5 克（黄芩 2.8 克），人参 2.8 克。煎法、用法同小柴胡汤。

尾台氏：此方似脱甘草、黄芩，宋版有黄芩一两半，可供参改。

【证状表现】原文：伤寒八九日，下之，胸满烦惊，小便不利，谵语，一身尽重，不可转侧者，柴胡加龙骨牡蛎汤主之。

补充：往来寒热，胸胁苦满，冲气上逆，呕吐，脐腹筑筑动悸，烦躁惊狂不安，时有错语，二便不利，舌苔黏黄厚腻，脉弦硬，或滑大动数（《伤寒论方解》）。

【立方意义】本方证由湿热伤胃伤肝，肝脏机能，极感不安，起而抗拒，波及于胃，胃无力以相御，因之纠缠不解，而发生胸胁苦满等证。其影响所及，在消化系，为胸满、便难；在神经系，为烦惊、谵语；在泌尿器，为小便不利；在运动系，为身重不能转侧。今以柴胡畅发少阳生气，逐胸胁之邪（浅田氏），除热结而解表（缪希雍），（如从宋版本有黄芩，可合柴胡，以发挥高度退热之作用），大黄泄热通下，有消肝瘀、动胆汁、止呕吐之能（如合黄芩，尤能治心下痞满），半夏开胃镇呕，行湿通便，生姜亦有祛湿健胃，下气止呕之功。桂枝通络降冲，驱风镇静，有强心利尿，放散体温之效。人参生津健胃，除虚痞，旺盛新陈代谢，茯苓能平胸胁气逆（《本经》），镇静神经，交通心肾而利尿，龙、牡均能收浮阳，敛心神，而金属之铅丹，尤有坠痰镇惊止呕之力，加入大枣，以缓急调中，助阴补血。于是内在之湿热得驱，二便得利，肝胃得和，精神得安，身体转轻，一切证状，均可涣散矣。

按：《伤寒尚论辨》解释此方，颇有意味，为节录如下：本方兵分三队，以姜、枣、人参为一队，用生津液而治其烦惊之本。以龙骨、牡蛎、铅丹为一队，用住神明而治其烦惊之标。以茯苓、半夏、桂枝为一队，用去客气外水，为治烦惊备着。然后以柴胡为前将军，领出内陷之表邪，大黄为后将军，从下驱出入胃之胸满，森然阵法，合之则为生津、敛神、蠲饮、救陷一汤。分之，则可剪成四道，真常山之蛇也。此说，似用药如用兵，医者则自处于军师、参谋之地位，可想见矣。

【治疗标的】以胸胁苦满、烦惊、胸腹动悸为主标的，大小便不利、寒热身重等为副标的而用之。

【诸家经验谈】《生生堂治验》：一老妇，有奇疾，每见人面有疣赘，屡经医治，无寸效。先生诊之，脉弦急，心下满，使服三圣散八分而吐之，后与柴胡加龙骨牡蛎汤，由是不复发，时年七十余矣。

又，一妇患癫痫，久而益剧，立辄晕倒，少时乃苏，日一二发，如是三十余年，医治无效。先生诊之，脉紧数，心下硬满，乳下动悸，心神惘惘，饮食不安，数十年如一日，视其颜色，愁容可怜，使服柴胡加龙骨牡蛎汤，精神颇旺，使调服瓜蒂散五分，吐黏痰数升，臭气冲鼻，毒减过半，于是仅五六日发一次，期年痊愈。

又，一妇年五十余，恚怒时，则少腹有物上冲心而绝倒，牙关紧急，半小时自苏，日一二发。先生诊之，胸腹有悸动，与柴胡加龙骨牡蛎汤，数旬而愈。

《经验集录》：一小儿，连日壮热，惊痫实滞不去，寒热往来，用本方，有奇效。

《类聚方广义》：凡狂痫二证，亦以胸胁苦满上逆胸腹动悸为主证。癫痫，居常胸满上逆，胸腹动悸，每日二三发，常服此方，则可不发。

《餐英馆治疗杂录》：本方用于癫痫，并癫狂，屡奏效。又痫证，常有冲逆便秘之证。心腹膨胀而痞塞，大小便不利，肩强，气塞，此等病，妇人较多，余常从本方建起死之效。

按：叶橘泉氏云，"仲景方之各个主方及其他加减方，均应以主方主证作骨干，进而求其变证与变方之适应，我人研究仲景方之应用，必须作如观。"我就此说，推而广之，即非仲景氏方，亦应有用作骨干之主证主方，有主证主方，自应有变证变方随其后，学者应根据叶氏之说而研究应用之为是。近贤戚肖波云，本方既攻又补，既收涩，又通利，既温又凉，而实验多效，试经方配合之神妙也。是诚知此方者。

《续名医类案》：张意田治一人，戊寅三月间发热，胸闷不食，大便不通，小便不利，身重汗少，心悸而惊，予疏散消食药，证不减，更加谵语叫喊，诊其脉弦缓，乃时行外感，值少阳司天之令，少阳症虽少，其机显然。……此症宜以伤寒例（本方证状表现见原文），柴胡加龙骨牡蛎汤主之。如法治之，服后果愈。

【凭证使用】有本方证者之神经系病患，如癫痫、歇斯底里、失神、小儿夜啼、心悸亢进等，均得应用。

以下系小柴胡汤之变方。

四逆散

表寒里热，四肢厥逆，《伤寒论》主用四逆散。

甘草、枳实、柴胡、芍药各3克。煎法、用法同大柴胡汤。

汤本求真云：此为散方之量，若改煎剂，当增量二倍以上。

【证状表现】原文：少阴病，四逆，其人或咳，或悸，或小便不利，或腹中痛，或泄利下重者，四逆散主之。

补充：酷似大柴胡汤证，有胸胁苦满，心下痞塞，腹中结实而痛，按之腹部无抵抗者。

【立方意义】本方包含芍药甘草汤及枳实芍药散二方。芍、甘缓腹满挛急，而不能除烦满，枳、芍能除烦满而又治拘挛，合柴胡以疏解胸胁郁结之热，郁热既散，则阳气得通，四肢不逆矣。

原书加减法：咳，加五味子、干姜。悸，加桂枝。小便不利，加茯苓。腹中痛，因于寒胜者，加附子。泄利下重，因有寒滞于下者，加薤白。

【治疗标的】以心下及胁下、胸中成强硬状态及腹部挛急急迫之状者为主标的，其他各证为副标的而用之。

【诸家经验谈】和田氏：余多年用此药以治疫证及杂证，并及各种之异证，不可胜数，真稀有之灵方也。

广三氏：感冒，心下紧张，发谵语烦燥，邪气凝聚两胁，用此方治之甚佳。

《皇汉医学》：一老人患鼻渊三年，百治不效，与四逆散加吴茱萸、牡蛎，使服之，日三帖，浊涕已停止不流。

《类聚方广义》：治痢疾，累日下利不止，胸胁苦满，心下痞塞，腹中结实而痛，里急后重者。

《橘窗书影》：一癖疾如劳瘵，任脉拘急，胸中有动悸，自左胁下延鸠尾，妨闷，与四逆散加鳖甲、茯苓而治。

又，一女，患脊六七椎之上，突起如覆杯，胸膈亦高胀，气分因而郁塞，诸事不能工作，腹里拘急，背觉强硬，伸曲不灵，与四逆散加钩藤、羚羊角，兼用大陷胸丸，而脊骨凹陷，身体如故。

《冉雪峰医案》：陈某外科医生，患少腹，偏右痛，日久不愈，自疑为阑尾炎，经同事暨外籍医师诊察，亦为阑尾炎，迳腹部剖开，阑尾并未发炎，当即缝合，自是腹部愈痛，施手术处硬抵坚凝，多方治疗无效。皮肉渐次消脱，面色黧黑，寒热如潮，不能食，精神颓顿，几于不支，来我处商治。其脉沉弦，叁伍不调，腹膜痹阻，气血两不营周，此《本经》所谓心腹肠胃气结者。用四逆散加元胡、三七、归须、鳖甲，一星期病减三分之一，但痛处仍冷痼硬抵，原方去柴胡，加桂枝、吴萸、细辛、木通，变四逆散之治而为当归四逆汤之治。又一星期，痛锐减，凝固者渐软化，后用当归内补建中汤，加延胡索、金铃、地龙、地鳖，最后用复脉汤膏剂加三七末，收功。

《国医导报》（三卷四期）：求真盛赞本方治盲肠炎之功，海上陆清洁，治盲肠炎初起，用本方，加犀黄醒消丸，即可消散，极效。

《和汉医学真髓》（引内岛保定实验）：奔豚证，恶寒发热，心胸跳动，心下苦闷，呼吸迫促，肩背筋肉拘急，或由咽喉至肩部拘急，身体震动，眩晕惊怕，用本方加红花、僵蚕、棕榈叶，三味合治之。

一说：长病患喘，本方加麦冬、石膏，未试。

编者按：本方包含枳实芍药散，原治产后腹痛，烦满不得卧，并治痈脓。芍药甘草汤原治腹痛，而有腹筋硬固如板状，及手足挛急不能伸之证，加柴胡为上下进退转枢之用，宜其为和田氏所称道也。

【凭证使用】慢性腹膜炎、感冒、久喘、疫证、鼻渊、痢疾、盲肠炎、脊髓高起、奔豚等证，可随证加味用之。

以下为小柴胡汤之变方。

柴胡桂枝干姜汤

往来寒热如疟，上冲而渴，胸腹有动悸者，《伤寒论》《金匮要略》主用柴胡桂枝干姜汤。

柴胡 9.5 克，桂枝、黄芩、干姜、牡蛎各 3.5 克，栝蒌根 5 克，甘草

2.5 克。煎法、用法同小柴胡汤。

【证状表现】《伤寒论》：伤寒五六日，已发汗而复下之，胸胁满微结，小便不利，渴而不呕，但头汗出，往来寒热，心烦，此为未解也。柴胡桂枝干姜汤主之。

《金匮要略》：柴胡姜桂汤治疟，寒多，有微热，或但寒不热。

补充：按之腹部软弱无力，脐旁若有凝结，按之则痛达腰部，手足微冷，头项强痛，腰脚或见寒冷之状，间有咳嗽，咳时则胁痛加剧，甚至肩背亦痛，脉浮数，重按，则有弦状，舌见滑白苔。

【立方意义】该证由太阳表邪传于少阳，故以柴胡为主药，合黄芩除胸满而解郁热，以栝蒌润燥涤痰而除内结之热，桂枝降冲行阳，而托风陷之热，干姜温中逐水，而泄脾中之寒，更以牡蛎，收敛镇静，除悸止汗，甘草健脾和中，调停寒热，则所有以上往来寒热诸证，皆消失矣。

【治疗标的】以胸胁支满、头项强痛、上气心烦、胸腹动悸为主标的。其他往来寒热、头汗、口渴、小便不利、痰咳、手足及腰脚不温等为副标的而用之。

【诸家经验谈】《成蹟录》：治一男，惊恐证，胸腹动悸，挛急，恶寒，手足微冷，虽夏日亦须复衣，若惊后，必下利，十余年不差，与此汤而愈。

又，一静坐不欲见人，动辄直视，胸腹有动气，六午许不愈，与此汤而愈。

又，疟疾，胸腹有动，用此方治之，痰去如失。

又，口吃证，时有剧易，若心下气不了了时，则必甚，诊之，心胸无力，胸腹动甚，与此汤复原。

《蕉窗杂录》：一妇人，胎前患脚气，痿弱，小水不利，三四日渐一行，因其腹候，用此汤加吴茱、茯苓，久服得治。

又，一转胞病，左胁下拘挛，有动悸，用此汤加吴茱、茯苓顿愈。

方舆輗：一高僧，病证多端，其最苦者，为肩背强痛，日使小沙弥按摩之，甚用铁锤铁尺去之，如是者二三年，服药、刺络、灼艾等法，无所不施，无一效，用此方治愈。求真云，此证非肩背强痛，乃颈项强痛，故有效。

《类聚方广义》：凡劳瘵、肺萎、肺痈、痈疽、瘰疬、痔漏、结毒、梅毒等，经久不愈，渐就衰惫，胸满，干呕，寒热交作，干咳，咽干口燥，大便溏泄，小便不利，面无血色，精神困乏而耐厚味者，宜此方。求真如此说：一般衰弱的慢性病者，患本方证甚多，宜注意之。

《中国内科医鉴》：肺结核、胸痛、喘咳痰多、多出盗汗，用本方可得奇效。

《汉法医典》：肺病、盗汗、咳嗽、动悸、有晡热者，用柴胡桂姜汤。

汤本求真：本方虽可用于肺结核，但用之者，宜以前记之师论及腹证为目的。余说备参考可也。

简侯：曾用此方治疗上述肺结核，确有良效。但热多寒少，手足不感冷，大便结，无寒冷之状者，非其治也。

【诸家绪论】《伤寒论述义》：今依治疟如神之言，殆不虚诬。

【凭证使用】肺结核、肺气肿、肺痈、痈疽、瘰疬、痔漏、结毒、梅毒、发狂、失神、神经衰弱、歇斯底里、不眠症、齿痛、气管支炎、心脏瓣膜病、衰弱性脚气、慢性胃病、疟疾、肠窒扶斯及一般衰弱性病者。

以下系柴胡汤合方。

柴胡桂枝汤 ꙮ

有小柴胡汤证，兼有桂枝汤证者，即以二方相加，《伤寒论》名柴胡桂枝汤。

桂枝、人参、黄芩、芍药、生姜、大枣各3克，甘草2克，半夏6.5克，柴胡8.5克。煎法、用法同小柴胡汤。

【证状表现】原文：伤寒六七日，发热微恶寒，肢节烦痛，微呕，心下支结，外证未去者，柴胡桂枝汤主之。

《金匮要略》附《外台秘要》：柴胡桂枝汤治心腹卒中痛者。

【立方意义】此属太阳少阳合病之证，即以桂枝汤治太阳证，小柴胡汤治少阳证，合方而两解之。

按：上节发热微恶寒，肢节烦疼，为太阳证，当有自汗项强等现象。心下支结（在心下之偏旁）、微呕（太阳证亦有之），则属少阳证，当有胸胁苦满、颈项强、口苦等现象。其脉状属太阳证者当见浮，见少阳证者，当见弦，有阳浮阴弦之状。总之，此方证，桂枝汤证多，柴胡汤证少，表居七而里居三耳。

【治疗标的】 以发热微风恶寒、肢节烦疼、颈项强、心下支结、自汗、胸胁苦满为主标的，口苦、微呕、心腹痛等为副标的而用之。

【诸家经验谈】 沈明宗：予以此方，每于四时加减，治胃脘心腹疼痛，功效如神。

《汉法医典》：流行性感冒后期，用柴胡桂枝汤。

《温知堂杂著》：风湿外证未去，肢节烦疼，柴桂汤（即本方）加苍术，有效者多，不必拘于风湿门诸方也。

赵守真氏《治验回忆录》：农民谢荆生，年二十五岁，先病感冒未解，又大便不利多日，但腹不痛不胀，诸医频用大小承气汤及备急丸者，愈下而愈不通，病则日加剧矣。余诊其脉，浮而略弦，口苦胁痛，多日未食，两便不通，日有寒热，寒时欲加被，热则呼去之，两月来未曾一见汗，头身时痛，常闻呻吟……今当依据现有病情，尤以发汗解表为急，表去则里未有不和者。症见脉弦，口苦，胸胁满胀，病属少阳，当用柴胡和解，头身疼痛，寒热无汗，病属太阳，又宜防桂解表，因拟柴胡桂枝汤，加防风，服后温覆汗出，病证显然减轻，再剂，两便通行，是即外疏通内畅遂之义，遂尔进食起行，略事培补，日渐复元。

【诸家绪论】 《伤寒论集成》："外证未去"四字，是即太阳少阳并病也。支结，乃痞硬之轻者，按之不痛。

唐宗海：支结，即支满、支饮同义，心下，指膈中言，膈间管窍不通，则支结，柴胡汤之胸满，亦是此意。

【凭证使用】 体弱者之感冒、发寒热疟疾、风湿痛、胃痛等。

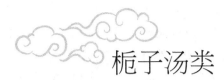

栀子汤类

身烦不安，懊侬不寐，《伤寒论》主用栀子豉汤。

栀子3.2克，香豉8克。各分别剉细，以水200克煎栀子成150克，去滓，入香豉，再煎成100克去滓，分二服。

【证状表现】原文有数条，节录如下：表解，身热未清，心中懊侬，虚烦不得眠，剧则反复颠倒，胸中窒，或有结痛，栀子豉汤主之。

补充：当有咽燥，口苦，嘈杂不能食，头汗出，或谵语，或鼻衄，或身黄，舌质红，上有黏黄苔，小便不利等。

【立方意义】病由胸中积热充血，攻用寒苦之栀子，以泻热降火，行结气而利小便。用香豉之苦寒，以除烦满结痛，解热毒而消懊侬。俾郁热不能存在于胸中，充血亦随同而解散。主证既去，则所有一切副证，皆随之而泯灭矣。

【治疗标的】以身热、心烦、懊侬不宁、按之心下濡者为主标的，谵语、烦燥不眠、胸中结痛、小便不利等为副标的而用之。

【诸家经验谈】《小儿药证直诀》：栀子饮子（即本方）治小儿蓄热在中，身热狂躁，昏迷不食者。大栀子仁七个，豆豉半两，用水三盏，煎至二盏，看多少，服之。无时，或吐或不吐，立效。

《名医类案》：江应宿，治都事靳相立，患伤寒十余日，身热无汗，怫郁不得卧，不躁不烦，不寒不痛，时发一声如叹息状，医者不知何证，迎予诊视，曰：懊侬怫郁证也。投以栀子豉汤，一剂减十之二三，再与大柴胡汤下其燥尿，悒郁除而安卧，调理数日而起。

编者按：所谓时发一声叹息状，则窒之象也。不烦躁，作痛，其证尤未至剧。

《腹证奇览》：邑民金五郎之妻，年二十五，血下数日，身体倦怠，心烦微热，服药无效。予以本方二帖，血下减半，再与前方数帖，痊愈。

又，某君岳母，踬而扑腰，尔来下血，小腹微痛，服药无效。予以为此病，由于转仆惊惕所致，乃进本方，数帖而愈。

又，月洞老妃，年七十余，鼻衄过多，止衄诸方，无效。予问其状，颇有虚烦之象，因作本方与之。四五日后，来谢曰：服良方，忽已。又，柳氏长助，年八十许，一日鼻衄过多，悒冒恍惚，乃与本方而愈。

《类聚方广义》：此方惟栀子、香豉二味，然施于其证时，其效如响，若不亲试，安知其效。

《皇汉医学要诀》：此方，却以治黄疸为有力。

叶橘泉氏：本方，治有热而心烦之出血，有清凉镇静止血之佳效。又，凡卡他性黄疸以本方加茵陈，有非常显著之妙效。

胡光慈氏《中国医学精华》云：本方为健胃解热剂，宜用于胃肠性热病及消化性发热，均有卓效。

【诸家绪论】《圣济总录》：豉栀汤（即本方）治虾蟆黄（黄疸之一种），舌上起青脉，昼夜不睡者。

《肘后方》：本方治霍乱吐下后，心腹胀满者。

丹波元简：本方成氏而降，诸家率以为吐剂，今验之，豆豉极臭者，能使人吐，然以为吐剂者，竟似乖乎本条之旨焉。

按：懊憹解，《医宗金鉴》以心中欲吐不吐，烦扰不宁，为懊憹。刘完素谓系心烦热暴，闷乱不宁。陶节庵以心中恼乱不安而闷者为懊憹。高学山谓懊憹者，怅怅如有所失之象。说虽不同，而皆可通。盖连及心中，与怅怅如有失，系兼指神经受到热邪扰乱，以致烦闷不安，甚至反复颠倒也，故名为懊憹。若丹波元简以懊憹，似是后世所谓嘈杂者，失之粗浅矣。

《伤寒大白》：此仲景治懊憹方也。以懊憹证，心下烦热致病，故以栀子豉汤主治，然表邪不散，亦有烦热懊憹者，《家秘》故有三阳表药加入之法，如羌活栀子豉汤（即本方加羌活）以宣发太阳；干葛栀子豉汤（即本方加干葛）以宣发阳明；柴胡栀子豉汤（即本方加柴胡）以宣发少阳。

又，如有太阳表邪，用羌活汤合本方；阳明里证，用葛根汤合本方；少阳见证，以小柴胡汤合本方。如因结胸，以致懊恼，痛而不实，合小陷胸汤……

按：此说可启发学者，推广本方随经加味与随证合方之法，故附载之。

《医学广笔记》：阳明病，无汗，小便不利，心中懊恼者，当发黄，急用栀子、麦冬、淡豆豉大剂，煎与之。如见身黄，多加茵陈为君主之。

【凭证使用】肝、胆、胃等急性炎证，与其他各种热性病出血证，心烦不安或心胸痛，而有懊恼证者。亦适宜于疟疾、黄疸等有此证者。

以下系栀子豉汤加方。

栀子甘草豉汤 ⁀

具栀子豉汤证，而有呼吸急迫之状者，加甘草，《伤寒论》名栀子甘草豉汤。

栀子、甘草各 3.2 克，香豉 8 克。煎法、用法同栀子豉汤。

【证状表现】原文：若少气者，栀子甘草豉汤主之。

补充：陈修园谓，少气者，为中气虚而不能交通于上下之意，如咽下困难，胸中窒痛，亦属少气之征。

【立方意义】此属上方证之一附证，其所以少气者，由法吐下后，中气为虚，故于栀豉汤中加入含有糖质之甘草，和缓补中，宽解急迫，即所以调治其少气也。

【治疗标的】以栀子豉汤证而有短气急迫之状者为主标的而用之。

【诸家经验谈】《汉药神效方》引多纪氏说：栀子甘草豉汤治噎膈食不下者。

编者按：《伤寒论方解》谓食道热结，吞咽不爽，胸中窒痛，用本方可能见效，假使食道或胃部有慢性的器质性病变，真正成为噎膈者，本方殆无能为力，此说极确。我曾治过一女性，年五十余岁，饮入口即吐，脉两手见弦，病由其子在外未归，时时忧虑，心烦气郁，先为针中脘一穴，气即得下，并写此方与服，数日后，有人来致谢云已能完全进食矣。

此属于神经性官能病，若已成为器质的食道癌及胃癌，则非此类方剂所能治也。

《千金要方》：栀子甘草豉汤治食宿陈饭、臭肉及羹宿菜发者。

松川世德：伴藏之妻，产后下血过多，忽唇舌色白，气陷如眠，脉如有如无，殆将死矣。乃以荇嗅（川芎）苦酒（食醋）使作本方（栀豉汤加甘草）与之，半时许，五六帖，忽如大寐之寤矣。

【诸家绪论】《古方选注》：栀子汤吐胸中热郁之剂，加甘草一味，能治少气。载栀豉于上，须臾即吐，越出至高之热。丹波元简谓，此说以甘草为涌吐之品，今验，能治胸中痰饮，然此方所用，不必在此。

【凭证使用】官能性噎膈、出血、胃病等，有栀豉汤证而急迫者。

栀子生姜豉汤

具栀子豉汤证有呕者，加生姜，《伤寒论》名栀子生姜豉汤。

栀子 2.4，香豉、生姜各 6 克。煎法、用法同前。

【证状表现】原文：若呕者，栀子生姜豉汤主之。

【立方意义】此属栀豉汤之一附证，亦由汗吐下后，呕吐犹未即已，胃气因之大伤。兹用生姜气味之辛香以降恶气，祛痰涎，止呕吐，振奋胃神经而引起食欲，食欲得振，则体力亦自恢复矣。

【治疗标的】以栀子豉汤证而有呕吐者为主标的而用之。

【诸家经验谈】松川世德：松川村兵藏，便血数月，虽服药渐效，但身体无色，面上及两脚浮肿，心中烦悸，头微痛，时时呕，寸口脉微。乃与本方加生姜而愈。

【诸家绪论】《伤寒论方解》：……后世医者，多认为栀子豉汤后"有得吐止后服"六字，可能有催吐作用，其根据殊不足凭。根据临床经验，凡病人心中懊憹甚，烦热甚者，本有泛泛欲吐的情况，此时服药很容易引起呕吐，初不必服栀子豉汤为然。

编者按：我辈在临床上确常遇到上述的情况，其所以发生此种情况的，试如《伤寒直指》所云，以其燥热郁结之甚，用药顿攻之，不能开通则郁发而吐。既已呕吐，则用生姜平逆散邪可也。

【凭证使用】治栀子豉汤证而有呕吐者。

枳实栀子豉汤 ✎

具栀子豉汤证而有胸满者，加枳实，《伤寒论》名枳实栀子豉汤。

枳实 2.4 克，栀子 1.6 克，香豉 6 克。上各分别剉细，先空煮醋二勺、水二合为一合，内枳实、栀子煮取五勺，去滓，内豉，五六沸，顿服。

按：原文方后，用清浆水，即清酸米汤水，如一时难得，改醋水煎，极便。

【证状表现】原文：大病差后，劳复者，枳实栀子豉汤主之。

补充：当有胃部停滞膨满之状，或大便秘结，小便不利之证。

【立方意义】此属栀豉汤之一附证，加用苦味健胃，消食，散血之枳实，再加消食，散瘀，解毒，下气之醋，以调和之，则膨满即解。

【诸家经验谈】《伤寒蕴要》：枳实栀豉汤治食复，劳复而身热，心下痞闷者。

《内外伤辨惑论》：食膏粱过多，而烦热闷乱者，亦宜服之。

《类聚方广义》：凡大病瘥后，血气未伤，劳动、食啖过度时，则心胸满闷，或作烦热，与此方，使将养之则愈。

【凭证使用】具栀子豉汤证而有胃部膨满与大小便不利者。

栀子大黄汤 ✎

枳实栀子豉汤证，而有宿食便秘之倾向者，加大黄，《金匮要略》名栀子大黄汤（一作枳实栀子大黄豉汤，《千金翼方》名栀子汤）。

栀子 5 克，大黄 7.2 克，枳实 7 克，香豉 29 克。煎法、用法，同小柴胡汤。

【证状表现】原文：酒瘅，心中懊憹，或热痛，栀子大黄汤主之。

补充：胃部比较充实，大便有闭结之状。

【立方意义】此属枳实栀豉汤证之一附证，加用苦寒健胃、开结、通下之大黄，与枳实并攻其宿食与积热，一从大便而下，一从小便而去。

【治疗标的】以枳实栀子豉汤证、胃部比较充实、大便闭结为主标的而用之。

【诸家绪论】《千金要方》：枳实大黄汤（即本方）治伤寒、饮酒、食少饮多、痰结发黄、酒疸、心中懊侬而不甚热，或干呕者。

《肘后方》：酒疸者，心懊痛，足胫满，小便黄，饮酒，发赤斑黄黑，由大醉当风入水所致，治之方（即本方）。

喻嘉言：此治酒热内结，昏感懊侬之剂。然伤寒证中有云，阳明病无汗，小便不利，心中懊侬者，身必发黄。是则诸凡热甚于内者，皆足致此，非独酒也。

《皇汉医学》：本方证之黄疸，于肝脏或胆囊部肿胀硬结，而有他觉的疼痛，或懊侬，或热痛者，故有此腹证时，不论酒客与否，总当用本方。与大小柴胡汤合用之机会为多。

【凭证使用】黄疸证，肝胆部有肿胀疼痛，大便秘结者。

以下系栀子汤变方。

栀子柏皮汤

发热身黄，瘀热内甚者，《伤寒论》用栀子柏皮汤。

栀子 14.5 克，甘草 6 克，黄柏 2 克。煎法、用法同前。

【证状表现】原文：伤寒身黄，发热，栀子柏皮汤主之。

补充：当有蒸蒸热状、心烦、气短，或吐衄、目赤痛、小便黄、脉弦数等证。

【立方意义】由瘀热而起之证，用栀子泻热于上；黄柏泻热于下，俾瘀热从小便而去，且二药皆苦寒而色黄，用以除瘀热之黄，尤为适合。再加入甘平之甘草，调和于二者之间，可以缓急解毒，施于各脏器蓄热证及肝胆证之有热痛感者，亦极相宜。

【治疗标的】以蒸蒸发热而身黄、心烦为主标的，气短、衄血、小便黄、目赤痛等为副标的而用之。

【诸家经验谈】《证治准绳》：此方治小儿衄血最有效。

《中国内科医鉴》：此方不限于小儿衄血，即吐血，亦极有效。

《类聚方广义》：洗眼球黄赤热痛甚有效。又，眼睑糜烂痒痛，及痘疮落痂以后，眼犹不开者，加枯矾少许，洗之，皆妙。

东洞：伤寒、发热、发黄疸、心中烦者，以栀子柏皮汤，每应手而效。

【诸家绪论】《伤寒大白》：身黄发热，有从表发散之治，今里热蒸黄，故用此方。又，此湿热在下焦，故以山栀、黄柏佐甘草缓肝急而施泄。

编者按：《医宗金鉴》疑甘草为茵陈蒿之误，盖以身黄发热，宜用茵陈蒿入肝胆以散瘀热，似合。但本方证是蒸蒸里热，且有热痛之急迫证状，兹为清其里热，缓其急痛，故加甘草，所谓肝苦急，急食甘以缓之之意，非虚设也。即使加入青蒿一味为助，尚可。若疑甘草为青蒿之误，则不可。

【凭证使用】急性黄疸、肝胆部有热痛、鼻出血、眼赤痛、眼睑糜烂、痘疮后两眼不开、由肝胆等脏器蕴热而起者，可作外用洗涤剂。

栀子干姜汤

伤寒，下后，微热，身热不去，《伤寒论》用栀子干姜汤。

栀子、干姜各18克。煎法、用法同前。

【证状表现】原文：伤寒，医以丸药大下之，身热不去，微烦者，栀子干姜汤主之。

补充：此证阴阳交错，有肠鸣下利，腹痛证，亦有恶心呕吐烦满证，其脉当左数右迟。

【立方意义】本方证由误下后，热趋于上，寒凝于下，以致阴阳交错。兹用栀子之苦寒除烦满而清上焦之热，干姜之温热止呕下而祛下焦之寒。寒热平调，气机复常，则烦热自解。

【治疗标的】以身有微热，胸烦呕下为主标的，肠鸣、身热为副标的，更参合左脉数，右脉迟而用之。

【诸家经验谈】《杨氏家藏方》：二气散（即本方）治阴阳痞结，咽膈噎塞，如梅核妨碍饮食，而久不愈，即成翻胃者。

《圣惠方》：治赤白痢，不问日数、老少，干姜散方（即本方加薤白七茎，豉半合）。

《成蹟录》：疫痢，胸满烦躁，身热殊甚，头汗如流，腹痛下痢，色如尘煤，便数无度，先生取桃仁承气汤、栀子干姜汤相互为治，无一不救者。

编者按：《医宗金鉴》云，栀子干姜汤当是栀子豉汤，栀子豉汤当是栀子干姜汤，断无烦热用干姜，结痛用香豉之理。要知此证以丸药大下后，阳浮于上者，则感微烦而热，阴沉于下者，则感虚寒而痛，故用栀子以清浮阳，干姜以温虚寒，立方之精神在此，杨氏名为二气散有以哉。《鉴》说非是。

【凭证使用】食道噎膈、痢疾、肠胃炎等。

栀子厚朴汤

下后，心烦，腹满，《伤寒论》用栀子厚朴汤。

栀子7克，厚朴、枳实各14.5克。上剉细，以水二合五勺，煎一合，去滓，一日三回温或冷服。

按：原文方后，有温进一服，得吐者止后服句。高学山云，此非仲景之原文，属后人之蛇足也，宜删之。可从。

【证状表现】原文：伤寒下后，心烦腹满，卧起不安者，栀子厚朴汤主之。

补充：腹虽满而不坚实，小便见浑，舌质红有腻苔，皮肤或见黄色。

【立方意义】本方证，由误下后热湿结于胸间，饮食滞于肠胃，虽用攻下者，以枳实破结祛痰而消胀，厚朴下气散满而健胃，栀子泻热除烦而利尿，三味皆属泄下之品，能使痰水、积食、热气从胃肠而下行，如此则烦退、满消、起卧不安之状亦失。

【治疗标的】以胸腹烦满、溲浑苔腻为主标的，起卧不安为副标的而用之。

【诸家经验谈】《皇汉医学》：某氏治一黄疸者，腹硬满，呼吸迫促，遍身黄黑色，若卧则难起，昼夜卧起不止，予以栀子厚朴汤加术，兼硝黄丸互用之，不日，胸腹烦闷即减，益投前方，病势益减，三十余日，病减半，更与前方不止，百余日痊愈，感谢不已。

【诸家绪论】尤在泾：此方重于"栀豉"而轻于"承气"也。

山男正珍：心烦即虚烦，卧起不安，即不得眠，腹满即下后内虚，气涩不通也，与厚朴生姜半夏人参甘草汤同为虚胀，是以虽满不坚实，不同大黄芒硝也。

《伤寒直格》：枳实不去穰，为效甚速。

【凭证使用】黄疸、虚烦、腹满等证。

茵陈蒿汤

瘀热在里，头汗身黄，《伤寒论》《金匮要略》主用茵陈蒿汤。

茵陈蒿21.5克，栀子、大黄各7克。上剉细，以水三合，煎一合，去滓，一日分三回冷服，小便当利，尿为皂角汁状，色正赤，一宿腹减，黄从小便去也。

【证状表现】节原文：阳明病，发热，但头汗出，身无汗，小便不利，渴饮水浆，身黄，有如橘子色，腹微满，或寒热不食，食即头眩。

补充：当有心烦胸闷，大便难，脉滑数，舌质红，有黄苔。

【立方意义】本方证：由瘀热郁积肝肠，胆道被阻，胆汁逆行入于血液而出现黄疸，兹用茵陈发汗利水而去滞热；栀子清血除烦而泻余火；大黄入血泄热，入胃清火，兼能破肝瘀，动胆汁。三者配合应用，能将肝、胆、肠、胃结滞之瘀热，从大小便而出，则黄疸亦自随黄疸色之药剂而消除矣。

【治疗标的】以瘀热、身黄、腹满、大小便不利为主标的，渴饮、寒热不食、头眩等为副标的而用之。

【诸家经验谈】《建殊录》：一男子胸中烦闷，反复颠倒，温温不能食，腹微满，小便不利，一身微黄色，与以茵陈蒿汤，两便快利，诸证顿愈。

《古方便览》：一男子年三十余，冬月旅行，逗留海边，恣吃鱼肉，又感寒气，归家未几，面目身体浮肿，发黄如橘子色，小便赤如柏汁，心胸苦烦，腹满不能饮食，余乃以此方，时以紫圆下之，十二三日，痊愈。

《生生堂治验》：伏见屋重兵卫，年三十，心中懊憹，水药入口辄吐，经日益甚，先生诊之，眼黄、心下满，按之痛，乳下扇动，紊乱不定，曰：此瘀热在里也，不日当发黄，乃以食盐三匙，使白汤吞之，大吐冷水，更与茵陈蒿汤，身果发黄，而圊黑粪，使仍服前方，十五而复常。

《医宗说约》：验黄疸生死法，用二指重按胸前膻中穴，二指左右分开，中间有血色者可治。又，外治用生姜一斤，捣烂，入酸醋一斤，和平胃末二两，调匀，遍身涂之，少顷，战栗，汗出，内泻黄水而愈。

胡光慈云：余尝视症候之异，以本方加发汗药，用于寒热症，加利尿药，用于小便短少症，去大黄，和香砂二陈汤或胃苓汤，用于慢性症（阴黄）均有良效。惟限于急性症（阳黄）。

【诸家绪论】《方函口诀》：此方治黄之圣剂，庸医每于黄疸初发，虽用茵陈五苓散非也。宜先用此方取下后，与茵陈五苓散。

《伤寒大白》：湿热证，宜利小便，仲景妙在茵陈、大黄同用，则大黄不出大便，随茵陈、山栀径从膀胱而出。故曰当验其黄，从小便而出，色如皂荚汁是也。后人于本方，加茯苓、猪苓，名茵陈二苓汤，使黄从小便而出。

《幼幼新书》：吉氏家传，小儿身体黄，及小便黄，眼白睛黄，即是疸也。于茵陈汤加朴硝。

《外台秘要》引范汪疗谷疸：茵陈汤（即本方），先以水煮茵陈，取汁，煎大黄、栀子。又引《必效》：茵陈汤及丸加黄芩，疗一切黄，极效。

叶橘泉氏：本方加山豆根，治急性胆道炎，黄疸。

一说：如大便自利，去大黄，改黄连，名茵陈栀子三物汤。

汤本求真云：茵陈、山栀子可加于三承气汤中，即大小柴胡汤中，亦可加用。

【凭证使用】急性黄疸（即阳黄）、眼结膜炎、脚气肿满等，而有心烦身热证者。

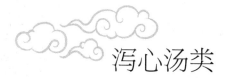

泻心汤类

泻心汤

烦惊，吐衄，大便秘之证，《金匮要略》主用泻心汤。

大黄4.6克，黄芩、黄连各2.4克。上细剉，以水一合，煎五勺，去滓，顿服。如以沸汤一合，渍之，绞去滓服，亦可。

【证状表现】原文：心气不足，吐血，衄血，泻心汤主之。

按：《千金要方》引此文，"不足"作"不定"宜从之。

补充：当有心下痞，大便秘结，心膈烦燥，小便赤涩，或惊痫，发狂，面及眼目有赤色，或肿，脉数急而实等证。

【立方意义】本方证由心胃肝胆之火，骈集胸中，迫血上行，乃有烦悸、吐衄急迫之状。为用黄连以清心胃之火，黄芩以清肝胆之火，其热虽可暂消，吐衄亦可暂止，仍不能弭其复发，故必须以泄热通利之大黄为主将，领导芩、连，迫使心胃肝胆之火，同时下降，始能绝其复燃之患，此其所以为热性吐衄之良剂欤？

【治疗标的】以心下痞而烦悸不定、大便秘而上气为主标的而用之。

【诸家经验谈】《芳翁医谈》：江洲多罗尾先侯，患失精，数年，与人并坐，自不知其漏泄，诸医尽力，不得治，故延师。师至，将诊之，侯因问曰：寡人之病，可治乎？曰：可治。侯乃屈一指，寻又问如初，师曰，可治。侯又如是不已，至十指，抱剑去，师曰，痼也。以三黄泻心汤而痊愈。侯大悦服，且从师学医三年。

《建殊录》：泉庐伊兵衡，年二十余，积年患吐血，每旬必一发，丙午秋，大吐，吐已，气息顿绝，迎众医救之，皆以为不可为矣。于是家人环泣，谋葬事，先生后至，视之，似未定为死者，因以纩着鼻间，犹能蠕蠕动，乃按其腹，有微动，盖气未尽也，急作三黄泻心汤，每帖重十五钱，须臾，腹中雷鸣，下利数行，即醒。出入二十余日许，痊愈，十余年不复发。

方舆輗：往年新街之酒家，茨才屋其之下婢，患逆经，起时吐衄，后至眼、目、耳、十指头，皆出血，形体麻木，手足亦至于强直，余投泻心汤，十日血止，后与回生汤调理复旧。

《方伎杂志》：数年前，京师之庄长，笹屋利助，循常例，往幕府贺岁，冬杪，下江户，在途中下血，至府后，即请诊治，周身面色青白，爪、甲、舌亦无血色而干燥，脉沉弱，胸动亢，息强切，饮食不进，大便昼夜有数次，检其大便，皆血也。且有数血块，日日如是……余与泻心汤合四逆加人参汤，三帖，使交互服之……服药后，血少减，身体手足亦温。至春血止，大快，但尚有虚热之候，一身手足蒸热，因转柴物汤，通计三十余日而复旧。

《中国内科医鉴》：泻心汤对于癫痫，有镇癫之效。又，癫狂痫，凡实热者，总用此方。又，胸溢血，用泻心汤能救急，亦能治缓，诚良剂也。又，大黄散（即本方）疗黄疸之身体面目之黄者，有效。

《汉药神效方》：惠美宁固口，衄血，用诸药无效者，用泻心汤加荆芥二钱，有奇效。

《汉方新解》：火伤后，大热烦躁、呕吐、下利者，及船车晕眩等证，用本方，尤有奇效。

【诸家绪论】《药徵》：凡病心下烦悸，心下痞，按之濡者，用此汤，皆治也。

《医学衷中参西录》：吐血，非因寒凉者，此方服之，无不立愈。且愈后而瘀血全消，更无他患，真良方也。

《保赤全书》：三黄丸治麻后，赤白痢，里急后重，身实者。

《松原家藏方》：泻心汤治卒倒，人事不知，心下痞坚，痰喘急迫者。

《泻疫新论》：本方治心下烦，呕吐，下利，而心下痞者，呕甚者，

武简侠经方随证应用法

加辰砂，更妙。

《太平惠民和剂局方》：……治五般痔疾，粪门肿痛，或下鲜血……小儿之积热，亦宜服之。

《圣济总录》：金花丸（即本方为丸之名），急劳，烦躁，羸瘦，面色萎黄，头痛，眼涩，多困少力者，三味等分，为末，炼蜜为丸，服之。

《肘后方》：恶疮三十年不愈者，大黄、黄芩、黄连各三两，为散，洗疮净，粉之，日三次，无不差者。

方舆輗：泻心汤不仅治吐血、衄血，即下血、尿血、齿衄、舌衄、耳衄等，一身九窍出血者，无不治之，真血证之玉液金丹也。又，坠打损伤，昏眩不省人事者，及出血不已者，大宜此汤……金疮亦唯用此汤可也。求真云：此证有当以桃核承气汤治之者，不可不知。

按：其他各家用本方治疗诸病，可供参考者，为汇录于后。《千金翼方》三黄汤（即本方）主解散腹痛胀满之发于卒急者。《外台秘要》引《集验》大黄散（即本方）疗黄疸，身体面目皆黄者。又，骨蒸，本方加芒硝蜜丸服。《古今医说》三黄丸治遗精有热者。《名医方考》三黄泻心汤治心膈实热，狂躁面赤者。《汉法医典》胃溃疡吐血时，用三黄汤。《仁斋直指方》于本方加川芎，各等分，为末，每服二钱，食后井水调服，名川芎三黄散，治实热衄血。《拔萃方》于本方加犀角、地黄，名犀角地黄汤，治热甚，血积胸中。就以上所治各病观之，可知本方应用之广泛矣。

【凭证使用】脑出血、半身不遂、颜面神经麻痹、衄血、肺结核（发热、咳嗽、咯血）、胃出血、胃溃疡、痔出血、眼疾、耳疾、口腔、舌及咽喉之疾患及发狂等（《汉方新解》）。其他，癫、狂痫及妇人逆经等证。

以下为泻心汤加减方。

附子泻心汤

泻心汤证，而复恶寒汗出者，加附子，《伤寒论》名附子泻心汤。

大黄4克，黄连、黄芩、附子各2克。上药各别剉细，渍大黄、黄连、黄芩三味于沸汤 600 毫升内，须臾绞去渣，别以水 600 毫升煮附子，取 20 毫升，合而服之。

【证状表现】原文：心下痞，而复恶寒汗出者，附子泻心汤主之。

补充：有四肢麻冷，但欲寐，心下满，或猝然昏倒，脉沉细而带微数之状。

【立方意义】痞由热结，此证之痞，亦不外是，当然为泻心汤证也。但三黄苦寒，对于恶寒汗出阳虚之证，非其所宜。兹既欲除去热结之痞，而又须补其阳虚，无已，为加辛热补阳之附子一味，独恐热胜于寒而夺三黄之力，或寒胜于热，而夺附子之力，无已，则以三黄渍沸水中片时，取其微寒之气味，另煎附子汁，和入服之，使各行其所事，而不相妨。各展其所能而共成平调之功。高学山云：系用一箭射双雕之法，于此可见前人立方之精，与调剂之妙用矣。

【治疗标的】以泻心证而有恶寒汗出肢冷为主标的而用之。

【诸家经验谈】《类聚方广义》：老人调食，瞀闷昏倒，不省人事，心下满，四肢厥冷，面无血色，额上出冷汗，脉伏如绝，其状类中风者，称为食郁食厥，宜附子泻心汤。

方舆輗：泻心汤证，有但欲寐者，甚者，食时与服药，亦睡。又手尖微冷等证，亦宜此方。

【凭证使用】急慢性胃炎、出血性病而兼心机衰弱等症。

大黄黄连泻心汤

治三黄泻心汤证而较缓者，去黄芩，《伤寒论》名大黄黄连泻心汤。

大黄 6.4 克，黄连 3.2 克。上剉细，以沸水汤五勺渍之，须臾绞去渣，顿服之。

《千金翼方》注此方必有黄芩，《医垒元戎》本方加黄芩，名伊尹三黄汤。

【证状表现】原文：心下痞，按之濡，其脉关上浮者，大黄黄连泻心汤主之。

又，伤寒大下后，复发汗，心下痞，恶寒者，表未解也，不可攻痞，当先解表，表解，乃可攻痞。解表，宜桂枝汤。攻痞，宜大黄黄连泻心汤。

补充：当有颜面潮红，便秘，或目赤，脉多数急而实之证，与三黄泻心汤证类似而较轻。

【立方意义】此方证，由热气积结成痞，较三黄泻心汤为轻，故只以大黄、黄连泄热治痞，不用水煎，只用沸汤浸渍，则药力淡而不浓，缓而不急，正徐灵胎所谓，欲其轻扬清淡，以涤上焦之邪也。

【治疗标的】以心下痞，大便秘，吐衄、脉数实为主标的，面红、目赤等为副标的而用之。

【诸家经验谈】《漫游杂记》：有一赘婿，新婚后数月，病眩晕，隔日衄血，咳嗽，潮热，其脉弦数，家人悉云是肾劳。余一诊曰，其腹气坚实，决非肾劳也。审问其病因，云平生嗜酒过多，经年来，始被舅制止，绝饮酒，故至气火郁蒸，乃与大黄黄连泻心汤，二十日痊愈。

《麻疹一哈》：大久保要人，年二十许，疹收后，衄血不止，四五日，心下痞闷，身热不退，因与大黄黄连泻心汤，泻下数行，而衄止，后两目微疼，至黄昏时，不能见物，如雀目然，仍守前剂，至十四五日，诸证全退。

【诸家绪论】《肘后方》：徐玉一方（即本方），治乳中起癊痏痛者。

《圣惠方》：治热蒸在内，不得宣散，其先心腹胀满气急，然后身面悉黄，名为内黄者。

《张氏医通》：噤口痢，有积秽太多，恶气熏蒸者，大黄黄连泻心汤加木香。

《皇汉医学》：本方加甘草，名甘连大黄汤，治本证而急迫者。

徐洄溪：新见一乳母吐呕五日，百药不能止，后服干姜、黄连二味，立止，即此方之意也。

附：参连汤，求真云：此方与大黄黄连泻心汤相类似，其所异处，彼为实证，故可下。此为虚证，不可下也。

按：朱丹溪参连汤治虚证、气疾（指神经疾患）、吐血、噤口等，用作卒病要药，日本名医多采用之。方舆輗谓：呕吐，全不食者，谓之噤口，用此方浓煎，终日细细呷之，如吐，则再服，但一呷下咽，便开。

《漫游杂记》：治血气上涌，兼用熊胆。《汉法医典》，加熊胆3～5厘，治夜惊、夜鸣、窒息、假死、卒倒等证。《上池秘录》，加吴茱萸各等分，糊丸，名人连丸，治癫痫、积等证，均可与本方参互用之。

【凭证使用】小儿急惊风、大人衄血、吐血、噤口痢、黄疸、目疾、卒厥等，属于证之实者。若系虚证，则用参连汤加味（见上），治虚性神经性疾患最宜。

以下系泻心汤变方。

半夏泻心汤

呕吐、肠鸣、心下痞满，《伤寒论》《金匮要略》主用半夏泻心汤。

半夏11克，黄芩、干姜、人参、甘草、大枣各5.5克，黄连1.8克。煎法、用法同小柴胡汤。

【证状表现】《伤寒论》：但满而不痛者，此为痞。

《金匮要略》：呕而肠鸣，心下痞，均宜半夏泻心汤。

补充：当有胃内停水，肠鸣下利，恶心呕吐，烦闷微热，脉数等见证。

【立方意义】此方证虽亦有心下痞，但由水饮停于肠胃间，非驱散水饮，调理肠胃不可。故以半夏、干姜散水毒而止呕；黄连、黄芩，泻热痞而健胃；人参振奋胃肠机能，再加入甘草、大枣以和之，则热清、饮涤、痞除、利止而治矣。

【治疗标的】以心下痞硬、呕吐、烦闷为主标的，肠鸣、下利、微热等为副标的而用之。

【诸家经验谈】《芳翁医谈》：休息痢，世皆以为难治，盖亦秽物不尽也。宜服笃落丸（系大黄一味为丸方），兼用泻心汤（即本方）之类。

又，下利如休息而无脓血，唯水泻耳。或自止则腹胀，泻则爽然。而日就羸惫，面色痿黄，恶心吞酸，时腹自痛者，与半夏泻心汤兼用笃落丸为佳，且宜常服。

《中国内科医鉴》：痫证，热已解，而眩晕未止，心下痞硬，欲呕吐涎沫，或嗳气多出者，用半夏泻心汤加茯苓，有神效。又，凡遇舟车酒醉之眩晕，可运用本方，或五苓散。

又，引枣轩氏说：胃癌，固为不治之病，予用半夏泻心汤，亦常取效。但亦有不能全治，暂苟延其命者。

《汉法医典》：神经衰弱及歇斯底里，心下痞硬，腹中雷鸣者，用半夏泻心加茯苓汤。

《千金要方》：冷痢门泻心汤方，即本方去大枣，加栝蒌根、橘皮，治卒大下热痢，唇干、口燥、呕逆引饮者。

《古方便览》：一男子，呕吐下痢，四肢厥逆，心中烦躁，气息将绝，一医云霍乱，用附子理中汤，吐而不受，烦躁益甚，余则用此方，三服痊愈。

《方函口诀》：此方饮邪并结，而心下痞硬者为目的。故对于支饮，或饮澼之痞硬无效。若由饮邪并结而致呕吐秽逆下利者，皆可用之，有特效。《千金翼方》加附子，即附子泻心汤之意，温散饮邪之老手段也。

山田叶广：旧潘渡边义之助妻，腹满，经闭数用，心下痞硬，气宇郁甚，诊之，经闭急，恐不通，欲先泻其心火痞硬，用半夏泻心汤，七八日，经水大利，气力快然而痊愈。

又，欲用连理汤之病人，心下痞硬甚，则用半夏泻心汤，痞硬随愈，而口中糜烂，亦痊愈矣。

南拜山：心窝阻碍，时常呕气，颜色苍白之人，无论其为胃癌之初期，与非胃癌初期，此方能治之。余对于此种重病，用本方治之，九日之间，完全治愈。

简侯：曾治溱潼李君之女，年约十九岁，久罹月经违常，亢热、消瘦、呕吐、腹鸣且痛、腰脊亦痛，不能安眠，四肢无力，间有咳嗽，咯吐稀痰，延至年余，医不能治。其友潘君，亦良医也，邀余往诊，病者自谓胸腹热，心下痞硬，大便或秘，或下痢，右脉洪数，左部较缓，为拟半夏泻心汤，服两帖，证去大半，只腹痛，烦热未全除耳。改用芎归胶艾汤，服数帖，竟愈。在初开泻心汤方时，潘甚诧异，疑为不合病情，及服两帖，证减大半，始信经方之妙用，年余难治之病，仅服数帖药而全治。

【诸家绪论】《类聚方广义》：痢疾腹痛而呕，心下痞硬，或便脓血者，及每因饮食汤药下腹，即辘辘有声而转泄者，可先用以下三方（指本方及甘草、生姜泻心汤）。

胡光慈《中国医学精华》：经方医师，常以本方用于一般肠炎，泄泻症，有健胃消炎之功，而无衰弱机能之弊，深得仲景之心法也。

《中西医学比观》：本方治水泻症（腹中有雷鸣）有卓效。

【凭证使用】 肠胃炎、痢证、歇斯底里、休息痢、胃扩张、胃癌初期或轻证、神经衰弱、眩晕证等。

甘草泻心汤 ☁️

半夏泻心汤证，证状较急迫者，加甘草量，《伤寒论》《金匮要略》名甘草泻心汤。

半夏11克，甘草7克，黄芩、干姜、大枣各5.5克，黄连1.8克（人参5克）。煎法、用法同前。

按：《伤寒论》方中无人参，注家有谓，系因人参增气，故去之。原注：臣亿等，谓半夏、生姜、甘草、泻心三方，皆本于"理中"，其方必各有人参，今甘草泻心汤无者，脱落之也。今阅《总病论》《活人书》，本方皆有人参，《医垒元戎》、伊尹甘草泻心汤（即本方）亦有人参，日本医籍从之，本编亦从之。

【证状表现】《伤寒论》：伤寒中风，医反下之，其人下利，日数十行，谷不化，腹中雷鸣，心下痞硬而满，干呕心烦，不得安，医见心下痞，谓病不尽，复下之，其痞益甚，此非热结，但以胃中虚，客气上逆，故使硬也，甘草泻心汤主之。

《金匮要略》：狐惑之为病，状如伤寒，默默欲眠，目不得闭，卧起不安，蚀于喉为惑，蚀于阴为狐，而不欲饮食，恶闻食臭，其面目乍赤、乍黑、乍白，蚀于上部则声嗄，甘草泻心汤主之。

编者按： 唐宗海补注，"惑"是"蜮"字之误，《诗》注，蜮短狐，含沙射人影，则痛。汤本氏谓：是述肠胃性神经证之证治也。章巨膺谓：是属急性热病。《千金要方》云：狐惑，由温毒使然也。尤在泾谓：即《巢氏病源》之蠚病。《医宗金鉴》则谓：狐惑、牙疳、下疳等疮之古名，下疳即狐，牙疳即惑。又云，此病有虫，故用苦参汤、雄黄散（见本条文下），解毒杀虫，尚属有理，内用甘草泻心汤，必传写之误也云云。就我个人观之，此说殊不正确，当以《千金要方》及章氏所说为合。汤本氏所言，则系因温热而引起之神经证状也，亦属热性病之范畴中，我辈须领会之。

补充：有吐涎，短气心烦，及神经恍惚等证。

按：章氏《内科学撮要》谓狐惑病如伤寒，是属急性热病，而以咽喉或前后二阴之腐烂为主证，此说极正确，可信。我则谓乍赤、乍黑、乍白证状，则系属于神经性感动表现，本方亦得治之也。

【立方意义】本方证亦由误下后，客热内陷而致心下痞满、胃肠虚弱、干呕下痢等证。兹于半夏泻心汤中，加甘草以缓之（人参以补之），别由姜、夏降逆、止呕；黄芩消炎、除痞，尤其借重黄连解毒、泻火、健胃、除烦而止呕痢；更有大枣为之滋养和润，则痞满消，胃肠健，心烦除，呕、痢均止矣。至于用治狐惑病，亦因本方具有清热、燥湿、解毒、健胃，且有杀虫之能也。

【治疗标的】以半夏泻心汤证而有心烦不安为标的而用之。

【诸家经验谈】《生生堂治验》：近江大津人某来云，小女年方十六，有奇疾，每夜巳首，待家人熟睡后，窃起跳舞，其舞也，俏妙闲雅，宛似艺妓，至寅尾，罢而就寝。余间窥之，每夜异曲，从曲之变而奇也不可名状。日中动作无异于常。亦不知其故，告之，则愕然，竟怪而不信，不知是鬼所凭耶？抑狐所惑耶？闻先生善治奇疾，幸来诊之。先生应曰，此证盖有之，所谓狐惑病也。诊之果然，与甘草泻心汤，不数日，夜舞自止。

又，闻大津一妇人，有奇疾，初妇人不知猫在柜中，误盖之。二三日后，开之，猫饥甚，瞋目，吓且走，妇人大惊，遂以成疾，号呼卧起，其状如猫，清水某者，师友也，乃效先生方，与甘草泻心汤治之。

汤本求真：前者为梦游病，后者为凭依证。然皆以本方而取效，古方之微妙，有出于天授之观，西医家以为何如？

《麻疹一哈》：青山次郎大失之妻，年可二十，伤寒愈后，十四五日，发热三四日，疹子欲出不出，心下痞硬，烦躁，不得卧，下利日二三行，因作甘草泻心汤使服之，明日大汗，疹子皆出，诸证自安。疹收，健食如常。

  按：病有热盛于内，耗其津液而汗不出者，增其津液，清其内热，则汗自出；有热结于里，三焦壅闭，而汗不出者，攻其热结，则表里疏通，汗亦自出。余曾治一姚生，患伤寒，身热无汗，心下痞，按之痛，烦闷不食，大便二日未行，脉数，舌薄黄苔，为拟千金陷胸汤（大黄、黄连、甘草、瓜蒌）加连翘，其时医者与其姊，见有大黄一味，疑之曰，身热无汗，服大黄，恐致热邪内陷，请改之。为告之曰，患者先因大便不通，服轻粉剂，已使邪热内陷，从陷而反上浮，结于胸中，成小结胸证状，其热，非表邪之比。今以大黄黄连泻心汤消其热痞，甘草解毒缓急，瓜蒌润燥开结，更以连翘散热解结，且能发汗，与柴胡同功。况黄连、大黄同用，必不致泄泻，可无虑。试服一帖观之，何如？相约次日往诊，患者诉服药后，身汗热退，并出软便少许，能啜稀粥矣。改服滋阴清胃之小方，二帖痊愈。

  《橘窗书影》：福地佐兵卫妻，年二十五六，产后数月，下利不止，心下痞硬，饮食不进，口糜烂，两眼赤肿，脉虚数，羸瘦甚。乃与甘草泻心汤，服数十日，下痢止，诸证痊愈。

  《方函口诀》：用于产后口糜泻，有奇效。

  《汉方治疗各论》：加茯苓3克有效。

  汤本求真：是《张氏医通》所谓口糜泻也，余每用甘草泻心汤，屡奏奇效。盖本于《金匮要略》狐惑条与《伤寒论》下利条也。世医用他方，多误治者。

  《温知医谈》：甘草泻心汤治走马牙疳，特有奇验。王慎轩氏云，小儿走马牙疳，有效经方，即甘草泻心汤。

  唐宗海：予视狐惑证，胸腹痞满者，投此立效。可知仲景方，无不贯通，真神方也。

  山田叶广：曾治旧松浦侯之留守居新添仆役，四五日许，夜间卒昏冒，其状如癫痫而吐沫，或以为痫，或以为蛔，诸治无效，一年余，乞余治，投甘草泻心汤，一次不发。

  【诸家绪论】《类聚方广义》：慢惊风，有宜此方者。

《证治摘要》：此方证以雷鸣为准，若无雷鸣，谷不和，下利者，四逆等之所主也。又，不寐，龟井氏用甘草泻心汤。

【凭证使用】神经系病、舞蹈病、胃肠病、胃溃疡、口糜泻、癫痫、小儿慢惊风、走马牙疳等。

姜泻心汤

半夏泻心汤证，多干噫食臭，加生姜，减干姜量，《伤寒论》名生姜泻心汤。

半夏11克，甘草、人参、黄芩、大枣各5.5克，黄连、干姜各1.8克，生姜7克。煎法、用法同前。

【证状表现】原文：伤寒汗出，解之后，胃中不和，心下痞硬，干噫食臭，胁下有水气，腹中雷鸣，下利者，生姜泻心汤主之。

补充：当有吞酸嘈杂及吐水之证。

【立方意义】本方证因汗后胃阳少衰，失去健运之力，因之有水气停蓄，而留连未去之余邪，复与之相互冲激，为除去水毒计，则用干姜温胃守中，加生姜散寒逐水为主；以降逆化涎之半夏为辅，资以生阳；为除去热邪计，则用芩、连之苦寒，泻热除痞，资以生阴。更用人参补虚，甘草安中，大枣滋阴，则阳得长而阴得生，中州健运，上下调协，无余患矣。

【治疗标的】以心下痞硬，雷鸣下利，干噫食臭为主标的而用之。

【诸家经验谈】《成蹟录》：一男子，年三十余，心下痞塞，左胁下有凝结，腹中雷鸣，过食必下利，如是已六年，先生用生姜泻心汤而愈。

《医事或问》：余前治京师祇园町，伊势屋长兵卫者，病泄泻，世医谓难治，招余诊之。心下痞硬，水泻，呕逆而将绝。余用此方治疗，世人将大恐也。因今医皆用柔药，若用此方中病时，将大发瞑眩，恐其瞑眩者，病不治也。病家领会而乞药，乃用生姜泻心汤三帖，其日七时许，病人大吐泻而气绝。因是家人骚动，集医诊之，皆云已死而归。急招余，又诊之，色脉呼吸皆绝，病家谓死，实似死矣，但其形状有可疑，且由死仅二小时耳，试以前方入口而可通，因是而回。至夜九时许，病人如梦醒而开目，后云甚饥，以茶渍食三碗，大悦而寝。翌日更健，如忘多年之病。

《汉法医典》：胃扩张，并胃癌轻证，用生姜泻心加茯苓汤，重证，丁字汤（牡蛎、茯苓、吴萸、陈皮、白术、生姜、竹节、人参、枳实），兼有便秘时，则用麻仁丸。

【诸家绪论】大冢敬节：生姜泻心汤加吴茱萸，则成生姜泻心汤与吴茱萸汤之合方。

【凭证使用】急慢性胃肠病、胃弛缓、胃扩张等证。

黄连汤

半夏泻心汤证，腹痛上冲心者，去黄芩，加桂枝，《伤寒论》名黄连汤。

黄连、甘草、干姜、桂枝、大枣各5.5克，人参3.5克，半夏11克。以水二合，煎一合，去滓，一日分三回温服或冷服。

【证状表现】原文：伤寒，胸中有热，胃中有邪气，腹中痛，欲呕吐者，黄连汤主之。

补充：有上冲、痰咳、烦喘、身热、微恶寒、头痛、心下痞，或下利，脉弦而浮。

【立方意义】本方证略似干姜黄芩黄连汤证，而有风邪、湿痰，因风邪而进入于里，胃中之阳，与之相格，则欲作呕。肠中之寒，为其袭击，则发疼痛，故采用桂枝，以驱逐风邪；半夏以助阳降逆；干姜以温肠中之寒；人参以补中上之虚，则风邪可祛，湿痰可降，虚寒可补矣。而烦热散处胸上者，又必须借黄连之力，清而敛之，不须用黄芩以助排泄也。至于肠部有挛结之痛者，更以草、枣，和而缓之，如是，则寒去热除，湿行痰下，胃肠整复，呕吐或下利，均可止矣。

【治疗标的】以腹痛、呕吐、身热、心烦为主标的，痰咳、下利、头痛等为副标的而用之。

【诸家经验谈】方舆輗：此方治腹痛有呕气者，盖此腹痛，自心下至脐上部分痛也。

《伤寒论述义》：此方治霍乱之呕泻腹痛，应效如神，茝庭氏云：治霍乱吐泻不止，腹烦痛者。

《橘窗书影》：书肆和泉屋市兵卫妻，年四十余，感暑邪，呕吐腹痛，心下烦闷，与黄连汤加茯苓，病大安。

《类聚方广义》：本方治霍乱疝瘕，攻心腹痛，发热上逆，心悸，欲呕吐，及妇人血气痛，呕而心烦，发热头痛者。

叶橘泉氏：每用此方，治夏秋季节之急性胃肠炎，呕吐腹痛，下利，大便或不畅，即俗称暑秽霍乱者，往往应手而效。然以腹绞痛（俗中绞肠痧）为标的。

赵守真氏：治一男子，烦满喜呕，腹痛时泻，气冲而鸣，唇红，舌苔微黄，身微似有热，脉细而滑。为分析病理，腹痛之作，系因寒邪居于下焦，郁滞不通而为痛，腹鸣泄鸣，气逆上冲，系因中气下陷，脾阳衰弱，不能腐熟水敷，变化精微而酝酿其间，或鼓鸣而冲逆，或下行而注泻，是为成病之因，主用黄连汤，再剂病已。

【凭证使用】霍乱、疝瘕、血气痛、急性肠胃炎等而有心烦、呕吐、发热、腹痛或头痛之证者。

干姜黄连黄芩人参汤

半夏泻心汤证，胸烦悸，吐下者，去半夏、大枣、甘草，《伤寒论》名干姜黄连黄芩人参汤。

干姜、黄连、黄芩、人参各9克。煎法、用法同前。

【证状表现】原文：伤寒，本自寒下，医复吐下之，寒格，更逆吐下，若食入口即吐，干姜黄连黄芩人参汤主之。

按：此条多数医家认为有阙文，或以"寒下"为"吐下"，或以寒下之"下"字为"格"字。独尤在泾谓"寒下"，即太阴腹满自利之证。唐宗海谓为厥阴之标在下也。高学山则谓伤寒，寒邪入胃，而自下利。医家不行温法，而杂用吐下误治，吐则逆热于胸分而格，利则寒入于胃，利不止而胸愈热矣。至所述病状，均大致指为热格，而太阴脏中有寒，尤以尤氏、高氏所论为确。

【立方意义】本方证与黄连汤证亦相类似，而有所不同者，以吐下后，引起食入即吐。彼夹有风邪，故用桂；夹痰湿，故用半夏；更有腹肌挛急，故用枣、草。本方证当无此主因，只由吐下陷于正虚，胃肠机能，均感减弱，故用干姜，温其中下之寒；人参补其中、上之虚；而其逆热在上、中者，则以芩、连清之泄之，虚寒去，则正气复；逆热下，则呕吐止。且四味各有健胃厚肠之能，具有寒热平调之功，此随证处方之妙用也。

【治疗标的】以干呕、下利、胸热、烦悸为主标的而用之。

【诸家经验谈】《成蹟录》：道修街，一贾人之儿，年甫七岁，恍惚不知人事，烦闷不语，急请先生往诊之，直视，胸满，心下痞硬，身热殊甚。先生曰，此俗所谓虫热，由血气聚于心胸也。乃作干姜黄连黄芩汤及黄连解毒汤，一日夜，迭进六帖，儿能服之，二日病愈。

《方函口诀》此方，治膈有热，而吐逆不受者，与生姜、半夏止诸呕之药，无寸效者有特效。又，治噤口痢。

《类聚方广义》：骨蒸劳热、心胸烦闷、咳嗽干呕，或下利者，宜此方。

柯琴：凡呕家爽热者，不利于香、砂、橘、半，服此方而晏如。

【凭证使用】肺结核、噤口痢、急慢性胃肠病、胃肠弛缓证、胃扩张、神经性呕吐等。

黄连阿胶汤

泻心汤证，胸热、烦悸、不得眠，去大黄，加芍药、阿胶、卵黄，《伤寒论》名黄连阿胶汤。

黄连4.8克，黄芩1.2克，芍药2.4克，阿胶3.6克，卵黄1个用三分之一。上剉细，先将三味，以水一合五勺，煎五勺，去滓，纳阿胶溶之，纳卵黄，搅和，顿服。

【证状表现】原文：少阴病，得之二三日以上，心中烦，不得卧，黄连阿胶汤主之。

补充：见证往往有下利脓血、腹痛、心下痞、虚烦不眠、咽喉干燥，或咳血、吐血、便血、尿血等，脉弦细而数。

【立方意义】本方证由热邪入血，故以芩、连清泄血中之热。由血热而致干燥，故以阿胶、鸡子黄滋润血中之燥，更以芍药缓挛急、敛阴气而止痛。合用则生阴、补血、除烦。真阴复则潜阳消，血得宁则自固，利得敛则自止，身心安泰，何不眠之有？

【治疗标的】以心中烦悸不眠、口舌干燥为主标的，下利、腹痛、咳血、咳血、便血等为副标的而用之。

【诸家经验谈】《方函口诀》：凡诸病已久，热气浸淫于血分而成诸证者，毒利腹痛，脓血不止，口舌干燥等，治之有验。又活用于疳泻不止与痘疮烦渴不寐者，有特效。

尾台氏：淋沥证，小便热如汤，茎中焮痛而血多者，黄连阿胶汤有奇效。

《中国内科医鉴》：产后不眠，百治不效，问之病人，觉胸中热刺刺煞而空虚，名曰痰饮。系蛕虫之所为，可与此汤，每药一碗，用鸡子半个，三碗即得安眠。又此方用于下血多而不眠者，亦有效，但未试过。

又，痢下久久不愈，心中悸烦，卧不能睡，便中不混脓血者，黄连阿胶汤为宜。又痢疾，便脓血甚者，用本方。服后，独不止者，与桃花汤。

【诸家绪论】《肘后方》：治时气差后，虚烦不得眠，眼中疼痛，懊憹方，即本方。

按：《伤寒论方解》，"眼"字，疑为"胸"字，有意义，可从。

《医余必读》：黄连阿胶汤一名黄连鸡子汤，治温毒，下利脓血，少阴烦躁不得卧。

《类聚方广义》：治诸失血证、胸悸、身热、腹痛、微利、舌干、唇燥、烦悸、不能寐、身体困惫而无血色，或面热潮红者。

【凭证使用】吐血、便血、尿血、毒痢、小儿疳泻、神经性虚烦失眠等。

小陷胸汤 🌀

痰热凝结心下，嘈杂吞酸，《伤寒论》主用小陷胸汤。

黄连7克，半夏21.5克，栝蒌实9.5克。煎法、用法同小柴胡汤。

【证状表现】原文：小结胸者，正在心下，按之则痛，脉浮滑者，小陷胸汤主之。

补充：当有胸中嘈杂或吞酸等之证。

【立方意义】本方证为大陷胸汤证之轻者，只以热结痰凝心下，胃机能艰于运化，而致痞闷，出现凝结硬状，按之诉痛，与自心下至少腹不可按之证状，已大殊，脉之沉紧与浮滑又各有别，故彼必须用攻下剂，此则仅用消化剂可解矣。黄连之用，为治心下痞，去湿热，具健胃整肠之效。栝蒌实有祛痰、消结、解烦渴之效。半夏有通气、化痰、镇呕、镇痛之能。合用以散痞结、消痰热、健胃镇痛，所有副证之嘈杂吞酸，亦即随之而解。

【治疗标的】以心下痰饮凝结作痛、嘈杂为主标的而用之。

【诸家经验谈】《医学纲目》：工部郎中郑忠厚，因患伤寒，胸腹满，面黄如金色，诸翰林官商议，略不定，推让曰：胸满可下，恐脉浮虚。召孙兆至，曰：诸公虽疑，不用下药，郑之福也，下之必死。某有一二帖药，服之必瘥。遂与小陷胸汤，寻利，其病遂良愈。明日，面色改白，京城人称服。

又，孙主簿之母，患胸中痞结，不得喘息，按之则痛，脉数且涩，此胸痹也。因与仲景三物小陷胸汤，一剂而和，二剂而愈。

《成蹟录》：丹州一猎夫，乘轿来告曰：一日入山逐兽，放鸟枪中之，兽僵，投枪欲捕，兽忽苏，因与斗，克而捕之。尔后虽无痛苦，然两肘屈而不伸，普求医治无效。先生诊之，胸满颇甚，他无所异，乃与小陷胸汤，服之而愈。

又，一男子，年六十余岁，时时饮食窒于胸膈而不得下，如膈噎，咳嗽有痰饮，先生与小陷胸汤，兼用南吕丸而愈。

《建殊录》：越中小田中村胜乐寺之后住，年十三，生而病哑，其现住来谒曰：余后住不愿其能言，幸赖先生之术，倘能得称佛名足矣。其剂峻烈，无所畏惧，纵及死，亦不悔。先生诊之，胸肋妨胀，如有物支之，乃作小陷胸汤及滚痰丸与之。月余，又是作七宝丸使饮之，数日如此者凡六次，出入二岁许，乃无不言。

尾台氏：曾运用本方，治愈虾蟆膈重证。

求真氏：余亦随腹证（即在心下，按之痛），吞酸、嘈杂、两脚挛急，难以行步者，与本方，得速效。

又，以本方合四逆散而治愈结核性腹膜炎之未届终期者。

【诸家绪论】《张氏医通》：凡咳嗽面赤，胸腹胁常热，惟手足有凉时，其脉洪者，热痰在膈上也，小陷胸汤。

《千金要方》：本方去半夏，加大黄、甘草，名陷胸汤。《医垒元戎》仍名小陷胸汤。

《医林集要》：本方加桔梗、枳壳，治壅热、痞满、胸膈痛，或两肋痛，名加味陷胸汤。

《医学入门》：本方加甘草、生姜，名小调中汤，治一切痰火及百般怪病。

《证治大还》：本方加枳实、栀子，名加味小陷胸汤，治火动其痰、嘈杂。

《内台方议》：本方治心下结痛，气喘而闷者。

按：本方加薤白，即与栝蒌薤白汤二方证之相合者。

简侯：曾用千金陷胸汤治愈姚生伤寒重证，已写入前甘草泻心汤证中，不赘。

【凭证使用】痰喘、胃痛、胸痹、结核性腹膜炎、虾蟆膈等具有本方腹证者。

白头翁汤 ☁

热痢腹痛下重，《伤寒论》《金匮要略》用白头翁汤。

白头翁、黄连、黄柏、秦皮各9克。煎法、用法同小柴胡汤。

【证状表现】《伤寒论》：热利下重，白头翁汤主之。

《金匮要略》: 下利欲饮水者, 以有热故也, 白头翁汤主之。

补充: 见证有心悸, 脉滑数, 舌质红, 苔薄腻, 身热, 腹痛, 肛门灼热之证。

【立方意义】旧时以急性痢疾为热、为积滞等所致。今谓由大肠发生纤维素性症而致溃疡之病, 检查有赤痢杆菌, 或阿米巴原虫侵入作祟。本方所用黄连、黄柏, 既能清热解毒, 又能消减菌虫, 尤其白头翁一味, 能刺激肠壁神经, 促进蠕动, 泻热散血, 兼有扑灭菌虫之效, 故以为君。至于秦皮, 则属下热、利尿、涩肠之品。四味配合, 则可制止发酵而固肠壁, 更可以通积滞而杀菌虫。如是, 则热清肠整而痢不作矣。前人辨证立方之妙, 亘古今而独新也。

【治疗标的】以热痢下重、心悸为主标的, 腹痛、身热等为副标的而用之。

【诸家经验谈】《类聚方广义》引貉丘堂先生曰: 当在甲斐时, 痢疾流行, 无不传染。其证, 每大便时, 肛门灼热如火。用此方多有效。

又, 治眼目郁热, 赤肿阵痛, 风泪不止者, 又为洗蒸剂, 亦有效。

《汉药神效方》: 多纪茞庭说: 白头翁汤之治肠风下血者, 为余数年所实验, 应如桴鼓, 妙不可言。

《续名医类案》: 雄按 (王士雄): 今秋, 石北涯仲媳, 胎前患泄泻, 娩后, 泻如漏水, 不分偏数, 恶露不行, 专科束手。余观其脉, 左弦数, 右大而不空, 口苦不饥, 小溲全无, 以白头翁汤合伏龙肝丸治之, 一剂而减, 三啜而瘳。

【诸家绪论】汤本求真: 肛门如火, 宜于本方加大黄。又, 秦皮现在难得时, 以黄芩代之, 此拥鼻老人之经验。

大冢敬节: 本方证全身有热感, 尤其肛门灼热。

《中医诊疗要览》: 在赤痢高热烦渴欲饮者, 即里急后重不显著, 亦应用此方。

《外台秘要》:《古今录验》白头翁汤 (本方去黄柏, 加生姜、甘草、当归、石榴皮) 疗寒急下及滞下方。

【凭证使用】肠出血、菌痢或虫痢、眼结膜炎等证。

白头翁加甘草阿胶汤 〰️

白头翁汤证，有血证急迫者，加甘草、阿胶，《金匮要略》名白头翁加甘草阿胶汤。

白头翁、黄连、黄柏、秦皮各 7 克，甘草、阿胶各 5 克。煎法、用法同前。

【证状表现】原文：产后下利，虚极，白头翁加甘草阿胶汤主之。

补充：有心烦、不得眠、腹痛、便血或恶露不止、脉无力、口渴、舌干燥、脉细弱等。

【立方意义】上方加甘草以缓和急迫而补中，阿胶润燥止血而补虚。胶、草合用，则有润燥、去烦、补血、止痛之功。

【治疗标的】以下利、出血、烦躁不眠为主标的，腹痛、口渴等为副标的而用之。

【诸家经验谈】《成蹟录》：一男，患疫八九日，一医下之，黑血数行，下利不止，气力欲脱，渴不能食，昼夜烦躁不得眠。先生诊之，脉微弱，舌上有苔，乃与白头翁加甘草阿胶汤，未几痊愈。

《类聚方广义》：治产后下利，腹痛，荏苒不止，羸瘦不食，心悸，唇舌干燥，便血急迫，或恶露犹未止者。

求真：用本方治此证，得奇效。

大冢敬节：亦治子宫等疾患。又，治痔疾，肛中焮热，疼痛，或便血者。若其便燥结，加大黄。

浅田氏：此方治肠痔下血。

《中国内科医鉴》：痢疾病势进步，或脓血便，身体疲劳，而独里急后重不止者，与白头翁加甘草阿胶汤。又，本方对于痢疾阴阳合并之证，及产后之痢疾，有特效。

《橘窗书影》：三村亲始妻，产后下利不止，虚羸不足，诊之，脉数无力，舌上无苔而干燥，有血热，便色亦茶褐而带臭气，因与白头翁加甘草阿胶汤，下利逐日减，血热大解。

【诸家绪论】张璐：古人云，血行则痢自止，此方岂独治产后哉。

东洞亦云，虽曰产后，不仅言产后也。当以血证为准。又云：当有急迫证概括之。

《中医诊疗要览》：热痢下重，及下利欲饮者，均为白头翁汤之目标，如有白头翁汤证，且疲劳过甚者，可用白头翁加甘草阿胶汤。

《金匮要略辑义》引《续传信方》：张仲景调气方治赤白痢，无问远近，小腹绞痛不可忍，出入无常，下重疼闷，每发面青、手足俱变者，黄连一两去毛，好胶手许大，碎蜡如弹子大，三味，以水一大升，先煮胶，令散，次下蜡，又煎令散，即下黄连末，搅相和，分为三服，惟须热吃，冷即难吃，神效。《玉函经附遗》名调气饮，用三味各三钱，知系后人改定，用附于此，以备参考。

【凭证使用】痔出血、血痢、子宫漏血等。

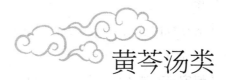

黄芩汤类

黄芩汤

太阳与少阳两证合病，心下痞，下利，腹痛，《伤寒论》主用黄芩汤。

黄芩、大枣各 11 克，甘草、芍药各 7 克。煎法、用法同前。

胡光慈《中国医学精华》：用于一般急性肠炎，有解热止泻之功。余尝以本方加健胃利尿之扁豆衣、陈皮、车前子叶，其功效益为充实。

黄芩加半夏生姜汤

黄芩汤证，有干呕者，加半夏、生姜，《伤寒论》名黄芩加半夏生姜汤。

黄芩、生姜、大枣各 5.5 克，甘草、芍药各 3.5 克，半夏 11 克。煎法、用法同前。

【证状表现】原文：太阳与少阳合并，自下利者，与黄芩汤，若呕者，黄芩加半夏生姜汤主之。

补充：见证有身热、恶寒、口渴、咽干、目眩，或头项强痛、心下痞、腹痛、下痢脓血而稠黏，脉不浮数。有时亦见恶心、呕吐之证。

【立方意义】太阳表不解而进入少阳，郁为里热，故以黄芩清里热而益阴气；芍药缓和太阴而止腹痛，并用以治肠澼之泄痢；甘草、大枣安中养脾、补益津液，则表热自解，里热亦清，所有心下痞及腹痛下利之证，亦不复作矣。若热气上逆而呕吐者，加生姜、半夏以逐水降逆，健脾和胃，即已。

【治疗标的】以身热、腹痛、下利、心下痞为主标的，恶心、呕吐为副标的而用之。

【诸家经验谈】广三氏：不拘男女老少，时节气候，凡下利者，以此治之最佳。

《中国内科医鉴》：本方加葛根、黄连，即黄芩汤与葛根黄芩黄连汤之合方，治热痢有奇效。又，若便粪如脓血者，黄芩汤为宜。

《药徵》：心下痞，腹强急而下利者，即用此汤，其应如响。

【诸家绪论】《方函口诀》：此方为少阳部位下痢之神方，与后世之芍药汤等方，不可同日而论也。

《皇汉医学要诀》：本方证应注意有头项强痛，恶寒发热，口渴，咽干，目眩之证。应与小柴胡汤鉴别。

《汉方治疗各论》：黄芩汤治痢疾、高热、腹痛、里急后重，则加大黄。呕逆加半夏、生姜。

《中医诊疗要览》：赤痢，病势缓解，热度已退，里急后重亦减轻时，可用黄芩汤。此方乃用于调整赤痢，但甘味甚至强，服用后，有时发生心下停滞及呕气等证状，此时改用黄芩加半夏生姜汤。

《医心方》引范江方：黄芩汤，治伤寒五六日，呕而利者。

《医方集解》引《机要》：用治热痢，腹痛，更名黄芩芍药汤，除大枣，治火升鼻衄及热痢。又，黄芩加半夏生姜汤，治发咳，呕苦水如胆汁。

《拔萃方》：芍药黄芩汤（即黄芩汤）治泄利腹痛，或里急后重，身热久不愈，而脉洪疾，及下痢，脓血稠黏者。

《类聚方广义》：治痢疾，发热腹痛，心下痞，里急后重，便脓血者，加大黄，若呕者，黄芩加半夏生姜汤中加大黄。

编者按：以上诸家所述经验及绪论，均以本方用治热痢相同，但有主用于高热，或久热，或无热，则各异。我个人理解，大致用于高热久热之证，当系脉虽有弦数而不强，舌有苔而少黄腻，腹部有拘急作痛而大便后重不甚，故其热虽高且久，只用此甘味和缓之剂，治之即可。至于热度已退，而亦用此方者，则因其先必有紧张之热状、脉状、腹状，以后虽已缓解，而内热、腹痛、下利之证尚在，故亦用此方以调治之。此广三氏所以有不拘男女老少时节之说，以其证轻故也。如其有里急后重，则由体工机能奋起驱逐病毒之现象，诚如求真氏所说，此时应加大黄，以辅助此妙机，可以消除细菌毒素所产生之炎性产物，且借以荡涤此种毒物也。不呕吐时固可用，即呕吐时亦可用，大冢敬节谓，治吐之剂。余独举大黄，是此证呕吐加入大黄，尤为合拍，希阅者考证之。

【凭证使用】热性下痢、急慢性肠胃病、赤痢初起者，可加大黄。

以下为黄芩汤加减方。

六物黄芩汤

有黄芩汤证兼有桂枝人参汤证，干呕、下利、上热下寒者，去黄连、甘草，加桂枝，《金匮要略》名六物黄芩汤。

黄芩、人参、干姜、大枣各 5.5 克，桂枝 1.8 克，半夏 11 克。煎法、用法同前。

【证状表现】原文：《外台秘要》黄芩汤治干呕下利。

补充：见证有心下痞硬、上热下寒、上冲、口苦、唇干、舌少苔、脉微数或身热等。

【立方意义】本方证当亦由误下后，风邪由表入里，鼓动邪热上升而发呕，强抑湿邪下降而作利，阴阳升降之路不相得，则凝结于心下而成痞硬。兹用桂枝解散风邪；干姜温通湿邪；人参健胃强心；半夏燥湿止呕；黄芩泄热消痞；大枣助阴补血。六味协力，则在上之风热与在下之湿邪，皆得和解而退散，阴阳往来之道路，亦得恢复正常。于是心胃俱健，痞硬无存，肠部机能，同臻巩固，尚何有干呕下利之证哉？

【治疗标的】以心下痞、下痢、干呕、上热下寒为主标的，身热脉微数、舌少苔为副标的而用之。

【诸家经验谈】《成蹟录》：一男子患痢，日三十余行，自不知其利，腹痛，干呕，不能食，胸中烦，心下痞硬，身热微渴，口苦，唇干，舌上无苔，脉微数，不能起卧，医以为困极，先生与六物黄芩汤而愈。

《方函口诀》：此方位于黄芩汤与桂枝人参汤之间，用于上热下寒之下利有效。又，此方类于半夏泻心汤而治下利之效，为尤捷也。

《类聚方广义》：久痢、疝痢，干呕不止，间有宜此方者。

【凭证使用】慢性肠胃病、痢疾等与阴阳相半而有干呕者。

以下为黄芩汤变方。

三物黄芩汤

四肢烦热，口舌干燥，《金匮要略》附方《千金要方》用三物黄芩汤（《千金要方》又名苦参汤）。

黄芩、苦参各 8.5 克，干地黄 17 克。煎法、用法同前，多吐下虫。

【证状表现】原文：治妇人在草蓐自发露得风，四肢苦烦热头痛者，与小柴胡汤；头不痛但烦者，此汤主之。

补充：见证有腹部不安，舌干燥，手掌、足心热强，脉见弦数或细数等。

【立方意义】本方证系由血热结合不解，身炕，手足亦炕。为用黄芩以导热下降，苦参以解散结热。二者又均有健胃、利尿、通便、杀虫、杀菌之能。再以地黄强心肾，抑制血糖而解阴虚血燥之热。在此热结不解之中，即有菌类或虫类存在者，小得同时与以剪除，诚治血热结合不解之妙剂也。

【治疗标的】以血脱、烦热难解为主标的，头痛、便秘等为副标的而用之。

【诸家经验谈】《方函口诀》：此方不限于蓐劳，妇人血证头痛，有奇效。又，用于干血劳之任何头痛烦热为主，俗称疳劳。女子十七八岁时，必多患之，可用此方。一老医传，手掌烦热，有赤纹者，为瘀血之候，干血劳有此候，无他证候者，此方为的治，亦可备一征。又治妇人血热不解，诸药不应者。

《橘窗书影》：日本桥通四丁目家主卯助妻，产后发寒热，头痛如破，饮食不进，日渐虚羸，医以为蓐劳而辞去。余与《金匮》三物黄芩汤，服四五日，烦热大减，头痛若失，时恶露再下，腰痛如折，与小柴胡汤合四物汤，兼用鹿角霜而全安。

汤本求真：余治血热用竹皮大丸料，合三物黄芩汤，屡奏奇效。往年吾友，尾台榕堂女，寒热久不解，遂成劳状，诸药无效。父母深患之，乞诊于余，余以为有血热之候，处三物黄芩汤，服数日，热渐解，后服当归建中汤而全愈。

【诸家绪论】大冢敬节：本方见证，必有心悸亢进，或称口渴者。又，应以肛门有灼热之感者，为应用之目标也。

简侯：常用此方治男女血热不解，消瘦，如劳瘵之病，加淡竹叶治之，其效较速。

【凭证使用】产褥热、干血劳及诸般劳热等。

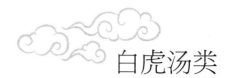

白虎汤类

白虎汤

三阳合病，腹满，谵语，身重，难以转侧，《伤寒论》主用白虎汤。

知母7克，甘草2.5克，粳米14.5克，石膏20～100克。上剉细，以水二合，煎一合，去渣，一日分三回，冷服。

【证状表现】节录原文：三阳合病，腹满，身重，难以转侧，口不仁而面垢，谵语，遗尿，脉浮滑。此表（作里）有热，里（作表）有寒。伤寒脉滑而厥者，里有热也，白虎汤主之。

编者按：阎德润氏以《活人书》作表里有热为恰。吾亦以为然。

补充：表解，身热，多汗，头晕，胸中烦热，渴欲饮冷，面红气粗，口舌干燥，脉洪大滑数，或脉小无力，或手足冷厥，胸腹热剧（用手掌按病人皮肤，则有一种灼热感），口苦干燥，尿色赤浊，或头上有汗，身发赤斑，大便秘等。

【立方意义】本方证由内热充斥，消耗各脏器内在水分，尤其水谷之海（胃）首当其冲，无水分以上输，则在上之水分失矣，故发口渴欲饮。无水分以下降，则在下之水分失矣，肾亦失开阖之力矣，故发遗尿及尿现赤浊。更因热甚而发谵语，身重，手足冷厥，或身发赤斑等证。兹君以甘寒之石膏，降胃火，润枯燥，镇静，镇痉，止渴解热；臣以苦寒之知母，泻肾火，除骨蒸，镇静滋阴，止渴除烦；佐以甘草之甘平，增加唾液，和缓急迫；粳米之甘平，滋养中宫，润膜止渴。合用以润燥止渴，滋阴解热，缓急镇痉，调护中宫。热其有不解，渴其有不止者哉？热渴既解，上下水分得复，其余一切诸证，尚有留恋不解者哉？

【治疗标的】以胸腹热剧、大渴引饮、烦燥谵语为主标的，头晕、身重、赤斑、脉洪大、滑数等为副标的而用之。

【诸家经验谈】《医学纲目》：孙兆治一人自汗，两足逆冷至膝下，腹满，人事不省。孙诊，六脉小弱而急，问其所服药，取视之，皆阴病药也。孙曰：非受病重，药能重病耳。遂用五苓散、白虎汤，十余帖，病少苏，再服全愈。

《成蹟录》：一丈夫患疫，经二十余日，谵语不识人，舌上有黑苔，遗尿，不大便，午后烦热闷乱，绝食数日，两脚痿弱，足微肿，先生诊之，即与白虎汤兼用黄连解毒散，不日全愈。

《生生堂治验》：近江屋某儿，因中暑，身灼热烦渴，四肢懈惰，一医与白虎汤，二旬余，犹未效。先生曰，某氏治法，非不当也，然不愈者，剂轻故也。即倍前药与之，须臾，发汗如流，翌日索食，不日痊愈。

《医学入门》：白虎汤，治一切时气，瘟疫杂病，胃热，咳嗽，发汗，及小儿疱疮，瘾疹，伏热等证。

《名医类案》：项彦章治一人病甚，诸医皆以为瘵，尽愕，束手。项诊之，脉细数而且实，细数者，暑也。暑伤气，宜虚，今不虚而反实，乃热伤血，药为之也。家问死期，曰，何得死，为作白虎汤饮之，即瘥。

大冢敬节：中风，眩晕，非白虎汤不为功。

《温病研究》：发狂，特见于白虎证。

简侯：曾治本市城内前县立图书馆长陈季明先生，罹热病，身热，无食欲，口渴饮水，头昏，大便秘，小便赤浊，卧不能起，已七八日，服药不解。召我往治，胸腹热甚，少汗，脉洪大有力，为拟白虎汤。陈亦知医者，见处方有石膏，用至两许，惧不敢服，告以此方石膏，非大量不可，且仅服一帖，明日再改方，始允照服。次日往诊，据诉，服后身汗热减，大便虽行，仅数枚，不甚快利，可吃稀粥少许，改用大柴胡汤与服二帖，身热尽去，大便爽利，食欲复常而治矣。

又，北乡陆家庄农民陆姓，暑日得病，身大热无汗，身重，难以转侧，头昏谵语，呕吐不食，舌淡黄苔，小便红，大便秘，脉滑大，延余治，与白虎汤。服后，身汗热退，能转侧，大便虽行而不利，脉两手较缓，苔黄薄，转调胃承气汤，未尽二帖而全愈。

又，泰州新城卢姓农妇，妊娠已六七个月，身大热，有汗，昏糊不食，眩晕呕吐，口渴甚，入水亦吐，脉数而有力，舌苔黄而欠津，大便二三日未行，小便热赤，手足不温，时有寒战，肢体酸疼，坐卧不宁。诸医皆束手，予考虑至再，放胆用白虎汤加黄连少许，分二次微温服，仅一帖，次日来诊，呕吐已止，身热晕昏亦减退，尚未大便，为拟黄连解毒汤，仅一帖，次日来诊，大便通畅，身凉，脉静，神清，能食粥一二碗，自诉无所苦，为拟麦门冬汤二三帖调理而愈。

【诸家绪论】《活人书》：化斑汤（即本方加葳蕤）治斑毒，本方加苍术，名白虎加苍术汤，治湿温病。

《幼科大全》：白虎汤治小儿马脾风。

按：《蕴要》白虎与小柴胡合方，名参胡石膏汤。《赤水玄珠》名小白汤，亦有名柴白汤者。

《治病法轨》：白虎汤，如左脉浮虚或细弱者，加生、熟地。

《泻疫新论》：挟热不利，六脉洪大，口唇干燥，有柴胡汤证者，合白虎汤，名小白汤，若心烦者，加黄连。

钱潢：若胃实痛者，为有形之邪，当以承气汤下之。此但外邪入里，为无形之邪，故用寒凉清肃之白虎汤，以解阳明胃腑之邪热。

【凭证使用】麻疹、疟疾、肠伤寒、日射病、头痛、眼目痛、齿痛、齿牙发生困难证、咽喉痛、狂病、热性下利及其他之热性病等。

以下为白虎汤之加味方。

白虎加人参汤

白虎汤证，汗多气虚，心下有痞满之状者，加人参，《伤寒论》《金匮要略》名白虎加人参汤。

知母6克，石膏20～100克，甘草1.8克，粳米12克，人参3克。煎法、用法同前。

【证状表现】《伤寒论》：服桂枝汤，大出汗后，大烦渴不解，脉洪大者，若吐、若下后（《医宗金鉴》云当有"若汗"二字），七八日不解，热结在里，表里俱热，时时恶风，大渴，舌上干燥而烦，欲饮水数升者。伤寒，无大热，口燥渴，心烦，背微恶寒者。伤寒，脉浮，发热无汗，其表不解者，可与白虎汤，渴欲饮水，无表证者，白虎加人参汤主之。

《金匮要略》：太阳中热者，暍是也，汗出恶寒，身热而渴，白虎加人参汤主之。

补充：当有心下痞硬证。

【立方意义】白虎汤证加人参，为鼓动心脏机能之强度而去痞硬。同时，与甘草、粳米调护中宫，滋其化源而使津液不致虚亏。同伍石膏、知母，借其辅助之力，尤能克奏解热解渴之功。

【治疗标的】以白虎汤证而心下有虚性痞硬者为主标的而用之。

【诸家经验谈】《漫游杂记》：一男子患气疾，两脉洪数，心下痞坚，大便燥结，寝寐不安，语言失理，称王称帝。余以三圣散吐之，二回后，与参连白虎汤（即本方加黄连一味也），三十余日，全愈。

《病因备考》：一男子，年六十余，其鼻不闻香臭者四年，来请治。余曰，病以积年，药无益也。翁曰：某自少壮，即易气逆，幸气逆得治足矣。余乃漫然作白虎加参连汤与之，六十余日，忽闻香臭而后平。

《名医类案》：汪石山治一人，年三十余，形瘦弱，忽病，上吐下泻，水浆不入口者七日，自分死矣。汪诊脉，八至而数，曰，当夏而得是脉，暑邪深入也。吐泻不纳水谷，邪气自甚也，宜以暑治。遂以人参白虎汤进半杯，良久，复进一杯，觉稍安，三服后，减去石膏、知母，以人参渐次加作四五钱，黄柏、陈皮、麦冬等，随所兼病而佐使，一月后，平复。

又，一仓官，夏季时，病胸项多汗，两足逆冷，谵语，医者不晓，杂治经旬，罗（谦甫）诊之，关前濡，关后急，当作湿温治。盖先受暑，后受湿，暑湿相搏，是名湿温。先以白虎加人参汤，次以白虎加苍术汤（白虎加苍术一味），头痛渐退，足渐温，汗渐止，三日愈。

《生生堂治验》：草庐先生，年七旬，病消渴，引饮无度，小便白浊，周殚百治，颓敝日加，举家以为不愈，病者亦嘱办后事矣。先生诊之，脉浮滑，舌燥裂，心下硬，曰可治，乃与白虎加人参汤百余帖，全愈。

徐同知方：人参白虎汤（即本方），治伏暑发渴，呕吐，身热，脉虚自汗。

方舆輗：此方之正证，为汗大出，有微恶寒，身热，大渴引饮也。

《病因备考》：消渴，未经年月者，虽五十以上，间有得治者，白虎加人参汤主之。世医多以此病为难治者，畏石膏故也。

《类聚方广义》：治霍乱吐泻后，大热烦躁，大渴引饮，心下痞硬，脉洪大者。又，治疟病，大热如烙，谵语烦躁，汗出淋漓，心下痞硬，渴饮无度者。

《皇汉医药全书》：本方治恶性热病。又，解热困难之证，用此方甚妙，或加黄连，名参连白虎汤。

《伤寒辨证》：长沙所主白虎及白虎加人参汤八证，皆主热病烦渴，表里大热。盖温病、热病之邪，自内出外，本非暴感风寒，故不宜发汗。又热发于外，内邪不实，不可峻下，故宜此汤及竹叶石膏汤、黄连解毒汤选用。

《保赤全书》：人参白虎汤（即本方），治盛暑烦渴，痘出不快，又解麻痘，斑疱等热毒。

《活人辨疑》：化斑汤（即本方），治赤斑，口燥，烦渴，中暍。

【凭证使用】急性传染热病、鼻病、消渴病、麻痘热毒等，余同上方。

白虎加桂枝汤

白虎汤证而具有桂枝证者，《金匮要略》主用白虎加桂枝汤。

知母6克，石膏20～100克，甘草1.8克，粳米12克，桂枝3克。煎法、用法同上。

【证状表现】原文：温疟者，其脉如平，身无寒，但热，骨节烦疼，时呕，白虎加桂枝汤主之。

补充：见证，有手足热，脉浮滑，或浮洪，渴欲饮水，上冲头疼烦躁等。

【立方意义】白虎，原为甘寒除热之剂，以治有热无寒之温疟，未尝不恰合病情，而必加入辛热之桂枝者，以其有伏气外出之象，而见上冲头痛，至发作时，身体乃有疼痛，总由邪气郁结于肌肉间，在皮肤，则令发热，至骨节，则令烦疼，故须借桂枝之力，驱其出表，而以白虎清其内热，立方之妙义，其在斯乎。

【治疗标的】以身热头痛，骨节烦疼，渴欲饮水为主标的而用之。

【诸家经验谈】《险证百问》：一妇人之疟，干呕不能食，使强食之，则必吐，发时，身体疼痛，寒少热多，呕吐益甚，试多与冷水，则呕吐稍止，于是作白虎加桂枝汤，热服之，忽振寒发热，大汗出而愈。

《类聚方广义》：霍乱，吐泻后，身体灼热、头疼身痛、大渴烦躁，脉洪大者，宜此方。

《医学广笔记》：翁文学具茨，感冒发热，舌生黑苔，烦渴，势甚剧，时稽动，诸昆仲，环视挥涕，群医束手，仲淳以大剂白虎汤一剂立苏。

《方函口诀》：他病，有上冲头痛证，亦有效。

【凭证使用】恶性疟、间歇热、狂病、日射病、糖尿病初期、眼球充血、妄语、狂走、大渴引饮等。

以下为白虎汤之变方。

竹叶石膏汤

白虎加人参汤证，身热口渴，胸烦欲呕，虚羸少气者，去知母加竹叶、麦冬、半夏，《伤寒论》名竹叶石膏汤（《外台秘要》引文仲名竹叶汤）。

竹叶3.5克，石膏20～100克，半夏5克，人参2.5克，甘草2克，粳米8.5克，麦冬11克。以水三合，煎一合，去滓，一日分三回，冷服。

【证状表现】原文：伤寒解后，虚羸少气，气逆欲吐者，竹叶石膏汤主之。

补充：见证有烦渴，黏膜干燥，脉虚数无力，舌有白苔，或咳嗽，或恶心，小便赤浊，食欲不振，腹部有陷没，或指甲唇青，手足厥冷等。

【立方意义】本方证外热虽解，内热犹炽，津液为其熏灼，凝结成痰，侵肺则作咳；侵胃则呕吐。兹用竹叶止烦渴；石膏清胃热；半夏蠲饮止呕；人参健胃补虚；麦冬生津下气；甘草缓急调中；粳米焙土和胃。虚得补而健，热得津而和，燥得津而润，饮得除而不上泛，气得降而不上逆，则诸证安戢。邪热无所存于其间，自能恢复如常矣。

【治疗标的】以烦渴、身热、枯槁、恶心、脉虚数为主标的，气逆、咳嗽、厥冷、苦闷、小便赤浊、为副标的而用之。

【诸家经验谈】《治瘟篇》：一妇人发热，微恶寒，心下苦闷，下利呕逆，舌上白苔，脐上动悸高，脉弦紧，与大柴胡汤，下利稍止，呕逆益剧，胸腹热炽，烦渴欲饮水，四肢微冷，脉沉紧，与竹叶石膏汤，服七剂痊愈。

又，席工为吉，年十二，下利，日二三行，略无所苦，日日出游，一日洞泄如注，凡六行，眼陷，鼻尖，身热炽甚，心下苦闷，呕逆，舌上白苔，渴欲饮水，脉沉紧，与竹叶石膏汤，五日而愈。

《医学广笔记》：四明虔吉庆因三十外出疹，不忌猪肉，兼之好饮，作泻八载矣。忽患伤寒，头痛如裂，满面发赤，舌生黑苔，烦躁口渴，时发谵语，两眼不合者七日，洞泄如注，较前益无度。诊其脉，洪大而数，为疏竹叶石膏汤方，因其有腹泻之病，石膏止用一两，病初不减……照前方加石膏至二两，急进一剂，夜卧遂安，即省人事。再剂，而前恶证顿去，不数剂霍然，但泻未止耳。余为疏脾胃双补丸方（人参、莲肉、菟丝子、五味子、山萸肉、怀山药、车前子、肉豆蔻、橘红、砂仁、巴戟天、补骨脂，炼蜜为丸），更加黄连、干葛、升麻，以痧痢法治之，不一日，泻竟止。八载沉疴，一旦若失。

又，痧痢喘者，慎勿用定喘药，惟应大剂竹叶石膏汤加西河柳、玄参、薄荷各二钱。

《橘窗书影》：幕府针医，吉四秀贞妻，年三十，伤寒数月，热不解，脉虚数，舌上黄苔，不饮食，咳嗽甚，痰喘壅盛。余与竹叶石膏汤二三日，热稍解，舌上湿润，小便色不减，因与竹茹温胆汤，痰退咳安，食大进，不日全快。

《张氏医通》：夏日感冒，吐泻霍乱，甚至则手足厥冷，少气，唇面指甲皆青，六脉俱伏，吐出酸秽，泻下恶臭，便溺黄赤者，此火伏厥阴也。为热极似阴之候，急作地浆煎（不要亦可），煎竹叶石膏汤，误作寒治，必死。

《类聚方广义》：骨蒸劳热，渴而上气，衄血，吐血，燥渴，烦闷不安眠者，并治消渴，贪饮不止，口舌干燥，身热不食，多梦，寝汗，身体枯槁者，若大便不能，兼用调胃承气汤。

胡光慈：每以用之于麻疹后期，续发肺炎，有滋养身体，消炎解热之卓效。故凡属消耗性之久热高热，用白虎汤恐其衰弱身体机能者，均宜服之。

【诸家绪论】《汉药神效方》：福井枫亭曰，噤口痢，虚烦，宜用竹叶石膏汤。

《王氏易简方》：本方去石膏，加附子，名既济汤，治发热下痢。

《伤寒广要》：既济汤先君子施之阳变阴，犹剩浮热者，及少阴病，未至大脱而虚热燥渴者，其应如神。

《泻疫新论》：泻止后，余炎犯胃，呕渴不止，或呃逆者，宜此方，方中人参，宜更竹节。

《外台秘要》引《集验》：此方有生姜，疗伤寒虚羸少气，气逆苦呕。又引崔氏，于本方去石膏，加姜、枣，名竹叶饮。

《幼科大全》：竹叶石膏汤，治小儿虚羸，少气，气逆，四肢厥热。方中竹叶，用淡竹叶。又，本方去半夏、粳米，加知母，治麻疹烦渴。

《伤寒大白》：知母石膏汤（即本方去人参，加粳米、知母），治火喘有痰，兼可治痰火呕吐，痰火咳嗽等证。

《中医方剂学讲义》引《妇人良方》：竹叶石膏汤，用竹叶、石膏、桔梗、木通、薄荷、甘草、姜，水煎服，治胃火盛而作渴者，可与本方作对比的研究。

【凭证使用】日射病、肺结核、麻疹、肠窒扶斯及其他之热性病等《汉方新解》。此外，如肺炎、流行性感冒、糖尿病、麻疹等，余热不退，有咳嗽、口渴、多汗、身体枯燥之症者。

白虎汤类

137

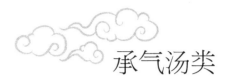

承气汤类

小承气汤

阳明病，潮热，腹满，大便硬，《伤寒论》《金匮要略》主用小承气汤。

大黄 4.8 克，厚朴、枳实各 3.6 克。以水三合五勺，煎五勺，去滓，顿服。初服汤，当更衣（汉时称大便为更衣）。不尔者，尽服之，若更衣者，勿服之。

厚朴三物汤

小承气汤证，见腹痛，支饮，大便秘结，加减上方分两，《金匮要略》别名厚朴三物汤（又名厚朴大黄汤）。

厚朴 5.6 克，枳实 3.3 克，大黄 2.8 克。煎法、用法同前。

【证状表现】《伤寒论》《金匮要略》本方证有多条，为节录如下：腹大满，不通，或硬而少，多汗，胃燥，谵语，有潮热，脉滑而疾；或因吐下发汗后，微烦，小便数，大便因硬；或烦躁，心下硬，下利，有燥屎。用小承气汤和之。

《金匮要略》：痛而闭者、支饮胸满者，厚朴三物汤主之。

补充：心下满，腹痛而胀，大便或秘结，或下利，溲赤，脉滑而疾或沉而有力，舌苔黄或多腻，或哕逆等。

下方（厚朴三物汤）证与上方（小承气汤）证大致相同，只胸腹满甚而有吐水之证。

【立方意义】 上方证因为有宿食积滞，结合生热，大便燥而硬，难以排出，故用大黄以泻热通积，脘腹部因受里热影响而有膨满感，则以厚朴之苦下其实。因心下有痞塞之感，则以枳实之苦破其积。下方所用药味虽相同，而命名有别者：上方以大黄为主，重在泄热通积，利其大便；下方以厚朴为主，重在行气下实，除其腹满。同是一方，因证状之稍异，分两之加减，主治遂有区别，其细微入妙如此。

【治疗标的】 上方，以心下硬、微烦、潮热、大便硬、脉滑疾有力、苔黄为主标的。下方，以心下膨满、胃中停水、腹痛、便闭为主标的。

【诸家经验谈】《入门良方》：小承气汤治痢疾初发，精神甚盛，腹痛难忍，或作胀闷，里急后重，数至圊而不能通，窘迫甚者。

南拜山氏：腹部突然饱满，外现尚属健康，但觉便秘腹痛，或其他种种之障碍者，用厚朴三物汤，则腹可渐小，证状亦无。

《险证百问》：师曰，腹满吐水，谓大便闭而吐水者，有与厚朴三物汤而愈。

【诸家绪论】《拔萃方》：顺气散（即小承气汤），消中者，热在胃而能饮食，小便赤黄，以此下之，不可多利，微微利之，至不欲食而愈。

《温疫论》：热邪传里，但上焦痞满者，宜小承气汤。

《素问病机气宜保命集》：三化汤（即小承气汤，加羌活）治中风，邪气作实，二便不通。

按：《成方切用》云，三化者，使三焦通利，复其传化之常也。加羌活者，病本于风也。然中风多虚气上逆，无用"承气"之理，非坚实之体，不可轻投。

《幼科发挥》：三化丸（即小承气汤之为丸者），去胸中之宿食，菀茎（阴茎）之热。

《腹证奇览》：胸满，心下有支饮，结实而大便硬，或秘闭，时时心下痛，或吐水者，为厚朴大黄汤证。

《类聚方广义》：厚朴三物汤，治痢疾腹痛甚，里急后重者。

《成方切用》：厚朴大黄汤（即小承气汤），治腹满之痛而闭者，即曰三物汤。盖此重散结气，故以厚朴为主，彼乃与七物汤对照言之也。

【凭证使用】上方，肠伤寒、赤痢、脚气、肠胃病等。下方，腹痛、便闭、肠阻塞、吐水、心下满痛等。

以下为小承气汤加方。

厚朴七物汤 🌀

厚朴三物汤证，而有发热，脉浮数之表证，腹满之里证，加甘草、桂枝、生姜、大枣，《金匮要略》名厚朴七物汤。

厚朴 9.5 克，甘草、大黄各 3.5 克，大枣 3 克，枳实、生姜各 6 克，桂枝 2.5 克。上剉细，以水三合煎一合，去滓，一日分三回，温或冷服。

【证状表现】原文：病腹满，发热十日，脉浮而数，饮食如故，厚朴七物汤主之。

方后云：呕者，加半夏；下痢，去大黄；寒多，加生姜（《外台秘要》加干姜）。

补充：见证有上冲呕逆、大便不利等。

【立方意义】本方证包含桂枝去芍药汤、厚朴三物汤。由太阳表证未去而又有腹满气胀，大便不通之里证，故用桂枝治上冲而解表；生姜除水毒而止呕；枳、朴，消胀下气；枣、草缓和急迫；大黄泄热通下。体不虚而病实者，用此通治表里，则愈。

【治疗标的】以腹满发热、脉浮数、大便不通、上逆呕吐为主标的而用之。

【诸家经验谈】《医事小言》：一农家子，二十岁，由石尊归，寒热如劳，颜色衰疲，腹满少气，衣不前合，自乳下至扶容（即不容）边，青脉络如丝瓜，常住暗室，不欲见客，断为难治。告其父，其父知非小病，恳乞赐药，与厚朴七物汤。后再求药时，云颇快，又与前药，经数日，乞再诊。余以前断难治，不必再诊答之。使者谓愈而强恳，至时，疾者已经轻轻出迎于堂上。余惊诊之，腹满已消，寒热已止，元气清爽，云已出游近邻矣。然余至今尚不知何故，有如是之速效也。

《类聚方广义》：本方治伤食吐下后，胸中不爽快，干呕，腹满或头痛有热者。

又，治痢，食，腹满拘急，发热，腹痛剧而呕者，加芍药，或芒硝，亦良。

【诸家绪论】《三因方》：七物厚朴汤（即本方），治腹满发热，以阳并阴，则阳实而阴虚，阳盛生外热，阴虚生内热。脉则浮数，浮则为虚，数则为热，阴虚不能宣导，饮食如故，致胀满者，为热胀。

《疝气主治论》：厚朴七物汤治疝，腹痛甚，而为胀满者方。

【凭证使用】鼓肠、食伤、腹膨满等，体实有表证者。

大承气汤

有小承气汤证，潮热，谵语，脉滑实，脐部及上下左右坚满，按之紧张有力，或诉痛者，加芒硝，《伤寒论》《金匮要略》名大承气汤。

大黄2.4克，厚朴4.8克，枳实2.8克，芒硝3.6克。以水一合五勺，煎五勺，去滓，内硝，溶而顿服之。方后云：先煮朴、枳二物，去滓，内大黄，去滓，内芒硝，更上微火二沸，分温再服，得下，余勿服。

按：此方云得下，即止服，分温再服者，以剂量大故也。今缩小其剂量，宜顿服，不下，可再服一剂。

【证状表现】原书大承气汤共有二十五证，为节略如下：汗出不恶寒，腹满而喘，有潮热，大便硬，转矢气，谵语，脉滑而疾，不能食，绕脐痛，烦躁，发作有时，腹满痛，不能卧，目中不了了，睛不和，舌苔黄，或下利清水，口干燥，有宿食，或心下坚，或口噤，脚挛急，齘齿（上下齿相切），或少腹坠痛。

补充：见证脐四周按之硬，左腹部累累如卵石之状，有叫痛而不可按者，或腹部膨胀，大小便不通，或发癫狂，或欲饮水，小便赤，或四肢逆冷，郁冒昏愦，舌见干燥灰黑色苔，而有焦刺（亦有时无舌苔）或身面见肿状者。

【立方意义】此以小承气汤加芒硝一味而成方。芒硝咸寒，为软坚化积，清热泻下之品，与大黄合用，攻坚通泻之力极强。厚朴、枳实之量，倍于大黄，所谓制大其剂也。先煎枳、朴，后内大黄同煎，再内芒硝同煎二沸，与小承气各味同煎，有不同之性味与不同之效能。前者，共煮成熟而和缓。后者分煮，生熟各别，熟者性纯，生者性峻，此所以名之为大也。

【治疗标的】以潮热、腹满（通例以脐部为中心）、烦躁、便闭为主标的，脉紧数（或沉实、沉滑而疾）、谵语、唇焦、舌苔黑而腻、腹中有坚块、大便或自利清水等为副标而用之。

【诸家经验谈】《皇汉医药全书》：大承气汤治腹中坚硬紧张，或下利，大便臭秽，或粪便太干，排泄困难者。一切腹坚满，大便不通之证，以此治之，均有良效。小儿腹胀满而痛者，亦宜。疫痢、霍乱、伤寒等传染病，欲先下其毒物者，此为不可缺少之要药，中毒性下利，甚佳。

《汇聚单方》：余治一少年腹痛，目不见人，阴茎缩入，喊声彻天，医方灸脐，愈痛，欲得附子理中汤。余偶过其门，诸亲友邀入，余曰，非阴证也。主人曰，晚于他处有失，已审侍儿矣。余曰，阴证，声低小，只呻吟耳。今高厉有力，非也。脉之，伏而数且弦，肝为甚，外肾为筋之会，肝主筋，肝火盛也。肝脉绕阴茎，肝开窍于目，故目不明，用承气汤一服立止，知有结粪在下故也。

《治病法轨》：高继昌年六十余，久泄不止，百药罔效，诸医皆束手无策。余因其脉右关沉滑且实，即作大承气汤一剂，泄减，二剂泄愈。此因其有宿积阻滞于肠胃，若不用此大泻大攻之药，而去其宿积，泄泻永无止期，此系治热积之法。

《建殊录》：商人某，患天行痢，一医疗之，度数颇减，但下臭秽，日一再行，饮食无味，身体羸瘦，四肢无力，至年月日益甚，众医无效。先生诊之，作大承气汤，数日全治。

又，近江屋嘉兵卫男，年十三，患天行痢，里急后重，心腹刺痛，噤口三日，苦楚呻吟，四肢扑席，诸医无效。先生诊之，作大承气汤使饮之（每帖重十二钱），少顷，蒸振烦热，快利如顷，即愈。

《成蹟录》：浪华某氏女，六十余岁，乙卯夏，食筍及盐藏之松蕈后，恶心或腹痛，延至丙辰夏，请诊于先生，饮以大承气汤，少顷，吐出前夏所食之筍蕈，续服前方，数十帖，复常。

《古方便览》：一男子年四十余，热病十八九日，口不能食，目不能视，身体不动，手足清冷，诸医谓阴证，与参附辈，无寸效。余诊两脉如蛛丝欲绝，候其腹脐下，有物磊砢，乃与大承气汤，下燥屎五六枚，诸证顿退。

按：此方与《成方切用》所云：古人有治恶寒战栗，用大承气汤下燥屎而愈之证相类似。

又，一妇人患伤寒，谵语狂笑，下痢清水，日十余行，诸医不能疗。余诊，腹硬满，按之痛，乃作此方（即大承气汤），连进三剂，利即止，诸证皆退。

又，一老人患偏头痛，其痛如刀刽不愈，四十余日，诸医不能疗。余诊，腹硬满，大便不通十四日，舌上黄苔，面目黧黑，乃与此方（即大承气汤）五剂，下利五六行，诸证顷退，六七日痊愈。

《本草纲目序例》：有妇，病吐逆，大小便不通，烦乱，四肢冷，渐无脉，凡一日半，与大承气汤二剂，至夜半，大便渐通，脉渐生，翌日乃安。此关格之病，极难治。经曰：关，则吐逆；格，则不得小便，亦有不得大便者。

浅田宗伯：某商，年约二十五，患脚气，两脚麻痹，有微肿，服药四五日，脚气若失。某商大喜，饮食不节，起居不时，忽腹满如鼓，二便不利，气急促迫，两脚肿满，按脉洪数，余大惊，以为冲心在瞬息间，欲与降气利水之剂。但此人因恣饮食而停滞，致现胃实证，恐不能见效，宜先去其宿滞，后施前策，未为晚也。急使服大承气汤二帖，小便稍利，腹满少减，连服五六帖，大便渐通，诸证皆安，十余帖，大患霍然痊愈。

又引《总病论》：若营卫不通，耳聋囊缩，不知人，即用大承气汤下之，可保一生于五死。

又引《医疗杂录》：小便闭，而至于涓滴不通，小腹硬满而闷乱，用种种利水药不通，因而大便秘结者，则宜用大承气汤，大便一通，小便亦自通矣，是屡经验之事实也。又云，病后小便闭，虽当别论，但无病之人，壮实之人，小便急闭者，无有更比大承气汤之速效者，因急闭，多属实证也。

《医学正传》：治一人，六月投渊取鱼，至深秋雨凉，半夜小腹痛甚，大汗，脉沉弦细实，重取如循刀责责然，此阴邪固结之象，便不当有汗，今大汗出，此必瘀血留结，营气不能内守，而渗泄于外也。且弦脉，亦肝血受伤之候，与大承气汤加桂二服，微利痛减。连日于未申时，腹坚硬不可近。与前药加桃仁泥，下紫血升余，痛止，脉虽稍减，而责责然犹存。又以前药加川附子，下大便四五行，有紫黑血如破絮者二升而愈。

《名医类案》：虞恒德治一人，病伤寒，阳明内实，医以补药治之，而成发咳逆。十日后，召虞。诊其脉，长而实大，与大承气汤大下之，热退，而咳亦止。

《续名医类案》：陆养愚治一妇，孕九月，大小便不通，已三日，忽胎上冲心，昏晕数次。诊之，脉洪大而实，谓当下之，与大承气汤一剂，少加木香、豆仁。村医见用大黄两许，摇头伸舌，其良人有难色，乃谓之曰，余坐汝家，待共得生始去，始安心煎服，一二时许，二便俱行，去黑矢极多，胎亦无恙，乃留调气养荣汤煎服之而愈。月余产一男。

又，王海藏治许氏阳厥发怒，骂詈不避亲疏，或哭或歌，六脉举按皆无力，身表如冰石，发则叫呼声高。洁古云，夺其食即已，因不与之食，乃以大承气汤，下得脏腑积秽数升，狂稍宁，数日，复发，复下，如此五六次，行大便数斗，疾缓，身温，脉生，良愈。此易老夺食之法也。

余无言：余治一病者，胡永年，四十五岁，患温病，热极而狂，四出奔走，时或叫嚣，有时如见鬼神，作叩拜顶礼之状，有时逾墙上屋，一跃而登。其家人乞余为之诊治，病者知余医也，乃跪拜如礼佛状，余以温言慰之，书大承气汤，加天竺黄、胆南星、鲜竹沥与服，一剂而大减，三剂而痊愈。

简侯：曾治一潘姓老人之孙女，年十六七岁，罹伤寒病，谵语，面赤，脉滑急，大便溏泄，日二次，舌苔焦黄带黑，下齿亦焦黄，无食欲，时有昏迷状态。夜间，忽奔至其祖榻前，云有二人向之索钱，每人需五十元，否则系之走，求祖界之，祖起，喻以给过，始回寝。次日，其祖延我往治，以大承气汤为主剂，时加入熊胆、黄连或真珠母、地黄、青蒿等，计服八九帖而全治。

【诸家绪论】《泻疫新论》：本方用治无呕吐而泻不止，日十数行者。

《类聚方广义》：凡瘤毒壅滞证，其人腹中坚实，或硬满而大便难，胸腹动悸，或喜怒无常，或不寐惊惕，健忘怔忡，或身体不仁，或战栗瘫痪，筋挛骨痛，或语言謇涩，缄默如偶人，而饮啖倍常，或数十日不食不饥等证。变怪百出，不可名状，或称狂、或称痫、或称中气、中风，或称心脾虚弱者，能审其脉状腹证，与以此方……

又，痿躄（下肢运动麻痹），腹中有坚块，便秘、口燥，脉实有力者，非此方不能治，用附子汤、真武汤交替互用亦佳。

《本草汇言》：嘉祐方，治伤寒，热实结胸，铁锈磨水，入承气汤服之，极验。又，大承气汤加桂、加桃仁，兼治瘀血留结，或加附子以行之。

《卫生宝鉴》：于本方加黄连。

《外台秘要》引《广济》：疗胸胁旁妨闷，胃中客气，大便苦难，大黄丸（即于本方加杏仁、葶苈子二味）。

张子和：今代刘河间治膈气，噎食，用承气三汤独超。

《中西医学比观》引日医语（大约是汤本求真）：承气本为逐邪，而非专为结粪设也。若必待其结粪，则血液因热而搏，变证迭起，是犹养虎遗患，医之咎也。况溏粪失下，蒸作极臭，如败酱或如藕泥，至临死不结者有之，但得臭秽一去，则邪毒由此而消，脉证由此而退，岂可考于结粪而后行邪。

张公让云：此卓论也。若见必死病，有时承气亦大弱，不如巴豆剂，能挽九死于一生。

又云：痉挛性便秘，宜用镇静剂，不可用攻下剂，每见便秘用鸦片，可以通下者，若协下剂用之，则解痉与通下，可得相互协助之效。

《生生堂治验》：用调胃承气加葱白汤，以葱白能镇静肠肌痉挛，硝黄得之，则通下可以顺利。若单用巴豆、硝黄则徒增其痉挛，加重其便秘耳。

【凭证使用】麻疹、痘疮、破伤风、痉病、狂病、痿躄、急惊风、精神病、胃肠病、急性大小便闭、眼疾、肥胖人高血压，以及痢疾初起、脚气冲心将发者。

调味承气汤 🌀

有大黄甘草汤证而较急迫，有小承气汤证而较轻微，在大黄甘草汤中加芒硝，在小承气中去枳、朴，《伤寒论》名调味承气汤。

大黄（酒浸）6.4克，甘草、芒硝各3.2克。煎法、服法同大承气汤，少少温服。

方后原文：大黄、甘草先煮，去滓，内芒硝，更上微火全沸。

【证状表现】原文有八条，节略如下：胃不和，谵语，内实，腹微满，胸痛，郁郁微烦，温温欲吐，蒸蒸发热，大便反溏……

补充：见证大便或结，脉实，或滑数，或口渴多食，或易饥，或咽喉肿病，口舌生疮，或发赤斑。

【立方意义】在大黄甘草汤中加芒硝者，为攻热泻火也。在小承气汤中去枳、朴者，以胸无痞满，不欲其速下也，犹恐芒硝、大黄性急，取大黄酒浸，芒硝后煮，更加甘草以缓和之，煎成少少服之，即尤氏所谓因势利导，不取大下而取缓行，故名之为调胃也。

【治疗标的】以胸部郁郁微烦、腹底有凝结状、大便不通利为主标的，口渴、脉滑数、身热、胸痛等为副标的而用之。

【诸家经验谈】《名医类案》：罗谦甫治提刑李君长子，年十九岁，诊其脉，沉数，得六七至，夜呼呼不绝，全不得睡，又喜饮冰水，阳证悉具，且三日不见大便，宜急下之，乃以酒煨大黄六钱，炙甘草二钱，芒硝五钱（即本方），煎服。至夕，下数行，去燥粪二十余块，是夜，汗大出，次日身凉脉静矣。

《漫游杂记》：一老人过经十余日不解，手足冷，心下满，口不能食，舌上焦黄，昼间烦热，头汗出，脉沉细无力。余诊之，与调胃承气汤，得燥屎八九枚，脉变洪迟，乃与竹叶石膏汤，数十日而解。

《儒门事亲》：屈村张氏小儿，年十四岁，小溲数日不能下，下则成砂石。跳跃旋转，号呼不已。大便秘涩，肛门脱出一二寸。戴人曰：此下焦约也，不吐不下，则下焦何以开，不令饮水，则小溲何以利。以调胃承气一两，加牵牛头末三钱，河水煎服。又用瓜蒂末，丸如芥子许，六十粒服下，上涌下泄，一时齐出，有脓有血，涌泄即完，令饮新汲水一大盏，小溲已利一二次矣。凡饮新汲水二三十遍，病去九分，止哭一次。明日，困卧如醉，自晨至暮，猛然起走索食，与母歌笑自得，顿释所苦。

《生生堂治验》：一娼年二十，小便点滴不通者三年矣。但饮食行动如常，约费巴豆、大黄、芒硝等数斤，皆不应。先生按其腹，虽甚硬，但燥屎及硬块等物，无一应手者，即与调胃承气加葱白汤（本方汤内加葱白十茎），便利，遂不失节。

《成蹟录》：一男子，腹胀，脚下洪肿，小便不利，不大便十余日，舌上黑苔，唇口干燥，心烦呕吐，饮食如故。先生与调胃承气汤，秽物大下，诸证悉去。

【诸家绪论】 汤本求真：由余经验，肠窒扶斯，见大小承气汤证者甚少，调胃承气汤证反多。但不限于此病，凡高热持久，及诸疮疡内攻（如化脓性脑膜炎是）等，而现此证者颇多。学者须熟记之，不可失误。

《用方经权》：高粱太过之徒，其毒酿于胃肠，失其升降之职，潮热寝汗、微咳、脉数、大便或秘或下利，状如虚劳，心气迫塞，悲笑无时，胸动步难，其腹微满，或里急拘挛者，凡食毒蓄酿胃腑，发为诸证，或下流郁极于肠中，小腹微满，大便不快，月事为之失调者，若审证不误，施以此方，则有万全之效。

《卫生宝鉴》：本方为末，炼蜜丸，名破棺丹，治疮肿，一切风热。

《经验良方》：治热留胃中发斑，及服药过多，亦发斑，此药主之。

《泻疫新论》：此方，下利久下止，虚羸颇甚，腹皮贴背，无痞满等证者，或泻止后，经数日，余邪再聚，发前症，但疲困殊甚者，宜此方，或加当归、芍药也。医每遇此等证，见其疲困，恐大黄损元气，疑虑失措，往往与参附之剂，误人者多，不可不戒矣。

《医垒元戎》：本方加当归，名涤毒散，治时气疙瘩、五发、疮疡、喉闭、雷头。

《外治秘要》引《集验》：加地黄、大枣，名生地黄汤，疗伤寒有热，心下满，胃中有宿食，大便不利。

《千金要方》：本方加枳实五枚，名承气汤。

简侯：于去岁曾治一年近六十岁农民，据称日可食三四斤米饭，不能用饱，惟一时腹有微痛，大小便如常，舌有淡黄苔，脉沉实有力，按其腹部有膨状而已，余无他故。语言高朗，精神不衰。就诊目的，在求减少食量即可。凭其舌、脉、腹状，处以调胃承气汤。时在我处实习医师，都有怀疑，当为引《试效方》，治消中，渴而饮食多之语，今用此方以消其食毒蕴热，从大便而去，非专以通利大便为务也。约服三帖后来诊，据称，药后饮食已减去半数，大便比平日较多一次，腹部仍时有微痛，请先生再为减去食量，则幸甚。乃于前方中，加入干地黄以资肾水；栀子以清胃热；芍药以泻肝火。令多服几帖，以达到食量减去大半为止，该老农欣然而去，迄未再来。

【凭证使用】痘疮、麻疹、痈疽、疔毒，内攻冲心，大热谵语，烦躁闷乱，舌上燥裂，不大便或下利，或大便绿色，牙齿疼痛，齿龈肿痛，龋齿痛及枯坏、口臭等。其人平日多大便秘而冲逆，反胃，膈噎，胸腹痛，或妨满，腹中有块，咽喉干燥，有巨热便秘者。消渴，五心烦热，肌肉燥瘠，腹凝闭，二便不利者，皆宜此方（《类聚方广义》）。此外热性病，如肠伤寒、肺炎，诸肿物，如痈疽及化脓性脑膜炎等，多有应用之机会。叶橘泉氏谓：胃肠自家中毒之荨麻疹，及高血压等，亦主治之。

麻子仁丸

小承气汤之轻证，而大便有干燥之感者，加芍药、杏仁、麻子仁，《伤寒论》名麻子仁丸（一名脾约丸）。

麻子仁4克，芍药、枳实、厚朴各1克，大黄3克，杏仁2.4克。上为细末，以蜜及米糊为丸，1克许，一日三回服用。

【证状表现】原文：趺阳脉，浮而涩，浮则胃气强，涩则小便数，浮涩相搏，大便则难，其脾为约，麻子仁丸主之。

补充：当有腹满，或身微热、胸闷，大便硬而难排，腹部时有挛结之状，舌多见干厚苔之证。

【立方意义】本方证由患者内分泌不足，肠胃有燥热，以致大便秘结，小便频数，为用麻仁、杏仁以润肠燥，芍药以滋阴血，合小承气以泄热除满，健胃下气，通利大肠，则燥热除，而脾不约矣。

【治疗标的】以腹有挛结、大便干燥或秘结难排为主标的而用之。

【诸家绪论】《名医类案》薛己引东垣云：若人胃强（邪强）脾弱，约束津液，不能四布，但输膀胱，小便数而大便难者，用脾约丸（即本方），若阴血枯槁，内火燔灼，肺金受邪，土木受伤，脾肺失传，大便秘而小便数者，用润肠丸。

《吴仪洛方论》：此治素惯脾约之人，复感外邪，预防燥结之法，故必因客邪加热者用之为合辙。后世以此概治老人津枯血燥之秘结，但取一时之通利，不顾愈伤其真气，得不速其咎耶。

《外台秘要》引《古今录验》：麻子仁丸疗大便难，小便利，而反不渴者。

编者按：东洞吉益、山田正珍、尾台氏、求真氏等均以此方作为无病毒人之大便秘者用之，不敢赞同。鄙意以吴仪洛说为正确，学者须参究之。

【凭证使用】肠弛缓、轻证便秘等由于胃热燥而致者为适。

以下为小承气汤之变方。

桃仁承气汤

有谓承气汤证，而小腹急结，二便闭涩，上冲，有坚痛者，加桂枝、桃仁，《伤寒论》名桃仁承气汤。

桃仁 7 克，桂枝、芒硝、甘草各 6 克，大黄 12 克。以水二合五勺，煎成一合，去滓，一日分三回，温或冷服。

【证状表现】原文：太阳病不解，热结膀胱，其人如狂，血自下，下者愈。其外未解，尚未可攻，当先解外，外解已，但少腹急结者，乃可攻之，宜桃仁承气汤。

汤本求真：急结正证，常位于下行结肠部，向腹底强压而触知坚硬物，病者诉急痛，有时上迫左季肋下及心下部，使上半身有病。

和久田：此证有似留饮，但留饮止于心下，此证留于左脐旁，以分辨之。

补充：当有谵妄，烦渴，或身热（至夜发热），目赤，小腹胀痛，上冲，头昏胀痛，或发狂状，舌苔黄，脉沉实等证。

【立方意义】太阳病解后，膀胱之热，已因小便利而解，惟热入大肠以后，血液瘀结不去，故采用调胃承气汤加桃仁，以逐积血中之瘀，桂枝行血中之气，合用以泻实热，通瘀积，除少腹之蓄血，即使上身充血或郁血，亦能使之下行而驱除之。瘀积既行，病于何有。

【治疗标的】以下腹部急结，或左脐旁，按之有坚物而诉痛，或心胸下硬满有痛，脉充实，或躁疾，为主标的而用之。

【诸家经验谈】《伤寒附翼》：此方治女子月事不调，先期作痛，与经闭不行者，最佳。

《儒门事亲》：本方加当归，治妇人月事沉滞，作大剂料服。

（以上治月经病）

《伤寒总病论》：桃仁承气汤治产后恶露不下，喘胀欲死，服之十差十。

《建殊录》：一妇人小产后，胞衣不下，忽上攻，喘鸣促迫，正气昏冒，人事不知，自汗如涌，众医以为必死。迎先生诊之，心下不硬而少腹濡，眼中如注蓝，乃与桃仁承气汤，须臾，胞衣忽下，至明日，爽快如常。

《皇汉医学》：产后恶露滞涩，脐腹大痛，手不可近者，服桃仁承气汤，二三次即愈。此证脉多洪数，虽间有细数者，当舍脉从证。

《名医类案》：江应宿治从侄妇，患秘结，因产后余月，如厕，忽胯痛如闪，大小便不通，已经四五日，杂进通利淡渗之药，罔效。予适归，仓惶告急，云前后胀肿，手不敢近，近之则愈痛，虽不见脉，知其形气病气俱实，与桃仁承气汤加红花，一剂，暴下而愈。

叶橘泉：治一妇人，胎盘残留，用本方加当归、黄芪、别直参，三诊，血止后，改用当归芍药散，服两剂后，残存胎盘，在小便后落下，后以归芍散加减而痊。

（以上治产后诸症）

《中国内科医鉴》：肾脏结石病之患者，大多现桃仁承气汤、大黄牡丹皮汤之症，用此方，特长有根治肾石之希望，发作时，脉沉弦，或紧，腹筋紧张，往往诉便秘者，用本方最适。

（以上治肾结石）

《奇经直指》：刘野樵氏云：我患胃癌及食道癌，于爱克斯光中窥见胃中癌肿，大如羊肾，食道外，生一硬性碎骨，状如连环，向前匝绕肺气管，西医回绝无法治……决用吾所拟治燥之下剂，即桃仁承气汤，加枳、朴、葛根、当归，连续服之。用桃仁重至八钱，硝、黄重一两，加石膏，重至三两，每日大下五六次至十余次不等，所下均黄黑泡沫，至腊底，渐觉诸证减退，殆非吾始愿之所及。频服之，至二十二年仲春之初，约服八十剂以上，每日仅下三四次，无异色，而癌肿消。但至此演成肠狭窄之习惯病，非服泻剂，即不得大便，乃日日泻之，亦不觉其虚，且无所苦。后吾以此方，治愈他人之肝癌、肠癌各一。外部之乳癌，男女各一。又云，凡见便秘及热结旁流者，即投之获效，恒捷如影响。

简侯：曾治一幽门癌患者，郑氏，女性，年在四十岁外，祝家庄人。云：在上海某医院检查后，谓为难以施治。回泰到中医院门诊，请我治疗。食入不下，大便难，按之该处，硬而诉痛，观其形气，尚未见衰弱。处以桃仁承气汤，令其接服五帖，大便较通利而色黑，吃流动饮食，亦少阻碍，五帖后，根据前方，加枳壳、瓜蒌等。仍令照服五帖，至第三诊，按之幽门，不硬不痛，大便已能每日一次，黄黑相间，并能略进米饭无所阻。乃减小其剂，令间日服一帖，八帖后来诊，据云，饮食已可照常，大便日可一次，黑色已少，仍用前方，八帖，令三日服一帖，复常为止，后未再来。

（以上治胃肠、食道等癌证）

《芳翁医谈》：龋齿，龈疽，骨槽，诸种齿痛难堪者，余用之（即本方）屡效。

《张氏医通》：龋齿，数十年不愈，当作阳明蓄血治，桃仁承气汤为细末，蜜丸，如梧桐子大，服之。

《汉药神效方》：福岛说齿痛难堪者，宜桃仁承气汤。

（以上治多种齿痛）

《证治大还》：上吐紫黑血，势不可遏，胸中气塞，瘀血内热甚也。桃仁承气汤加减下之。

承气汤类

又，打仆内损，有瘀血者，必用之。

《方函口诀》：此方治伤寒蓄血，小腹急结外，亦可运用于诸血证，辟如吐血、衄血不止者。

《仁斋直指方》：桃仁承气汤，治下焦蓄血，漱水迷妄，小腹急痛，内外有热，加生蒲黄。

《传信尤易方》：治淋血，桃仁承气汤，空心服效。

（以上治多种血证）

《青州医谈》：妇人头疮久不愈，诸药无效者，用此汤则愈。

《续建殊录》：浪华人，忠二郎，其项生疮，医针治之，明日如寒疾状，发热炽甚，或有恶寒，疮根突起，自项至缺盆，悉见紫朱色，且谵语，大便不通，病状危笃，一医以为温疫，疗之无效。先生曰，非疫也，疮毒上攻也。转桃仁承气汤以梅肉散峻下五六行，热乃退，盖此人谵语烦闷，眼中碧色，为血证之候也。

（以上治头颈疮毒）

《类聚方广义》：本方治痢疾，身热，腹中拘急，口干，唇燥，舌色殷红，便脓血者。

（以上治脓血痢）

《续建殊录》：京师一女子，年十九岁，有寒疾，求治于先生。门人诊之，发热，汗出而渴，先与五苓散，服汤后，渴稍减，然热、汗尚如故。其舌或黄或黑，大便燥结，胸中烦闷，更与调胃承气汤，服后，下利数行，而益烦，加食则吐，热益炽，将难治疗。先生曰：调胃承气汤非其治也，此桃仁承气汤证也。服而痊愈。

又，一童子八岁，大吐食后，发热，微出汗，明日无热，谵语，咬牙，烦躁尤甚，呕不能食，四肢擗席，胸腹妨胀，按之，无腹力而便不通，与桃仁承气汤，服后，神气复常，诸证悉退。

（以上治寒热各病）

叶橘泉氏：①治高血压，动脉硬变，一用本方，加牛膝、川芎。一用本方，加远志、牛膝、川芎，均获全效。②治左颊车肿大，牙关拘紧剧证，用本方，三服消除。③治神经错乱，用本方，加量五成得愈。

《泻疫新论》：《准绳》桃仁承气汤，治实热发呃。

《生生堂治验》：一妇人满肿，医谓脚气，专投利水剂，不中，疾益甚，师脉之，沉细，小腹急结，按之，其痛彻前阴，与桃仁承气汤，其夜半，大腹痛，泄泻七八行，明日肿减过半，与前法，数日收功。

（以上治杂证）

【凭证使用】《皇汉医学要诀》：本方又可通行于诸血证，如走马疳，断齿，妇人经闭，阴门肿痛，方中大黄、芒硝之量，视患者虚实之程度如何而为加减，有时，或须全然除去之也。

《古方临床之运用》：脑充血，精神异常之兴奋、发狂，头痛、脑胀，眼结膜充血炎证，齿龈充血性炎证，妇人月经困难、月经不顺、胎盘残留之下血不止、胎死腹中，吐血、鼻衄、齿龈出血，痔肿出血、肛门周围炎。

按：以上所述各种病患，不外由上部或下部瘀血、充血而起之证状，即如癌肿等，由瘀而酿成者，均得按照标的而用之。

抵当汤

下腹膨硬有坚痛，大便色黑，小便利，《伤寒论》《金匮要略》主用抵当汤。

水蛭、虻虫、桃仁各 1.6 克，大黄 4.8 克。以水一合，煎五勺，顿服。

【证状表现】节录原文，《伤寒论》：太阳病，六七日表证仍在，或无表里证，发热七八日，脉微而沉，或沉结，或浮数，反不结胸，其人或发狂，至六七日不大便，或大便反易，其色必黑。小便自利，或喜忘，或消谷善饥，小腹硬满，或身黄。

《金匮要略》：妇人经水不利，抵当汤主之。

补充：见证有头痛发热、恶寒、神识昏瞀，或发燥狂、大便或反易而溏、腹皮或见青筋、舌中或舌旁有黯色斑、下唇亦见青紫色等。

【立方意义】本方证比桃仁承气汤为猛峻，以患者素有瘀血凝滞，复与邪热结合，故其证状比较尤剧，不借用大力破瘀、行血、通下之品，则难图治。蛭、虻同属毒虫，均有溶解血块之作用。桃仁、大黄同属凉性，均有通下驱瘀消炎之作用。蛭、䗪借桃、黄下行之力而直抵少腹。桃、黄借蛭、䗪剽悍之力而攻坚陷阵，顽敌得溃，则下焦之热亦解，其病即因之而悉愈。

【治疗标的】以少腹硬满，大便不通，与硬而通，色黑，为主标的，发狂，昏瞀，舌黯色斑，唇青，脉沉结等为副标的而用之。

【诸家经验谈】《类聚方广义》：坠扑折伤，瘀血凝滞，二便不通，心腹胀满者。或经闭而少腹硬满，或眼目赤肿，痛不能瞻视者，或经水闭滞，腹底有癥，腹皮见青筋者。此方若不煮服，为丸，以温酒送下，亦佳。《金匮要略》本方小注，亦治男子膀胱满急而有瘀血者。

《国医报导》（三卷五期）：祝怀萱谓刘叔明先生，曾用抵当汤治愈张姓子宫癌。

按： 此可与刘野樵氏以桃仁承气汤加味，治愈胃癌、食道癌参看。即可知本方治子宫癌，亦有效。

方舆輗：陈志明以此方去大黄，加生地，名通经丸，去加仅一味，即有攻守兼施之妙，余尝以此四味煎水，有疗干血劳者。

【诸家绪论】《中国内科医鉴》：本方之水蛭、䗪虫代以虎杖，加鳖甲，不论男女，凡瘀血胀满者，均用之，名鳖甲汤。

《千金要方》：于本方去蛭，加朴硝五两，名桃仁煎，治带下、月经不通。

《千金翼方》：于本方去䗪虫，加虎杖，治妇人月水不利，腹中满，时自减，并男子膀胱满急。又于本方加杏仁，名杏仁汤，治经水不调，或一月再来，或二月三月不来，或月前月后，闭经不通。

山田正珍：桃仁承气汤小腹急结，此则小腹硬满，彼则如狂，此则发狂，彼则在于汗后，此则在于下后，且桃仁承气汤证血自下，此则血不下。又，桃仁承气汤治热邪结于下焦而滞为瘀者。此则主治素有瘀血，而邪热乘之者，其使人发狂，由适病伤寒、热乘、瘀血、秽气上而乘心也。按：此说明与桃仁承气汤之鉴别处，极明显，可熟玩之。

【凭证使用】月经困难或闭止、精神病、脱疽、狂犬病、癫病、子宫瘤肿或癌肿初期等。

抵当丸

同抵当汤证而病情较缓者，《伤寒论》主用抵当丸。

水蛭、虻虫、桃仁、大黄各6克。上四味锉细，以蜂蜜为四丸，每次一丸，绢包，以水五勺，煎至三勺许，顿服。晬时，当下血，若不下者，更服。

《类聚方广义》：余家用此方，取右四味为末，炼蜜和，分八丸，以温酒咀嚼下，日服二丸，四日服尽，不能酒服者，白汤送下。

【证状表现】同抵当汤证，而较缓者。

【立方意义】与抵当汤药味无变，而本方分量相等则别，且因为证状不如抵当汤之急，故为丸而煮服，即不煮服，亦只取一二丸分服，总取其缓攻也。

【治疗标的】以有抵当汤证，而病势不急者，为主标的而用之。

【诸家经验谈】《古方便览》：一妇人年三十，患癞病三年，眉毛脱落、鼻梁肿大、一身尽肿、赤斑如云、手足麻痹、月经不通。余乃作抵当丸使饮服之，日服三钱。三十日，血下数升，百日痊愈。

《类聚方广义》：产后恶露不尽，凝结为块，有成宿患者，平素用药，其效难取，当再妊分娩后，用此方，不过十日，其块尽消。

【诸家绪论】叶橘泉氏：抵当丸服法，宜以黄酒煎，连滓服之，效果大著。若不能饮酒者，可以酒少水多，盖酒能助药力之发挥也。又酒经煎煮后，酒精大部分已挥发，则不易醉人。

【凭证使用】同抵当汤。

以下为抵当汤之加减方。

大黄䗪虫丸

虚劳、羸瘦、腹满，不能饮食，《金匮要略》主用大黄䗪虫丸。

大黄20克，黄芩12克，甘草24克，桃仁65克，芍药32克，地黄80克，干漆8克，虻虫、蛴螬各107克，水蛭166克，䗪虫71克。丸法、用法同抵当丸。

【证状表现】原文：五劳虚极、羸瘦腹满、不能饮食、饮伤、房室伤、饥伤、经络营卫气伤、内有干血、肌肤甲错、两目黯黑者，缓中补虚，大黄䗪虫丸主之。

补充：干血劳，多沉脉或数脉，蒸热或盗汗，按之腹部有坚痛，面色枯黄，或咳嗽，或健忘，有神经证状等。

【立方意义】因患者有干血固结难解，故特选用蛀、䗪、蛭、蝱四味猛剂有毒之品攻之，干漆破之，桃仁、大黄通之。为其有阴虚之热也，则用地黄，补而行之，胃部有蒸热，不食也，则用黄芩降而清之，再以芍药、甘草缓急补虚，是方剂虽猛，而自有节制，服之者可无过虑矣。

【治疗标的】以有干血证状、蒸热、腹坚痛、苦满为主标的，肌肤皮起、枯瘦，脉数、眼黑黯等为副标的而用之。

【诸家经验谈】方舆輗：余按腹满二字，是诊干血劳之第一义。曾有一妇人，年十七八，寒热尫羸，时时盗汗，食少，一身倦怠，劳状稍具，然唯脉不细数，而腹满太盛。余谓妇曰，是干血劳也，然大肉未脱，元气未败，亟宜服大黄䗪虫丸，妇信余言，即欲用之，但囊中无此丸，使服四物鳖甲汤（虎杖、鳖甲、桃仁、大黄）加芒硝，不月得愈。

和田久：本方似小建中汤证，而虚羸甚、肌肤干，腹满、挛急，按之坚痛者，为干血。人黄䗪虫丸证也。又，此方可转用腹胀、血瘕，产后之血肿、水肿、瘰疬、小儿癖症等。或曰，劳咳，吐白沫，中杂血丝者，试之有效。

汤本求真：肺结核性咳血，用之得效。

小川故：神仙病（不食病），世上无治法，有福田某者，曾遇此病，考究颇久，遂知为瘀血，与以大黄䗪虫丸，大得其效。后每遇此病，必以此治之。

《类聚方广义》：治妇人经水不利、心腹渐胀满、烦热、咳嗽、面色煤黄、肌层干、皮细起、状如麸皮、目中昏暗，或赤色羞明怕日者。并治小儿疳眼、生云翳、睑烂、羞明、不能视物、并治雀目。

【诸家绪论】程氏：妇人虚劳，大半内有干血，男子亦间有之，审其可攻而攻之，则厥疾可愈。

《医学纲目》：结在内者（结，谓血结）手足之脉必相失，宜此方。

【凭证使用】癥瘕、血块、产后血肿、血栓、水肿、精神病、瘰疬、脱疽、小儿癖瘕，按之腹坚痛者。

《皇汉医学要诀》：此方，用于结核性腹膜炎、结膜及角膜干燥证、夜盲证，多有应用之机会。

《古方临床之运用》：内脏肿瘤、子宫筋肿及肉肿、癌肿初起、月经闭止、慢性久病而呈恶液质时、视网膜病。

下瘀血汤丸

小腹急痛，不能按，大便秘结者，《金匮要略》主用下瘀血汤丸。大黄16克，桃仁7克，䗪虫21克。上剉细末，以蜂蜜为丸，一回1～5克许，一日一回至三回，酒或白汤服用。

或作大黄20克，䗪虫30克，桃仁10克，研为细末，炼蜜为四丸，每回用一丸，黄酒煮，顿服，一日二回。

【证状表现】原文：师曰，产后腹痛，法当以枳实芍药散，假令不愈者，此为腹中有干血着脐下，宜下瘀血汤主之，亦主经水不利。

补充：当有脐下甲错及结痛证者，以指触之觉坚而结痛，内热，脉数，舌苔黄，或有黯斑，大便亦见黯色。

【立方意义】凡瘀血蓄热之证，原可以桃仁、大黄通而之下。但干血结著，成为坚癖者，桃、黄，力有未逮，故必须用具有破坚癖之大力药品，如䗪虫者，作为统帅，始得破其坚癖。犹恐三味过于猛峻，则以蜂蜜为丸，缓其急，加酒，壮其行，用力专而不分，强而不暴，有约束之意，存乎其间。用方之周密，诚如用兵，克敌制胜，早有成竹在胸，非图侥幸一战比也。

【治疗标的】以脐下有坚结毒痛，拒按，大便秘结者，为主标的而用之。

【诸家经验谈】《医林改错》：血鼓，用桃仁八钱，大黄五分，䗪虫三个，另加甘遂五分为末，冲服。或八分，并与膈下逐瘀汤，轮流服之，即安。

《名医方选》：本方去䗪虫，改桃仁为杏仁，名鸡鸣散，治打扑折伤。煎服后，饮醇酒醉卧，至鸡鸣时，有死血下。

《腹证奇览》：一男子，三十四五岁，因大腹痛而脐下痛者，三年，百治无效。余诊之，暗然觉冷气，腹皮强急，如有头足，乃与大建中汤，一月许，渐愈。又觉脐下痛不可忍，乃与下瘀血汤，数日痊愈。

《成蹟录》：一妇人月经过度，或每月再见，肩背强，腹中挛急，或硬满，饮食能进，大便秘结，阴门时痒，患已数年，不得治效。先生与当归芍药散，兼用下瘀血丸，宿疴遂愈。

《已戌良方》：治瘈狗咬，以本方为丸，黄酒煎，连渣服，每日二三丸，以大便下如鱼肠物为验，至见黄色微溏，暂停七八日，再服再验，以无瘀物如鱼肠状者为止。叶橘泉氏引之，并云，此方曾试用多例，果验。此理维何，待学者研究证明之。

编者按：此方治瘈狗咬，经橘泉先生试用多例，有确效外，其他亦多有用此方者，不为丸而用散，方以桃仁、大黄各三钱，土鳖虫七个，共研末，加白蜜三钱，老酒一杯，水煎，连渣服，不拘剂数，以服至大便清利为止。又据传，凡被癫狗咬后，若不急治，至一月，则腹怀狗胎，其人作狗吠状，即毒深不可治。盖癫狗口涎液，有一种病原体入人血中，使血液沉降凝固，在未发恐水，麻痹时期，以本方通下其血毒，必至大便泄始已。又有谓，此方治疯狗咬，不论毒之轻重，病之发与未发，皆应手而愈。小儿减半，孕妇不忌，初服大便下鱼肠猪肝状，小便如苏木汁，药力尽，则大小便如常，仍须继续服之，总以大小便完全清楚为度。如非疯狗所咬，大便仅见溏泄而已，可以此验之。据上所述，则本方又可为治疯狗咬之专方矣。

【凭证使用】瘀血腹痛、跌仆伤、月经闭止、月经困难、血臌、狂犬病等。

大黄牡丹皮汤

肠痈、小腹肿痞，按之痛，有时发热，自汗，《金匮要略》主用大黄牡丹皮汤。

大黄、冬瓜子各 9.5 克，牡丹皮 7 克，桃仁 6 克，芒硝 11 克。上剉细，以水三合，煎一合，去滓，内硝溶之，一日分三回温或冷服。有脓，当下，如无脓，当下血。

【证状表现】原文：肠痈者，小腹肿痞，按之即痛如淋，小便自调，时时发热，自汗出，复恶寒，其脉迟紧者，脓未成（是有脓未全成，非尽无脓也），可下之，当有血。脉洪数者，脓已成，不可下也。大黄牡丹皮汤主之（此句，在"当有血"句下，《伤寒论》中多有此类倒装句法）。

补充：舌证，当有白苔，或黄苔、干燥，诉口渴、大便多闭涩、小便不利，右下肢每不能伸直，转侧维艰。

【立方意义】本方从桃仁承气汤中去桂枝、甘草，而易丹皮、瓜子二味。《本经》，丹皮主治癥坚瘀血留舍肠胃，瓜子（药皆用冬瓜子，有谓当用甜瓜子）主治腹内积聚、破溃脓血，芒硝泻积热、除蓄结，较大黄为锐，桃仁、大黄均有下瘀血、通血闭之功，合用以除小腹积聚之瘀热而有脓血者。

【治疗标的】以少腹有硬结，按之痛，大小便下利为主标的，身热有汗、口燥等为副标的而用之。

【诸家经验谈】一治鼓胀。《成蹟录》：①池田屋之妻，患鼓胀三年，腹胀大现青筋，不能步行。②一妇人患鼓胀五年，胀势最盛，已成痼疾。③浪华某氏妻，腹满八九日，饮食如故，小便自利，色如檗汁。均用大黄牡丹皮汤治愈。

一治风毒肿。《古方便览》：一男子患风毒肿，愈后，疮口未收，而出水，后脚挛急，疼痛不可忍，用此方痛除，疮口亦痊愈。

一治肠痈。《生生堂治验》：小泉源五之男，年二十一，一日更衣，忽腹痛，四肢急缩，不能屈伸，闷呼不忍闻，肛门脱出，下如腐烂之鱼肠者，杂以脓血，心中懊侬，饮食不能咽，医谓噤口痢。迎先生诊之，脉迟而实，按之阖腹尽痛，至于脐下，则挠屈拘闷，先生曰，肠痈也。先渍食于冷水，使食之，病者鼓舌，尽一盂，因与大黄牡丹皮汤，五六日痊愈。

一治直肠腔瘘。又，一妇人，年三十许，月事不行十余年，有奇疾，后窍闭塞不通，大便却由前阴排泄，腰腹阵痛，而大烦闷，燥屎初通，前阴泄止。患十余年，形容日羸，神气甚乏。师诊之，脉数无力，按其脐下，即有黏屎，自前阴出，再按之，有一块应手，先与大黄牡丹皮汤，缓缓下之，佐以龙门丸（即轻粉、巴豆、梅肉、山栀子、滑石而成），泻之，月一次，是由前后得所。患者诉有牡痔，临厕，即痛不可忍，师以药线截治之，仍服前方，一年许，块亦自消。

一治鼻生息肉。《麻疹一哈》：一婢年二十许，疹后，鼻生息肉，如赤小豆大，按腹状，脐腹有块如盘，按之坚硬，腰脚酸痛，小便淋沥，大便难，经水不利。因作大黄牡丹皮汤使饮之，约百余日，大便下利二三行，经水已多，息肉徐销，鼻内复故，诸证自宁。

简侯按： 鼻中息肉，在一般外科医生来看，非直接用刀针药物图治不可，而太仓氏只凭证用方，治其本病，本病去，息肉亦随之而去，可知汉方辨证治疗之妙用矣。

一治假孕。《方技杂志》：沟口鲇右卫门妻，经水不来至五月，医皆以为妊娠，腹状亦妊样。余详诊，非妊娠，与大黄牡丹皮汤，日四服，四五日，下紫瘀颇多，二十余日，血止，腹状如常。

【诸家绪论】 汤本求真氏：西医称腹膜炎难治者，若随腹证用本方，则有可惊之伟效。

后藤氏：用治下如腐烂鱼肠，杂以脓血之阳性恶痢，有效。

《产育保庆集》：牡丹散（即本方），治产后血晕，闷绝狼狈，若口噤者，则拘开灌之，必有效。

《圣惠方》：赤茯苓散（即本方加赤茯苓），治腹痛如上。

《奇效良方》：梅肉散（即本方桃仁代梅仁，加犀角）治肠痈里急，隐痛，大便闭涩。

《张氏医通》：肠痈，必小腹满痛，小便淋漓，反侧不便，无论已成未成，俱用大黄牡丹皮汤加犀角，急服之。

《方函口诀》：凡痢疾久不瘥，肠胃腐烂，下赤白者，为后藤艮山氏之发明，阳证用此方，阴证用薏苡附子败酱散，而即治。

《中国医学精华》：本方用于盲肠炎初期，寒热，少腹右侧坚硬疼痛，拒按未成脓者。又云，本方若合红藤（即紫花地丁之藤）用，其功效尤为卓著也。

简侯：经治盲肠炎及阑尾炎证，阳证多用此方，有服一帖而治者，有服二三帖而治者。阴证用薏苡附子败酱散，多数服二三帖而治。目前各医院亦多采用大黄牡丹皮汤，疗效显著，病例报道颇多。西医有谓，该病不能用泻剂者，在多数病例中，未见有若何危险。可知经方系从临床经验中写出，历治若干人而有效者，迄于今日，尚崭然如新也。

【凭证使用】大冢敬节：此方应用于盲肠炎、卵巢炎、卵巢肿瘤、子宫筋肿等机会甚多。

后藤氏：可应用于痈疽、疔毒、下疳、便毒、陈久疥癣、淋疾、瘰疬、脏毒流注、瘘疮结毒等证甚多。

叶橘泉氏：亚急性盲肠周围炎、局限性腹膜炎、睾丸及副睾丸炎、急性尿道炎、摄护腺炎、肛门周围炎等，疼痛而大便闭、小便不利者。妇女子宫及子宫附属器炎证，或非妊娠之月经闭止、子宫血肿等便闭而壮实之患者，用本方之机会甚多。

《诊疗要览》：本方，亦应用于结肠炎、直肠炎、腹膜炎、横痃、肾盂炎、肾脏结石等。

大陷胸汤

结胸、心下痛，按之石硬，脉沉紧者，《伤寒论》主用大陷胸汤。

大黄6.5克，芒硝4克，甘遂1.2克。上剉细，以水一合五勺，先煮大黄，取五勺，纳芒硝，溶后，纳甘遂末，搅和顿服。

【证状表现】原文有多条，节录如下：太阳病，医反下之，阳气内陷，心下因硬，膈内拒痛，短气躁烦，心中懊恼，脉沉而紧，头微汗出，不大便五六日，舌上燥而渴，日晡所，小有潮热。从心下至少腹硬满而痛，不可近者。

补充：当有心胸发大烦，胸腹胀，下腹部亦有坚满疼痛不能按之状，大小便不利，舌多黄苔，纳食不消，或右肋下有积聚，或身黄或发呕吐等证。

【立方意义】本方证是由阳气内陷，水热合并而成结胸，大小便为之涩滞，病势急剧，除用大黄以泄热，硝石以软坚，更以猛剂逐水之甘遂为佐，长驱直下，摧强敌，破坚垒，确有殊功。但元气已伤者，经残破后，极难恢复耳。若元气尚实，而无凋弊情势，又不能畏其强悍而舍诸。

【治疗标的】以心下痛，按之如石硬而坚满，脉沉紧，身体壮实者（引大塚说）为主标的，肩背强急、大小便不利、烦躁气短、呕吐、身黄等为副标的而用之。

【诸家经验谈】《方函口诀》：一士人，胸背彻痛，昼夜苦楚不可忍，百治无效，自欲死，服大陷胸汤三帖而霍然。并谓，此方为热实结胸之主药，其他胸痛剧者，有特效。

又，脚气冲心，昏闷欲绝者，服此方而苏。因留饮而凝于肩背者，有速效。小儿龟背等，有用此方者，其轻者，宜大陷胸丸。小儿欲成龟胸者，早用本方，则可取效。

《橘窗书影》：一男年十一，腹满而痛，呕吐甚，不能纳药，医作疝治，增剧，胸腹胀痛，烦躁不可忍。余作大陷胸汤使淡煎冷饮。须臾，吐利如倾，腹痛烦躁顿减，后与建中汤，时时兼用大陷胸丸而平复。

《类聚方广义》：肩背强急，不能言语，忽然而死者，俗称早打肩，急以针放血，并与此方，以可峻泻，可回生于九死中。

又，脚气冲心、心下石硬、胸中大烦、肩背强急、短气、不得息者，或产后血晕及小儿惊风胸满、心下石硬、咽喉痰潮、直视痉挛，胸动如奔马者，或真心痛，心下硬满，苦闷欲死者。以上诸证，若非治法神速，方剂峻决，则不能救治。宜用此方，是摧坚应变之兵也。

《古方便览》：胸高起，或踽背，成痀偻状者，或腹内陷下而濡，引连于背，脚细软，赢瘦，不能步行，手臂不遂者，此方颇佳。

《柯琴方论》：大陷胸汤丸若比大承气汤则更峻，治水肿及痢疾初起者，甚捷效，然必视其身体壮实者而施之。若平素虚弱，或病后，不任攻伐者，当虑有虚虚之祸。

【诸家绪论】《千金要方》：陷胸汤（栝蒌、大黄、黄连、甘草），治胸中心下结坚，饮食不消而痛，有谓此方治大陷胸汤轻，治小陷胸汤重，极效。

《玉函》大陷胸汤（大枣、桂枝、甘遂、栝蒌实、人参），丹波元简云，此方大陷胸汤证，而兼里虚者，宜用。

《中西医学比观》：大陷胸汤迷猛泻剂，治心囊炎、肋膜炎及大便秘结，皆甚佳。

【凭证使用】心脏神经痛、脚气冲心、急性肺水肿等，用本方，则大水泻而苦患可除（《汉方新解》）。此外，龟胸、龟背、压迫性脊髓麻痹、小儿急惊风、真心痛、水肿、痢疾初起等。

以下为承气汤方变方。

大陷胸丸

结肠汤证有项强如柔（《集成》谓，柔当作刚）痉状者，加葶苈、杏仁为丸，《伤寒论》名大陷胸丸。

大黄8克，葶苈、杏仁各6克，芒硝10克，甘遂6克。上为细末，以蜂蜜为丸，顿服2克。一作上五味等分，共研为细末，和为丸如龙眼大一丸，再加蜜一匙，同煎，顿服，取下为度。

【证状表现】原文：结胸者，项亦强，如柔痉状，下之则和，宜大陷胸丸。

补充：见证有喘鸣咳嗽，肩背牵痛，胸胁胀闷，头汗出，恶寒无热，或胸骨高起，心下痛等。

【立方意义】本方证右膈上心肺夹空处，有邪气充实，不比大陷胸汤在膈下连接少腹作痛。故加葶苈、杏仁开胸膈，泻肺气，利痰水；合芒硝、大黄、甘遂，以进攻水热并结之毒。其峻悍不减大陷胸汤，但不为汤而为丸，再加入白蜜，甘润之性，以缓其下趋之势，似比汤为和，而实非和也。然用此破大敌，救急难，可胜干城之任，须重视之。

【治疗标的】以具有结胸证而项背强急，胸胁胀闷，喘咳自汗为主标的，头痛、心下痛、胸骨高起等为副标的而用之。

【诸家经验谈】《类聚方广义》：东洞先生晚年，以大陷胸汤为丸而用之，如毒聚胸背，喘鸣咳嗽，项背共痛者，此方为胜。

又，治痰饮、疝瘕、心胸痞塞结痛、痛连项背臂膊者，或随宜用汤药中，兼用此方，亦良。

《建殊录》：一男生五岁，哑而痫，痫一日发，求洞诊之，心下痞，按之濡，乃作大黄黄连汤与饮之，百日所，而痫不复发。然而胸胁妨胀，胁下支满，哑尚如故，又作小柴胡汤及三黄丸与之，时以大陷胸丸攻之，可半岁，语言卒如常儿。

【诸家绪论】《千金要方》：练中丸（即本方去甘遂，《肘后》名承气丸）主宿食不消，大便难。

【凭证使用】脚气冲心、胸肋膜炎、水肿、肠澼初起、哑痫等，形气尚壮实者，随方药间用之。

大黄硝石汤

黄疸腹满，小便不利而赤，《金匮要略》主用大黄硝石汤（《脉经》作大黄黄柏栀子硝石汤，《千金要方》名大黄黄柏汤，《千金翼方》名大黄黄柏栀子消石汤）。

大黄、黄柏、硝石各9.5克，栀子6克。上细剉，以水二合，煎一合，去滓，内硝石，溶之，一日分三回，冷服。

编者按：《脉经》《千金要方》，硝石，均作芒硝。汤本求真亦谓，我日本先辈，均不用硝石，而用芒硝，我亦随之而用芒硝。丹波元坚在《金匮辑义》说，本方与硝石矾石散，不用芒硝而用硝石者，以芒硝润品，不宜湿热，故取于火硝之燥且利焉。据李时珍说，硝有水火二种，水硝，气味皆咸寒，火硝，气味皆辛苦而大温。二种，皆以煎炼结出细芒者，通名芒硝，形质虽同，性气迥别。自唐宋以下，所用芒硝、牙硝皆是水硝。神农所列硝石，即火硝也。《开宝本草》以硝石为地霜炼成，而芒硝、马牙硝是朴硝炼出者，足破诸家之惑矣。叶橘泉氏谓：日医有以为芒硝者，实误也。由此观之，元坚之说不误，用芒硝者为误。试就论略各方中，除本方及硝矾散外，只写芒硝，未写硝石，则应依照本方而用硝石为是矣。

【证状表现】原文：黄疸腹满、小便不利而赤、自汗，此为表和里实，当下之，宜大黄硝石汤。

补充：当有腹满大而紧，脉弦数，两眼黄，胸部偏右或有硬状重按诉微痛，舌见淡黄腻苔等证。

按：丹波元坚说：此条不言何疸，盖系谷疸之最重者，可领略之。

【立方意义】本方证系由湿热郁蒸有积而成阳黄之病，故用大黄泻肠胃实热，栀子泻心下烦热，黄柏泻肠胃结热，而以硝石消炎、解凝、利尿。合而用之，则可以破坚积，驱湿热从小便而去。

【治疗标的】以黄疸、身热、心烦、腹满有硬块、小便不利，为主标的而用之。

【诸家经验谈】片仓鹤林：护原辨藏患黄疸，更数医，累月不见效，发黄益甚，周身如橘子色，无光泽，带黯黑，眼黄如金色，小便短少，色如黄柏汁，呼吸促迫，起居不安。求治于余，以指按胸肋上，黄色不散，此为疸证之重者，乃用茵陈蒿合大黄硝石汤作大剂，日三四帖，三十余日，黄色始散，小便清利而痊愈。

又，凡察疸之轻重，以指重按患者肋骨间，放指后，黄散迹白而后黄者，轻证也，易治。重按，黄不少散者，重证也，当与大黄硝石汤合茵陈蒿汤，饭菜用蚬妙。

《伤风约言》：黄疸，皮肤薄皱，茶褐色者，多难治矣。

《中国内科医鉴》：黄疸之治药中，以将军剂（大黄剂之谓）为要药，用攻下之势，使闭塞自行开通，若将军之药不及时，可与大黄硝石汤。

方舆輗：本方治黄疸之药，余假治血淋、脉数者，常加甘草，或去芒硝。又，凡热淋，暴淋，难见血，亦可用此方得效。

【凭证使用】黄疸、肝硬化及胆石、胆道炎、热淋、暴淋、血淋等，尿管痛、大小便不利者。

大黄甘草汤

肠胃有热，入水呕吐，《金匮要略》主用大黄甘草汤。

大黄 6.4 克，甘草 3.3 克。上剉细，以水一合五勺，煎五勺，去滓，顿服或分服，《外台秘要》如得可，则隔两日更服一剂，神验。

【证状表现】原文：食已即呕吐者，大黄甘草汤主之。

补充：大便秘或不通、手足心或热，或上气头痛，或目黄赤，或狂言妄语，或心胸痛，其脉弦紧，或沉实、沉结等。

【立方意义】本方证之吐，由于胃肠有热、升而不降，故以大黄泻热，甘草缓急，合用则加强肠部蠕动，使大便从缓而下，热随下减，呕吐亦自已。

【治疗标的】以胃肠热、大便秘闭为主标的而用之。

【诸家经验谈】大塚敬节：治吐方剂，余独举大黄，如大黄甘草汤、调胃承气汤……以治宿食燥屎郁结于消化管内，而妨碍饮食之下降，宜用有大黄之方剂。

《方函口诀》：此方，所谓欲求南风，先开北牖也。导胃中壅闭于大便而止上逆之呕吐，妊娠恶阻，不大便者，亦有效。其他一切之呕吐，属于胃肠热者，皆可使用之。

雉间焕：本方有心腹虫痛。加鹧鸪菜，益奇。

《千金翼方》：大黄，主脾气实，其人口中淡甘，卧愦愦，痛无常处，呕吐反胃者。又主食即吐、并大便不通者，加甘草（即本方）。

编者按：《明医指掌》，狂病，宜于大吐下，而吐下之效，莫如大黄一物汤。日医以大黄为丸服，名笃落丸。洁古治下痢久不愈，脓血稠粘，里急后重，日夜无度，用大黄一两，剉碎，好酒二大盏，浸半日许，煎至一盏半，分作二服，痢止勿服，未止再服。此后世医家去甘草，单用大黄之法也。便秘有表证者，加荆芥，小便癃闭，小腹急痛，加荆芥，为细末服，名倒换散。胸腹有积癖，上部及脑部，有充血证状者，加黄连，名大黄黄连汤。治头痛、赤眼痛，以及一切头面、颈部、鼻腔诸疮毒，加川芎为散，日医名芎黄散。癥硬血疝，气实多瘀，合皂荚末为丸，每服一钱，名二圣救苦丹，一作大黄皂荚汤。此后世医家去甘草，配合他药之法也。其他大黄加法，尚不止此。要皆随证酌量加减，经方固如是，后世方亦如是，学者可参究之。

【凭证使用】胃肠病，有热实状，呕吐、大便秘等。

以下为承气汤类附方。

大黄甘遂汤 🌊

小腹满痛，小便不利，《金匮要略》主用大黄甘遂汤。

大黄5.2克，甘遂、阿胶各2.8克。上剉细，以水一合五勺，煎五勺，去滓，顿服，其血当下。

【证状表现】原文：妇人少腹满如敦状，小便难而不渴，生后者，此为水与血俱结在血室也。大黄甘遂汤主之。

补充：当有小便或闭塞，时闻有水声，两足或肿，小腹或绞痛坚满，手不可按，脉见沉弦。

【立方意义】小腹有水血结合而致小便不利，大便难时，利在速战速决。故一面以驱瘀下血之大黄为主将，另一面以攻决行水之甘遂为副将，再以和润滋养之阿胶为监军，不但能节制黄、遂之猛急，且能滑利尿道，而免其濇痛，急而能缓，猛而能宽，制方之妙，无以加兹。

【治疗标的】以小腹膨满如敦状，按之坚痛，大小便不利为主标的而用之。

【诸家经验谈】《成蹟录》：一妇人产后烦闷、二便闭、少腹硬满、手不可近、两足洪肿、不可屈伸、干呕短气、命迫旦夕。先生诊之，投桃仁承气汤兼大黄甘遂汤，二便快利，小便昼夜六七行，恶露续下，少腹满去，按之不痛，经日，足肿未除，更用木防己加茯苓汤，诸证痊愈。

《古方便览》：一僧年二十八，患淋沥数年，时出脓血，或如米泔水，大便下利，有时闭结，若下利时，淋沥稍安，闭结则甚。余诊少腹满如敦状，按之则茎中引痛，乃作此方使饮之，大小利后，病顿退，数日痊愈。

【诸家绪论】《类聚方广义》：此方不特产后，凡经水不调、男女癃闭、小腹满痛者。凡淋毒、沉滞、霉淋、小腹满痛不可忍、溲脓血者，皆能治之。

《方函口诀》：妇人苦于小腹满结，小便不利者，有速效。男子疝证，小便闭塞，少腹满痛者，此方尤有验

【凭证使用】膀胱尿道及子宫有水血湿滞，腹膨满，大小便不利者。

大黄附子汤

胁下偏痛，发热，《金匮要略》主用大黄附子汤。

大黄、附子各 11 克，细辛 7 克。上剉细，以水二合五勺，煎一合，去滓，一日分三回温服。

【证状表现】原文：胁下偏痛、发热、其脉弦紧，此寒也，以温药下之，宜大黄附子汤。

补充：当有恶寒腹痛，或两胁及腰腹痛，腰脚挛急痛，腹中时有水声，大便不利等证。

【立方意义】本主证，是由阴寒聚着一处，壅塞不通，而发痛发热。故以热性附子通其肠，温性细辛祛其寒，冱阴被热推动而解散，再以苦寒之大黄引之下趋，以手阳明之路而退出，则寒郁之热，胁下之痛，不复作矣。此寒假热用，热假寒用之妙剂也。

【治疗标的】以胸胁偏痛、恶寒发热、大便不利为主标的，脉弦紧、腰腹痛等为副标的而用之。

【诸家经验谈】《漫游杂记》：有一男子，膝胫刺痛，腹脉无他异，经三四年不愈。请余治，是湿气也。后将成为脚气，与大黄附子细辛汤，百日愈。

《古方便览》：一男子年五十余，腹满数年，余诊，心下痞硬，腹中雷鸣，乃作半夏泻心汤使饮之，未奏效。一日，忽然大恶寒战栗而绞痛，二三倍于常，于是更作大黄附子汤，痛顿退，续服数日，病不再发。

《橘窗书影》：藤尾源次郎，左脚肿痛，挛急，难以屈伸，数月不愈，医多以为风湿。余诊曰，不热不偏，病偏筋脉，恐由疝毒流注乎。以芍药甘草汤合大黄附子汤，使服之，外以当归蒸荷叶、矾石为熨剂，数旬而愈。

又，照护寺之妹，年将三十，多年经事不调，腰痛引脚，不能俯仰步履，经数医无效。余一日诊之，脐下右旁有块，按之，痛引腰脚其，且因其块之缩涨，而痛亦有缓急云。余断为肠中瘀毒所致，与芍甘黄辛附汤（即本方与芍药甘草汤合方），兼用趁痛丸。另用当归蒸荷叶、矾石，蒸熨块上，结块渐解，腰脚亦得屈伸，数年痼疾，因是痊愈。

方舆輗：曾有一男子，自右胁下连腰疼痛甚，经四五十日，诸治无效。余诊，脉弦紧，因与此汤而有奇效。淹滞之患，十余日痊愈。

《治验回忆录》：钟大满，腹痛有年，或一月一发，或两用一发，每痛多为饮食寒冷所诱致。自常以胡椒末，用姜汤冲服，痛得暂解。乞余诊之，脉沉而弦紧，舌白润无苔，按其腹有微痛，痛时旁及腰胁，大便间日一次，少而不畅，小便如常，告以病属阴寒积聚，非温不能已其寒，非下不能荡其积，宜温下并行。依吾法，两剂可愈，为书大黄附子汤，果二剂而瘥。噫，经方之可贵如是。

简侯：曾治一四十余岁之男子，腹胁有结痛，形寒，脉沉弦而迟，大便难，或硬或溏，二三日一次，小便频数而清冷，夜间腹痛较剧，有水声，喜热按，经久不治。有投以温热药者，大便益硬而难出。有投以通利药者，则腹痛倍急，大便仍不利。为拟此方令服，渣加葱白一把，食盐一匙，共捣融炒热，布包熨，日数次，服二帖后，大便较畅，痛减。复诊，仍用前方二帖，炒熨亦如上法，竟愈。

【凭证使用】病由寒结而致胸腹、两胁或腰脚、盲结肠等处作痛，大便不利者。

走马汤

卒中恶，心痛腹胀，大便不通，《金匮要略》附《外台秘要》方用走马汤。

巴豆2个（去外皮），杏仁2个。上二味，以绵缠搥碎，内于五勺热汤内，捻汁，顿服之，当下，老小量之。通治飞尸，鬼击病。

附注：中恶，系前人谓猝然受到恶毒之气，如飞尸、鬼击等，系突然而起之病，情势紧迫而难以指出何种病者，则以是名之。

【证状表现】原文：走马汤，治中恶，心痛腹胀，大便不通。

补充：当有胸腹气急，上冲，喘鸣，促迫之候。

【立方意义】本方证由感受外界猛剧恶毒之气，其来甚急，其证甚实，不急治，则走入心脏死矣。巴豆虽属吐下猛药，而解毒，杀虫，杀菌，开窍、宣滞等，有殊功。杏仁虽属镇咳祛痰药，而亦有破瘀、通血、平喘、缓下、杀菌、杀虫之能。合用以攻逐恶毒，或从上而吐，或从下而泄，即有菌虫，亦能攻杀，恶毒得除，痛胀喘鸣即已。

【治疗标的】以猝然得急病，胸腹胀痛、喘鸣息迫、大便不通为主标的而用之。

【诸家经验谈】《肘后方》：若水病，唯腹大，动摇则有水声，皮肤黑，名曰水蛊，以巴豆十枚，杏仁六十枚，熬黄和之，服小豆大一枚，以水下为度。

编者按：今时血吸虫病，腹部已膨大者，前人皆名为鼓胀。在未查出血吸虫病之先，有名腹水者，中医则名为水臌，《肘后》作水蛊，谓之蛊者，以其有虫在内故也。用此方，以杀虫下水，极为适应。

吉益南涯：马脾风，胸腹暴胀，喘急不大便者，宜此方。叶橘泉云，古所谓马脾风者，殆系气管白喉之窒息性证状也。

《方函口诀》：凡中恶猝倒诸急证，牙关紧急，人事不省者，灌此药汁二三滴，即奏效。又用于打倒下绝倒口噤者。

《蕉窗杂话》：往年治一女子，由高崖坠至谷底，闷绝而急，神识昏沉，六脉若有若无，度其胸腹，时有物自下部上冲胸中，若此物不冲时，必使烦闷而脉伏，强按其上冲者，则即下降而腹中雷鸣。以《外台秘要》走马汤，用沸汤渍出之，使饮，吐下之水颇多，而血全无，随吐下，而所上冲者，亦随而弛缓，烦躁亦渐安静，面色亦渐复原矣。继用调理之剂，经日全快。

【诸家绪论】《蕉窗杂话》：走马汤用法，药入袋中，渍以沸汤，绞出其白沫，即以所出之白沫服之可也。

《方函口诀》：走马汤加沉降收敛药之代赭石，赤石脂（《千金要方》紫圆方）其作用虽相酷似，然比于彼，则稍有缓弱之差。此孙氏所以称紫圆为无所不疗，虽下之，亦不致虚也。

简侯按：我亦备有紫圆，每用于腹部膨满，若有凝结物状者，有效。尤其对于小儿食积、虫积等腹痛，均有效。日医家都信用此方，治验亦广。

【凭证使用】卒中风，急惊风，脚气冲心，痘疮内陷，疥癣内攻，干霍乱，以及诸般卒病，其势险急而迫，胸咽不得息者（《类聚方广义》）。尿毒证、破伤风、痉挛发作、打扑坠下等，胸内苦闷、或陷于人事不省时，用此方，能救急（《诊疗要览》）。

三物备急丸

猝然心腹胀满，痛如锥刺，气急口噤，《金匮要略》附《千金要方》用三物备急丸。

大黄、干姜、巴豆（去外皮）各1克。上药各须精新，先捣大黄、干姜为末，研巴豆，内中，合治一千杵，用为散，蜜和丸，亦佳。密器中贮之，莫令歇（即不泄气），用时，以暖水若酒，服大豆许三四丸，或不下，捧头起，灌令下咽，须臾当差，更与三丸，当腹中鸣，即吐下，便差。若口噤，亦须折齿灌之。（《中医方剂学讲义》云，现在可用鼻饲法给药）。

【证状表现】原文：主心腹诸卒暴百病，若中恶，客忤，心腹胀满，卒痛如锥刺，气急，口噤，停尸，卒死（突然陷于假死之谓）者。

【立方意义】本方证系由食饱后、饮冷或受寒、复因过分努力、致食物梗阻胃肠，气机闭塞、血压上升、腹部暴痛、昏厥如死。为用干姜散中下之寒，巴豆破寒实之积。更以大黄紧缩胃肠，去其结实，则不但便食积下行，气机得转，且能降低脑压，挽回昏沉，方名备急，诚无愧也。

【治疗标的】以卒得暴病、心腹胀满刺痛、气急、口噤为主标的而用之。

【诸家经验谈】《建殊录》：河金九郎兵卫者，一日卒倒，呼吸促迫，角弓反张，不能自转侧，急作备急丸使饮之。每服重五钱，下利如倾，即复原。

《续建殊录》：京师辰已屋某人之仆，当食时，忽咽痛，不久，手足厥冷如死状。二医诊之，一医谓寒疾，一医谓缠喉风，曰此证宜备急丸，然未试，故辞而不治。乃迎先生语之，先生曰，备急丸固的当也，与之，一时许，大便通快而疾如洗。

《澹寮集验方》：曾有妇人，热而大便秘，脉实，子死腹中，已致昏不知人，医用备急丸胎下，人活。

《漫游杂记》：一男子病疥癣，以散药摩擦，数日而愈。后作汤药浴，浴后中风，即发寒热，毒气内攻，满身暴胀，两便断而不下，气急脉数，一步不能移。请余治，余谓家人曰，此病死不旋踵，若不用峻攻之药，则难与争峰。与备急丸五分，快利三行，明日，东洋先生作赤小豆汤，使服三大碗，又利三行，明日，又与备急丸，利十余行，毒气渐减，疮痕发脓，续与赤小豆汤，二十余日而痊愈。

【诸家绪论】《千金要方》：抵圣备急丸（即本方），主霍乱心腹百病、痉痛等。丸比绿豆大，每空腹服三丸，快利为度。

《外台秘要》引《古今录验》，三物备急散（即本方）合捣下筛，服半钱匕，得吐下，则愈。宫泰以疗卒死，客忤，卒上气，呼吸气不得下，喘逆，差后已，为常用方。

《圣惠方》：在本方内，只用巴豆一分，治霍乱、心腹痉痛，冷气筑心。又治因食热饱及冷饮过度，上攻肺脏，喘息不已。

按：本方用于冷者，以巴豆、干姜；用于热者，以有大黄；虽冷热可互用，但药味热多于寒，以用于寒性证为适。

本方又名备急丸（李氏《脾胃论》）、备急大黄丸、独行丸（李氏《辨惑论》）、返魂丹（《十便良方》）等，皆取义于治疗突发危急之病，有回生起死之效也。

《中医方剂学讲义》：凡寒滞食积，阻结于肠胃，升降气机痞塞，以致卒然腹痛，脘腹胀满高起，甚至面青气喘者，速投本方，可获捷效。但如属暑热邪而引起暴急腹痛，误用，即能导致不良后果，应注意之。

【凭证使用】急性胃痛、心腹痛、干性霍乱、疮疹内攻等，肠内一切卒暴诸病，大便秘结者，酌量用之。

桔梗白散

喉中感塞，胸满不得息，《伤寒论》《金匮要略》附《外台秘要》方用桔梗白散。

桔梗、贝母各 3 克，巴豆 1 克。上三味为细末，混和顿服 1 克，病在膈上，以吐脓血，膈下，即泻出。如下多不止者，饮冷水一杯，则定。

【证状表现】《伤寒论》：寒实结胸，无热证者。

《金匮要略》：咳而胸满，振寒脉数，咽干不渴，时出浊唾，腥臭，久久吐脓如米粥者，必肺痈。

补充：当有咳嗽、喘息及咽喉肿痛或窒塞，脉滑数有力等证。

【立方意义】痰实壅塞胸中，或缠束咽喉不得出，气机被阻，有胸高息迫之状。为用贝母，消痰散结，解郁润燥；桔梗，泄郁消痰，清利咽喉；二味均有入肺排脓之能。巴豆，为攻痰积，泻寒毒之峻药。合用以治痰在胸咽间，气不得息之急证，立可驱而出之，或从上吐，或从下泻，有殊效。

【治疗标的】以痰在胸咽，气不得息，脉弦滑上促为主标的，咳嗽，吐浊，唾臭脓，咽喉肿痛为副标的而用之。

【诸家经验谈】《成蹟录》：巽屋之家仆，卒然咽痛，自申至酉，四肢厥冷，口不能言，若存若亡。及戌时，迎先生往治，脉微欲绝，一身尽冷，呼吸不绝如线，急取桔梗白散二钱，调白汤灌下，下利五六行，咽痛殆减，厥复，气爽矣。乃与五物桂枝桔梗加大黄汤（由桂枝、地黄、黄芩、桔梗、石膏、大黄而成之方）。须臾，大下黑血，咽痛尽除，数日平复。

《古方便览》：一男子冬日发喘急，痰迫入咽，肩息欲死，用此方一钱，吐痰涎二三合而愈。又，一妇病小疮，敷药后，忽然遍身发肿，小便不利，心胸烦闷，喘鸣迫促，几欲死，余用此方一钱，吐水数升，再饮而大吐下，疾苦立安，用前方五六日痊愈。

《橘窗书影》：周五郎，一夜咽喉闭塞不得息，手足微冷，自汗出，烦闷甚，急使迎余。余诊曰，急喉痹也，不可忽视。制桔梗白散，以白汤灌入，须臾，吐泻，气息方安。因与桔梗汤痊愈。

求真氏：如实扶的里（白喉）性呼吸困难者，此适例也。余用本病之血清，无效。将欲窒息之小儿，用本方，得速效。

《类聚方广义》：卒中风，马脾风，痰潮息迫，牙关紧闭，药汁不入者，取一字，吹鼻中，吐痰涎，咽喉立通。

又，此方，不仅治肺痈，所谓幽痈、胃脘痈及胸中有顽痰，而胸背挛痛者，嗽家胶痰缠绕，咽喉不利，气息臭秽者，皆有效。

简侯：曾用此方，治一倪姓肥硕之小儿，年五岁，大便数不利，倏然痰壅咽喉，喘息迫促，以此方，灌入一小匙，咽喉即开，痰涎吐出颇多，大便泻下一次，能饮稀粥少许。次日，改用甘桔汤，送下紫圆二分而痊愈。

【诸家绪论】《时氏处方学》：本方治痰实结胸，载明典籍，人所共知，惟其证状未尝言及，以近代应吐之症，当以胸高气突，脉弦滑上促，方为确据。又云，无论其肺痈，为胃痈，当胸膈赤肿之际，痰涎脓血，壅滞在内，投本方，以涌吐下达之法，收效良多，所当取用。

【凭证使用】身体强健之人，卒得急性喉炎、喉水肿、白喉性呼吸困难、支气管喘息、肺脓疡、肺水肿、肺炎初期，以及卒中，胃痈、疮毒内攻等证，大便不利，情势急迫者，酌用之。

十枣汤

悬饮、干呕、短气、心下痞硬、引胁下痛，《伤寒论》《金匮要略》主用十枣汤（《外台秘要》深师一名朱雀汤）。

芫花、甘遂、大戟各等分。上为细末，以水一合，先煮大枣12克，取五勺，去滓，内药末2克，搅和，顿服之。

【证状表现】《伤寒论》：太阳中风、下利、呕逆、表解者，乃可攻之。其人热汗出，发作有时，头痛，心下痞，硬满，引胁下痛，干呕，短气，汗出不恶寒者，此表解里未和也。十枣汤主之。

《金匮要略》：病悬饮者，又咳家，其脉弦，为有水。又，夫有支饮家，咳嗽胸中痛者，不卒死，至一百日，或一岁，十枣汤主之。

补充：当有咳嗽频发、大小便不利、胸胁挛痛及肩膀背手脚走痛、上气喘急，或水气浮肿，脉沉弦，或紧，以指按其心下及胁下边，感惊恐而痛。

【立方意义】本方证是由里邪与痰饮相结充斥胸胁难解，故用能破痰水结癖之芫花，善泻六腑之大戟，惯攻蓄积深处痰水之甘遂，因其为猛急之品，虽不难攻下坚垒，消灭病敌，所患邪气尽，但元气亦随之而尽，必须加入滋养强壮缓和毒性之大枣，以监制之，即不致受其残破之害矣。

【治疗标的】 以咳嗽心下硬满、引胁下痛、脉沉弦为主标的，上气喘急、大小便不利、有水气浮肿等为副标的而用之。

【诸家经验谈】《治病法轨》：徐晋卿清年三十余岁，始患咳嗽，继则吐血，百药无效，卧床不起者，已将一载。召余诊之，见其形肉削尽，犹胃口尚佳，精神不甚委顿，切其脉，右寸关沉弦，知系支饮伏于胸膈间，水气射肺而致咳嗽，咳久伤肺，故见血也。忆及仲景有支饮家，咳嗽，胸中痛者，不卒死，至一百日，或一岁，宜十枣汤治之。此病适合仲景之法，药虽猛厉，然不服此，永无获愈之日，倘再姑息，命将不保，因用甘遂、大戟（俱面裹煨）、芫花（醋炒）各五分，共研末，嘱其每用五分，再用大枣十枚，煎浓汤，在平时服之，追泻后，接服桂附八味丸四钱，一日三次，使其余饮，从小便而出，且可使脾胃强健而饮邪自化。如果咳嗽不愈，嘱其隔五日再照前法，服此药末五分，谁知一服即愈，不须再服矣。仲景之法，真神矣哉。

《嘉定县志》：唐果善医，太仓武指挥妻起立如常，卧则气绝欲死，果言，是为悬饮，饮在喉间，坐之则坠，故无害，卧则壅塞诸窍，不得出入而死也。投以十枣汤而平。

《医学六要》：一人饮茶过度，且多愤懑，腹中常辘辘有声，秋来发寒热如疟，以十枣汤料，黑豆煮，晒干，研末，枣肉和丸，芥子大，而以枣汤下之，初服五分，不动，又治五分，无何，腹痛甚，以大枣汤饮，大便五六行，皆溏粪无水，时盖晡时也。夜半，乃大下数斗积水而疾平。当其下时，瞑眩特甚，手足厥冷，绝而复苏，举家号泣，咸咎药峻，嗟呼，药可轻哉。

《生生堂治验》：一妇人年三十余，每咳即小便涓滴，而污下裳者数回，医或以为下部虚，或以为畜血，经过各种治法，百数日。先生切按之，其腹微满，心下急，按之则痛牵两乳，以及于咽，而咳至不禁，与十枣汤，每夜五分，五六日差。

《成蹟录》：一妇人心胸下硬满，痛不可忍，干呕，短气，展转反侧，手足微冷，其背强急，如入板状。先生与十枣汤，一服而痛得止，下利五六行，诸证悉愈。

《橘窗书影》：箕轮指月庵慈性尼，时时肩背急痛，胁下如刺，呼吸迫逼，不得动摇，医皆以为痰饮，治之不愈。余以为悬饮之所属，与十枣汤，得大效。

《仁斋直指方》：治小瘤方，先用甘草煎膏，笔蘸妆瘤四圈，干而复妆，凡三次，后以大戟、芫花、甘遂各等分，为细末，米醋调，别笔妆傅其中，不得近着甘草处，次日缩小，又以甘草膏妆小晕三次，中间仍用大戟、芫花、甘遂，如前，自然焦缩。

《汉方新解》：湿性肋膜炎性疼痛，及咳嗽肋间神经痛，用之，则得大水泻，痛即速愈。

《方函口诀》：见水饮之候者，虽无引痛，亦可直用此方。前田长庵经验，一人手肿，其余无恙，元气饮食如故，用此方，而水得泻，则速愈，可谓妙手矣。

胡光慈《中国医学精华》：此方主治浆液性肋膜炎，幽门障碍（即关格）而致干呕，心下痞硬，大便不通之证者，虚人不任峻下，可弃煎剂，只食其枣肉，亦有殊功也。

【诸家绪论】《脚气钩要》：脚气上入胸痛，烦闷喘息，自汗，气欲断，非此方，不能抵当其势。

《外台秘要》：深师朱雀汤（即本方）治久病癖饮，停痰不消，在胸膈上液，时若头痛，眼睛攀，身体、手足十指甲尽黄者。又治胁下支满，若饮，即引胁下痛者。尚德按，十枣汤分量服法，与朱雀汤不同。朱雀汤遂、芫各一分，戟三分，大枣十二枚，煎服，与十枣汤确不同也。

《方脉正宗》：治五种饮证，芫花醋煮，大戟醋煮，甘遂童便煮，三处煮过，各等分，焙干为末，每服二钱，大枣十枚，煎汤调下（原出《本草汇言》）。

汪氏：陈无择《三因方》，以十枣汤药料为末，用枣肉和为丸，治水气四肢浮肿，上气喘息，大小便不通者，盖善变通者也。

《医垒元戎》胡洽方：治支饮，澼饮，于十枣汤中加大黄、甘草，同煎服之，故以相反之剂，欲其上下俱去也。

恽铁樵：伤寒、太阳中风，下利，呕逆，表解里未和，乃病之小者，而用此大方，不伦极矣。且此方方后无分两，仅云三味等分，服一钱匙，既服药末，当云散，不可谓汤。抑此三味药，决不可等分，如其等分，大戟、芫花等于未用。大戟、芫花与甘遂，轻重不侔。吾治水肿，大戟、芫花皆用一钱至钱半，甘遂仅用一分，所以知此者，吾尝自服故也。又云，伤寒、太阳中风，表解，里和，而用十枣汤，能否暂时不死，尚在未可知之数乎？

编者按：恽氏对于此条，所怀疑者，约有三点：①疑方证之不合。②疑分两之不合。③疑汤名之不合。因而致疑于疗效。以前诸家，均未论及，只有《医宗金鉴》在此条下，仅谓"下利"之"下"字，当是"不"字，"发作"之"作"字，当是"热"字，以为如是解释，可用十枣汤矣。究属牵强附会，反不若恽氏之分析明朗也。然就管见所及，此条盖指凤有悬饮之人，罹伤寒太阳中风，下利呕逆，只能先解其表，俟表解后，再因热汗出，大小便不利等证状下，始用此方，以下气逐饮。至于命名为汤者，以本方系君大枣十枚，煎汤，故以是名之。三味等分为末者，当依其证状而定剂量，总不过在数分（合今量言）之间，而大枣汤比重则远过矣。附志于此，留待诸家更进一步研究。

《宣明论方》：此汤兼下水肿，腹胀，并酒食积，肠垢积滞，痃癖坚积，畜热，暴痛，疟疾，久不已，或表之正气与邪气，并结于里，热极似阴反寒战，表气入里，阳厥极深，脉微而绝，并风热燥甚，结于下焦，大小便不通，实热腰痛，及小儿热结，乳癖结热，作发风潮搐，斑疹热毒，不能了绝者。

《活人书》：用此汤，合下不下，令人胀满，通身浮肿而死。

【诸家绪论】 体质未见衰弱者之脚气冲心证、湿性肋膜炎、肋间神经痛等，其他可参考《宣明论方》。

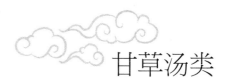

甘草汤类

甘草汤

咽痛、急迫,《伤寒论》主用甘草汤。

甘草8克。上到细,以水一合,煎五勺,去滓,温服。

【证状表现】原文:少阴病,二三日,咽痛者,可与甘草汤,不差者,与桔梗汤。

【立方意义】少阴经脉,循喉咙,挟舌本,其发生咽痛,则由阴盛于下,阳浮于上,循本经脉而至咽,既无阴液以滋润之,复受客热之侵袭,消灼而起。甘草入咽,能促进分泌增加,驱痰沫外出,有清热解毒缓和急迫之功。以此清之润之,而解其痛,故有国老之称。

【治疗标的】以咽痛急迫为主标的而用之。

【诸家经验谈】《伤寒论辑义》引徐说:甘草一味,单行,最能和阴而清冲任之热,每见生便痛者,骤煎四两,顿服立愈,则其清少阴客热可知,所以为咽痛专药也。

又,单味甘草汤,功用颇多。《玉函经》:治小儿撮口发噤,用生甘草二钱半,水一盏,煎六分,温服,令吐痰涎,后以乳汁点儿口中。《千金要方》:甘草汤治肺痿吐涎方,心中温温液液者。又,凡服汤呕逆不入腹者,先以甘草三两,水三升,煮取二升,服之得吐,但服之不吐,益佳,消息定,然后服余汤,即流利更不吐也。此类不遑枚举。

《丹溪心法》:骑马痈,用大粉草,带节四两,长流水一碗,以甘草淬焙,水尽,为末,入皂荚炭,少许,作四服,汤调,顿服,效。

《李迅痈疽方》：治阴下悬痈，用横纹甘草一两，四寸切段，以溪涧长流水一碗，以文武火，慢慢蘸水炙之，自早至午，冷水尽为度，劈开视之，中心水润乃止。细剉，用无灰酒二小碗，煎至一碗，温服，次日再服，便可保无虞。此药不能急消，过二十日，方得消尽。

按：日医喜多村秀城云，将甘草煎膏，稠厚，热酒化服，有奇效，名炙甘草膏。

《外台秘要》:《近效》一方（即本方），疗赤白痢，日数十行，不问老少。

《圣济总录》：甘草汤，治热毒肿，或身生瘭浆者。又治舌卒肿起，满口塞喉，气息不通，顷刻杀人。

《青囊琐探》：小儿啼哭不止，以本方二钱许，浸热汤，绞去滓与之，即止。

又，伤寒不省人事、经日谵语、不得眠者，以五六钱煎汤，昼夜陆续与之，有神效。

又，癫疾瘈疭，呕吐，角弓反张，及呕吐不止，汤药入口即吐者，用半夏、生姜、竹茹、伏龙肝之类而益剧者，本方煎汤服，有奇效。

《锦囊秘录》：国老膏（系本方熬制者），一切痈疽将发，则能消肿逐毒，使毒气不内攻，其效不可具述。

《类聚方广义》：凡用紫圆、备急丸、梅肉丸、白散等，未得吐下快利，恶心腹痛，苦楚闷乱者，用甘草汤，则吐泻俱快，腹痛顿安。

《得效方》：独胜散（即本方）解药毒、蛊毒、毒虫、蛇毒……

又，治小儿遗尿，大甘草头，煎汤，夜夜服之。

《千金要方》：治阴头生疮，蜜炙甘草末，频频涂之，神效。

《仁斋直指方》：痈疽秘塞，生甘草二钱五分，井水煎服，能导下恶物，乳痈初起，炙甘草二钱，新水煎服，仍令人咂之。

《至宝方》：小儿尿血，甘草一两二钱（一作五分），水六合，煎二合，一岁儿，一日服尽。

《金匮方》：小儿羸瘦，甘草三两，炙焦为末，蜜丸，绿豆大，每温水下五丸，日二服。

【诸家绪论】《伤寒大白》：甘草汤，《千金要方》治肺痈，《伤寒论》

治咽痛，同用甘草一味，以咽痛、肺痛，肺受火刑耳。

《外台秘要》引《录验》：本方，加大枣，名温脾汤，疗久上气，咳嗽，亦疗伤寒后咳嗽。又，引深师：本方加大枣、生姜，名温脾汤，治肺痿、咳吐涎沫、心中温温、咽燥而渴。

【凭证使用】喉头炎、咽峡炎、气管炎、癫痫搐搦、肺痛、赤白痢、小儿夜啼、小儿尿血、小儿遗尿等。

以下为甘草汤加方。

桔梗汤 ✑

咽痛，服甘草汤不解，加桔梗，《伤寒论》《金匮要略》名桔梗汤。

桔梗 21.5 克，甘草 14.5 克。上剉细，以水三合，煎一合，去滓，一日分三回，温或冷服。

【证状表现】《伤寒论》原文：已见上方甘草汤。

《金匮要略》：咳而胸满，振寒脉数，咽干，不渴，时出浊唾腥臭，久久吐脓如米粥者，为肺痛，桔梗汤主之。

补充：亦有咽喉肿痛、咳嗽振寒等之证。

【立方意义】本方证由痰浊或脓血在支气管四周黏膜，不易咯出，而发生咽喉肿痛等证。除用甘草以促进分泌、缓和急迫外，加入有溶血作用之桔梗，刺激支气管神经，增加分泌，有开血气、祛痰、排脓、镇痛之功。合用以除气管和气管支之痰及由肺痛所生之脓，悉从咽喉排出。同时将咽喉肿痛予以解散。

【治疗标的】以咽喉赤肿而痛、吐浊沫为主标的而用之。

【诸家经验谈】《肘后方》：喉痹，桔梗、甘草（炙）各一两，切，以水一升，煮取服，即消，有脓即出。

《小儿方诀》：甘桔散（即本方），治涎热，咽喉不利。甘草炒二两，桔梗一两，米泔水，浸一宿，焙干用。上为末，每服大二钱，水一盏，入阿胶半片，炮过，煎至五分，食后温服。

按：张志聪云，案本论汤方，甘草俱炙，炙则助脾土而守中，生用则和经脉而流通，此说极是，本方以生用为宜。

《薛氏医案》：武选汪用之，饮食起居失宜，咳嗽吐痰，用化痰发散之药，时仲夏，脉洪数而无力，胸满面赤，吐痰腥臭，汗出不止。吐脓血，脉数，左寸右寸为甚，用桔梗汤一剂，脓顿止，再剂，全止，面色顿白，仍以忧惶。余曰：此证面白，脉涩，不治自愈。又用煎药一剂，佐以六味丸，治之而愈。

《中国内科医鉴》：毛细气管支炎，如用桔梗汤、桔梗白散，可能一举而收奇效。

《经验秘方》：治咽喉郁结，声音不开，于桔梗汤内加诃子，各等分，生熟亦各半，为细末，食后，沸汤调服，又叫铁叫子如圣汤。

《三因方》：荆芥汤（即本方加荆芥，《济生》名三神汤），治风热肺壅，咽喉肿痛，语声不出，喉中如有物哽，咽之则痛甚。

《圣济总录》：桔梗汤，治咽喉生疮疼痛，于本方内加恶实，微炒，各一两，竹叶十片。

编者按：本方随证加一二味之药甚多，殊难殚述，惟在医者，视病情如何而加用之耳。

【诸家绪论】《伤寒大白》：按甘草，泻心火，服之，痛不愈，此火邪结住肺中，不得外解，故以桔梗，开发肺气，同甘草，泻出肺中伏火，因此悟得欲清肺中邪结，必要开肺、清肺，二味同用，则肺中之邪始出。

【凭证使用】喉头炎、咽峡炎、气管炎、肺痈等。

排脓汤 🌀

内痈、吐浊、唾脓，桔梗汤加生姜、大枣，《金匮要略》名排脓汤。

甘草9.5克，桔梗14.5克，生姜5克，大枣12克。上剉细，以水三合，煎一合，去滓，一日分三回，温服。

【证状表现】原书有方，无条文，载于《疮痈肠痈浸淫病脉证并治篇》中，按《医宗金鉴》等书，以其仅有方而无证，删去。然日医颇能用此方而有疗效，似不可废，为取录于桔梗汤下，以备学者采用。

按：东洞说，肿痛急迫，用桔梗汤，吐浊唾脓多时，用排脓汤。求真云：本方中以含甘草、大枣，于腹证上，右直腹筋挛急。《医通》谓：

内痈从呕脓而出。东洞谓：诸疡有脓血或吐黏痰而急迫者，就以上诸说。可作为本方证状。

【立方意义】本方包含桔梗汤，当有其证状，已如上述。加生姜者，为健胃开痰，消散恶气而设。加大枣者，为滋养缓和润膜生津而设。二味同用，亦治慢性气管支炎。合甘桔汤，则可知其能使腥臭脓痰易于排出，津液不致枯燥，腹筋挛急情况，亦从而缓解矣。

【治疗标的】以吐黏痰、脓血难出而急迫者，为主标的而用之。

【诸家经验谈】《续建殊录》：一男子某，患肺痈，其友人佐佐氏投药，尔后，脓从口鼻出，两便皆带脓，或身有微热，而时恶寒，身体羸瘦，殆如不可药，乃来求治，先生与排脓汤及伯州散，经月而瘳。

又，加州士人某，患淋病七年，百治不效，其友人有学医者诊之，与汤药，兼用七宝丸，或梅肉散，久服无效。先生诊之，小腹挛急，阴头含脓而疼痛，不能步行，乃作排脓汤与之，服之数日，旧病全瘳。

《成蹟录》：一男子患痈，俗谓发背者，大如盘，一医诊之，三月不差。因转医，加外治，肿痛引股，小便难，大便不通，腹硬满，短气微喘，舌上无苔，先生视其硬满，与大黄牡丹皮汤。秽物下，硬满减，但唯发背自若，喘满时加，浊唾黏沫如米粥，因与排脓汤，兼服伯州散，吐痰数升，诸证痊愈。

《中西医学比观》：一医告余曰，一病人患慢性寒性肠痈数月，百治不愈。卒用本方治愈。彼云，确能排除脓汁。云：未知是否，他日当试之。

【诸家绪论】汤本求真：用本方者，可不问体之上部或下部，及疮痈将成与已成，无乎不可。

编者按：本方由上说观之，实有祛痰排脓之价值，从我个人临床所见，凡胸满多痰，咳嗽急迫，脉迟弦，舌薄白苔者，用此方，得良效。

【凭证使用】肺痈及内痈，有脓血，不易排出，唾浊，腹满多痰，不易咯出者。

甘麦大枣汤

无故悲伤啼哭，如神灵所作，甘草汤加小麦、大枣，《金匮要略》名甘麦大枣汤。

甘草5.5克，小麦29克，大枣5克。上剉细，以水二合，煎一合，去滓，一日分三回。温服。

【证状表现】原文：妇人脏躁，喜悲伤欲哭，象如神灵所作，数欠伸，甘草大枣汤主之。

编者按：脏躁二字，沈、尤诸氏，均指子宫。求真亦云属子宫。丹波元简：非沈、尤，而是《医宗金鉴》心脏之说，是未审子宫病，有神经性证也。然此证，不独妇人有之，即男女老少亦有之，是脏躁一证，不专属子宫病神经性病可知。盖前人所谓心脏者，以旧说心脏神之故，借以代表后世所称神经系统之一部分，未可全非也。有谓，中医所称心风。西医名歇斯底里，或秘走神经证者，此病近之。"喜"之一字，与本论"心烦喜呕"之喜字同义，频数之谓也。

补充：当有急迫惊狂，哭泣笑骂状态，腹部在右侧下有拘挛结块，或小腹有结块之状。

【立方意义】脏躁，由心气不足，神经失其所养而致。甘草内含糖质，《本经》谓：主治五脏六腑寒热邪气（《青囊琐探》根据此意，治小儿啼哭不止，见甘草汤），故有舒缓神经之作用。大枣内含钙质，有镇静及收敛之作用。小麦内含淀粉，有养心气缓和神经之作用。以兹三者滋养心气，安定神经，则脏躁可解。日医谓：此方全为食物疗法，和平之至也。诚然。

【治疗标的】以无端发作悲哭怒骂惊狂之状，腹部有拘挛结块者为主标的而用之。

【诸家经验谈】《本事方》：乡里有一妇人，数欠，无故悲泣不止，或谓之有祟，祈禳请祷备至，终不应。予忽忆有一证云，妇人脏躁云云，急令治药，尽剂而愈。

《妇人良方》：乡先生程虎卿内人，妊娠四五个月，遇昼，则惨感悲伤，泪下数欠，如有所凭，医与巫兼治，皆无益。仆年十四，正在斋中习业，见说此证，而程省元皇皇无计，仆遂告知，管先生伯同说，记忆先人曾说此一证，名曰脏躁悲伤，非大枣汤（即本方）不愈，虎卿借方看之，甚喜对证，笑而治药，一投而愈矣。

《古方便览》：一妇人年二十八，无故悲泣不止。余诊之，腹皮挛急，小腹有块，即作此方，及消石大丸，四五日愈。

方舆輗：近有一妇人，笑不止，诸药无效。予沉思良久，笑与哭是出于心之病也。因与甘麦大枣汤，不日得愈。

又，简屋小兵卫之小郎，昼夜啼哭不止，用甘连紫丸、芍药、甘草等，无寸效。试与甘麦大枣汤，一两日而止。自是以后，用治小儿啼哭甚多。

《续名医类案》：孙文垣表嫂，孀居二十年矣。右瘫，不能举动，不出户者三年。今则神情恍惚，口乱言，常悲泣。诊之，答曰，自亦不知为何故也。两寸脉短涩，以石菖蒲、远志、当归、茯苓、参、芪、术、附、蚕沙、陈皮、甘草，服四帖，稍愈，但悲泣如旧，夜更泣，因思仲景大枣小麦汤（即本方），正与此对，两帖而瘳。

【诸家绪论】《和汉医学真髓》：先哲云：小儿夜啼、客忤、拘挛之在左者，为柴胡证。在右者，宜本方。又，本方煮法，先将大枣、甘草，入水三合，煎取一合五勺，去滓，别以小麦 $5\sim 8$ 克，用 50CC 乃至 100CC 之水溶解之，待上药煮沸后，去火，稍待微温时，和入搅之，令匀，更加武火使大沸，一滚即止，去滓服。又，歇斯底里证，非仅限于妇人，男子及小儿亦有病之者，奔豚证亦然。

日医云：凡遇心脏跳动，及全身动甚时，均可用此方。

《汉法医典》：神经衰弱及歇斯底里重证者，用甘麦大枣汤。

《药物图考》：妇人脏躁，多因气郁，以致血燥，上冲脑部，于本方内加重乌药、香附、赭石三味，每奏奇功。

【凭证使用】歇斯底里、小儿夜啼、舞蹈病、胃痉挛、子宫痉挛、痉挛性咳嗽，凡属于神经衰弱者之精神病等。

甘草粉蜜汤 🌀

蛕虫、心腹痛、吐涎，《金匮要略》用甘草粉蜜汤。

甘草8克，蜜12克，粉4克。以水九勺，先煮甘草取六勺，去滓，内粉，蜜煎如薄粥，顿服之。

粉之研究：按《金匮心典》，白粉，即铅白粉。《类聚方广义》《证治摘要》《皇汉医学》等，亦均用铅粉。丹波元简云：古方称粉者，米粉也。盖此方非杀虫之剂，乃不过用甘平安胃之品，而使蛕安，应验之于患者，始知其妙而已。并引《千金要方》用梁米粉、《外台秘要》用白梁粉、《万氏保命歌括》用粳米粉，证明不用铅粉。此外，如《圣济总录》用葛粉。《杨氏家藏方》用绿豆粉，亦均不用铅粉。以上两说，孰是孰非，就我管见所及，纯属蛕虫之证，可采用铅粉，若已用毒药而不解者，则用米粉或白梁粉、葛粉、绿豆粉，以安蛕而缓毒，是否正确，尚希诸大医家予评定。

【证状表现】原文：蛕虫之为病，令人吐涎，心痛，发作有时，毒药不止者，甘草粉蜜汤主之。

【立方意义】本方证系由用毒药治蛕病而不止者。所用甘草、蜜、米粉，均味甘性平，为虫所喜。且甘草素有解百药毒之称，兼有缓和急迫作用；蜜亦滋养润燥；米粉系养肠胃、止烦渴，合用为甘平安胃之剂，可以安蛕，可以解毒。若必须杀虫驱蛕，则可以米粉易铅粉，但铅粉辛寒有毒，用于杀虫、镇坠、止呕逆有殊功，而非所以治药毒也。宜分别用之。

【治疗标的】以用毒药后、时发虫痛吐涎为主标的；水饮腹痛、吐逆为副标的而用之。

【诸家经验谈】《方函口诀》：一妇人傍晚热甚，呕逆不止，用小柴胡汤不解，一医谓水逆，与五苓散益剧，与此方，呕逆即差。

方舆輗：此本治虫痛之方也。吾常活用于水饮之腹痛，而得效者甚多。但此药若不应，手足身体即发肿者，此胃气将复之兆也。浮肿者，不可遽用利水剂，经日则自消矣。若或不消者，与肾气丸亦可。大凡一旦无肿而愈者，永不再发，百试百效，真可谓神方矣。

《千金要方》：解鸩毒及一切毒药不止，烦懑方（即本方），粉用梁米粉。

【诸家绪论】《类聚方广义》：余家以锡粉（即铅粉）、大黄，二味等分，为丸，名粉黄丸，治蛔虫，心腹搅痛，吐白沫者，蛔下，其痛立愈。

【凭证使用】蛔虫痛、水饮腹痛、呕逆、中药毒等。

甘草干姜汤

吐逆、胸中急迫有痛者，加干姜，《伤寒论》《金匮要略》名甘草干姜汤。

甘草8克，干姜4克。上㕮细，以水一合，煎五勺，去滓，顿服。

【证状表现】《伤寒论》：伤寒，脉浮，自汗出，小便数，心烦，微恶寒，脚挛急，反与桂枝汤以攻其表，此误也。得之便厥，咽中干，烦躁吐逆者，作甘草干姜汤与之，以复其阳。

《金匮要略》：肺痿，吐涎沫而不咳者，其人不渴，必遗尿，小便数，所以然者，以上虚不能制下故也。此为肺中冷，必眩，多涎唾，甘草干姜汤以温之。若服汤已渴者，属消渴。

补充：当有手足不温、小便频数，或失禁，或有头眩、腹痛、便溏及吐血、下血之证。

【立方意义】本方证是由病者胃虚夹寒而起，故以辛温祛寒消痰之干姜，合甘平润燥缓和之甘草，既可以复胃中之阳，且可以解干姜之燥，宜生用而不宜炙，用于夹食夹阴内外合邪，难于发散，又难于补益之的方。

【治疗标的】以肢冷、吐涎、烦燥、不渴、小便数为主标的而用之。

【诸家经验谈】《仁斋直指方》：甘草干姜汤，治男女诸虚出血，胃寒不能引气归元，无以收约其血。

《朱氏集验方》：二神汤（即本方），治吐血极妙，每服二钱，水一中盏，煎至五七沸，带热呷，空心，日午进之。

《青州医谈》：甘草干姜汤，治毒迫心下而盗汗，又治胸中痛，左侧卧则左痛，右侧卧则右痛等证者，皆毒迫于心胸所致也，宜此方。又，世医不知此方治汗，所以能治汗者，因气逆盛，毒自内外发故也。

又，因痫而角弓反张，筋惕气急，息迫，或叫呼者，甘草干姜汤可也。

《方函口诀》：不咳而咽不渴、遗尿、小便数者，与此汤有奇效。又，不烦燥而但吐逆，难用苦味药者，用此方而弛缓，有奇效。又，以此方，送下黑锡丹，治虚候之喘息。又，此方药简而用广，如伤寒之烦躁吐逆、肺痿之吐涎沫、伤胃之吐血等，皆可用之。

张公让《中西医学比观》：本方为常用之方，确有神效。肺中常咳，（不咳）出如葛粉羹样之痰，及涎沫甚多者，本方极效。陈逊斋先生曰：甘草干姜汤，凡吐久不止，喜唾，久不止，老年遗尿，小便频数，肺痿咳嗽，冒寒恶吐，隔食，阿米巴痢，自汗，盗汗，用本方有神效。《朱氏集验方》曰：二神汤（即本方）治吐血，极妙。

【诸家绪论】《证治要诀》：饮酒过多而衄甚，则用理中汤加干葛、川芎各半钱，或止用干姜、甘草二味。

《类聚方广义》：此方与生姜甘草汤，虽同治肺痿，然结果适得其反，可知干姜与生姜，主治不同也。

【凭证使用】肺痿、盗汗、痫证、小便频数，或遗尿、胸痛、吐血等，一切由于胃中虚寒者。

生姜甘草汤

肺痿，吐涎沫，咽燥渴者，《金匮要略》附方名生姜甘草汤。

生姜 12 克，人参 7 克，甘草、大枣 9.5 克。上剉细，以水二合五勺，煎一合，去滓，一日分三回服，温或冷服。

【证状表现】原文：生姜甘草汤，治肺痿，咳吐涎沫不止，咽燥而渴。

补充：当有心下痞硬，腹拘急之证。

【立方意义】上方用干姜治肺痿不渴；此方用生姜治肺痿而渴。同一姜也，干则主守，有停留之性；生则主散，有发挥之性。前者以肺中冷，小便时自遗，故用干姜以守之。此则唾涎咽燥而渴，只宜假其挥散之性，宣其滞气。更合甘草、大枣之甘平滋润缓和，人参之甘平补虚生津，则脾胃得健，肺阴有养。痞硬、拘急，亦自解矣。

【治疗标的】以吐涎、咽燥、心下痞硬为主标的而用之。

按：古今医家，专用于临床者甚少，大都与其他各方合用，然能就上说而应用于病证，亦必有效也。

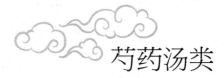

芍药汤类

芍药甘草汤

腹痛、拘急、难行,《伤寒论》主用芍药甘草汤。

芍药、甘草各 14.5 克。上剉细,以水二合,煎一合,去滓,一日分三回,温服。

【证状表现】原文:见甘草干姜汤,以复其阳句下。有若厥愈足温者,更作芍药甘草汤与之,其脚即伸。

补充:亦有手足挛急,或消渴及咳嗽之证。

【立方意义】本方证由腹皮拘急,致使脚不得伸,为用芍药兴奋血管;甘草舒展神经,缓其筋肉,同具有调整血流与镇痛之作用,而有效于拘急筋挛腹痛之证,且有补阴祛痰之功,为多种病证应用之要剂。

【治疗标的】以腹筋拘挛急迫,及一般筋肉组织紧缩作痛为主标的而用之。

【诸家经验谈】《生生堂医谈》:有一翁,五十余岁,闲居则安静,稍劳动即身体疼痛不宁,家事废。治者殆三十年,医药无一验。来请予治,察周身有青筋,放之,毒血迸出,即与芍药甘草汤,后来请治十次,而复常。

《麻疹一哈》:伊势屋喜八者,患麻疹,疹后,经数十日,自舌本之左边,至牙龈,肿痛如刺,又自耳后连左颊,痛楚不堪,呻吟之声,达于四邻,更医十一人,迁延自若。请予诊治,舌本强直,肿痛不能言,按其腹,自心下至脐上,惟腹皮拘急甚,而无他异。乃作芍药甘草汤使饮之，下利日二三行，三日，痛楚减半，二十日许，肿痛痊愈，已能言语矣。再为详悉腹候，胸腹微满，时感微痛，以紫圆攻之，每下利如倾，约十日许，用一次，凡五六次，约经百日许，诸证治愈，而健食倍常云。

《建殊录》：云州医生祝求马：年二十许，一日，忽苦跟痛，如锥刺，如刀刮，不可触迫，众医无能处方者，有一疡医，以为当有脓，以刀劈之，亦无效。于是迎先生诊之，腹皮按之拘急，不弛，作芍药甘草汤使饮之，一服即已。

《医学心悟》：芍药甘草汤，止腹痛如神，脉迟为寒，加干姜；脉洪为热，加黄连。

《药物图考》：热痢渴甚，加黄连于芍药汤中服之，效如桴鼓。

尾台氏：治腹中挛急而痛，小儿夜啼不止，腹中挛急甚者，亦有奇效。

叶橘泉：本方对于足腓肠肌挛痛，确有不可思议之效果。

《中国内科医鉴》：肾脏结石、疝痛，发作之际，腹诊上，腹筋如板之硬固，身体前倾，营深呼吸，则增痛者，此所谓呼吸在浅表也。此际先与芍药甘草汤。西医往往注射莫尔希纳、喷笃扑、阿笃洛批等，若兼用本方，往往奏效神速。

【诸家绪论】李东垣：泻痢脓血稠黏，腹痛或后重，身热，久不愈，脉促疾者，本方加黄芩，名芍药黄芩汤，或加桂少许，温服无时。

《魏氏家藏方》：六半汤（即本方），治湿热脚气，不能步行者。

《朱氏集验方》：去杖汤（即本方），治脚弱无力，步行艰难，友人戴明远用之有验。

《活人类证》：神功散（即本方），治消渴。

编者按：各方剂中，包含本方证甚多，学者须知之。

【凭证使用】肾结石疝痛、足腓肠肌挛痛、痢疾、腹痛、消渴，及一切挛痛诸证。

以下为芍药甘草汤之加减方。

芍药甘草附子汤

有芍药甘草汤证，恶寒、足冷、脉沉细，加附子，《伤寒论》名芍药甘草附子汤。

芍药、甘草各 14.5 克，附子 5 克。上剉细，以水三合，煎一合，去滓，一日分三回，温服。

【证状表现】原文：发汗，病不解，反恶寒者，虚故也，芍药甘草附子汤主之。

补充：当有腹痛、骨节痛、下肢冷痛、挛急，或麻痹之证。

【立方意义】上方证见虚寒之状，加入辛热之附子，温经通络，运行水毒，振奋机能以补阳。而以酸寒之芍药，调协神经，疏解血络以补阴。甘平之甘草，弛缓神经，滋养阴血以调中。如是则寒去阳复，而经脉得舒，血利阴平而气机得转，病其有不退者哉。

【治疗标的】以腹痛、骨痛，恶寒挛急为主标的；脉沉迟、肢冷为副标的而用之。

【诸家经验谈】《类聚方广义》：此方加大黄，名芍药附子大黄汤，治寒疝。腹中拘急，恶寒甚，腰脚挛痛，睾丸硬肿，二便不利者，有奇效。

《方函口诀》：本方附子代以草乌头，有治虫积痛之妙。又活用于疝痛，或痛风、鹤膝风等。湿毒之后，足大冷者，亦可用之。

《张氏医通》：芍药甘草附子汤，治疮家发汗而成痉者。

【诸家绪论】柯韵伯：案少阴亡阳之证，未曾立方，本方恰与此证相合……。

编者按：此方在当时编者王叔和氏已疑此方非仲景意，似不可用。柯氏则谓本方可补少阴亡阳之证，为仲景隐而未发之旨。丹波元简云：芍药甘草汤中加附子为阴阳双救之意。两说已明确，再参考脉证、方义与前医所记，自可以应用无差矣。

【凭证使用】腰神经痛、坐骨神经痛、关节强直证、寒疝、风痛等证。

枳实芍药散

芍药汤证，腹痛、烦满、不得卧，以甘草易枳实，《金匮要略》名枳实芍药散。

原文：枳实烧令黑，勿太过，芍药等分。上二味，杵为散，服方寸匕，日三服，并主痈脓，以麦粥下之。

尤注：枳实，烧令黑，能入血行滞，同芍药为和血止痛之剂。

魏注：大麦粥，取其滑润宜血，且有益胃气也。

汤本求真：现在不用麦粥，可改如左之煎剂，枳实、芍药各6克，上剉细，以水二合五勺，煎成一合，去滓，一日分三回，温或冷服。

【证状表现】原文：产后腹痛，烦满不得卧，枳实芍药散主之。

补充：当有呕吐不食，小便不利，或泄痢下重，舌正赤色之证。

【立方意义】产后由血滞兼水滞所生腹痛烦满证，用枳实以开膈消痞而行水；芍药以通血脉，散恶血而敛阴气；再加入凉滑之大麦粥，以助胃气而除热，则滞行、血和、郁散、热消，而病解矣。

【治疗标的】以腹满拘挛、作痛为主标的；胸烦、呕吐为副标的而用之。

【诸家绪论】朱丹溪：芍药产后禁用，程氏辨其误，极是。又，在排脓散中去桔梗，不用鸡子黄，用麦粥，立方之意稍近，故并治痈脓乎。

编者按：本方与排脓散，无大相异处，此不用桔梗者，以吐黏痰少见也。至麦粥与鸡子黄，均为滋养之品，此用麦粥者，以大麦清凉，有益气除热之能，若排脓散，改用鸡子黄，加用桔梗，不过为此方加减法耳，排脓散见下。

【凭证使用】腹筋挛结，腹痛烦满，则水血郁滞小便不利者。

排脓散

《金匮要略·疮痈肠痈浸淫病之脉证并治》，在枳实芍药散内，加桔梗，名排脓散。

枳实十六枚，芍药六分，桔梗二分。上三味，杵为散，取鸡子黄一枚，以药散与鸡子黄相等，揉和，令相得，饮和服之，日一服。

【证状表现】原书无脉证。

编者按：《医宗金鉴》、程（郊倩）本，均无此方。求真引东洞说：治疮家胸腹拘满，或吐黏痰，或便脓血，又有疮痈，而胸腹拘满者主之。诚是也。我谓：仍宜与枳实芍药散，参合观之，始备。

【立方意义】此方证由黏痰或污物积滞，而致胸腹拘满，兹用桔梗利气祛痰；合枳实、芍药以破滞、利膈、下气、通血，再加入鸡子黄之甘润，以补阴清热，既已气利血行、热清、滞去，则在上者，所生腐败之物，自能可驱之从上出，在下者，所生之腐败物，亦自能驱之从下出，尤氏称为排脓化毒之本，不虚也。

【治疗标的】以胸腹拘满而痛、咳吐黏痰及内痈化脓为主标的而用之。

【诸家经验谈】《成蹟录》：加贺侯之臣某，便脓血已五年，来浪华，从医治三年，一门人虽与桂枝加术附汤、及七宝丸，无效。遂请先生诊之，腹满挛急，少腹硬而底有硬物，重按之则痛，乃与排脓散，受剂而去。未几，来谢曰，宿病尽除矣。

《类聚方广义》：骨槽风（齿槽脓疡），脓溃后，不收口者，必因毒之根蒂，著于齿根，故不拔去其齿，决不能全治。须先拔去其齿，而后可与此方，必有效也。

又，产后恶露壅滞，发为小腹痛、臀痛等，腹部拘挛而痛，大便泄利、心下痞塞、不欲饮食，而有呕，有咳者，亦宜此方。兼用伯州散（蝮蛇、河蟹、鹿茸各为霜，为细末）。

【诸家绪论】《方函口诀》：此方，排挞诸疮疡，为最有效。其妙处，在桔梗合枳实，《局方》之人参败毒散，连用枳壳、桔梗，亦此方意。

《张氏医通》：排脓散治内痈，由脓便而出。

【凭证使用】凡化脓性疾患，及排脓血之诸疾患，并黏痰难以咯出而发咳嗽之病（《汉方新解》）。

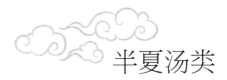

半夏汤类

小半夏汤

呕吐、吃逆、不渴、食不下，《金匮要略》主用小半夏汤。

半夏9.6克，生姜6.4克。上剉细，以水一合五勺，煎五勺，去滓，放冷，微量，顿服之。

【证状表现】原文：黄疸病，小便色不变，欲自利，腹满而喘，不可除热，除热必哕，哕者，小半夏汤主之。

又，诸呕吐，谷不得下者，小半夏汤主之。

补充：当有尿少而色不黄，口不渴，或水停心下作痞之证。

【立方意义】本方证由于胃部水饮停蓄而上逆，故用生姜散寒行水、降气止呕；半夏开胃健脾、降逆、消饮，脾胃有运化之能，水气循下行之道，则谷食得下，呕哕不作，黄疸亦随之而隐灭矣。

【治疗标的】以胃部停水、呕吐吃逆，不渴，为主标的而用之。

【诸家经验谈】《杨氏家藏方》：水玉汤（即本方），治眉棱骨痛，不可忍者，此痰厥也。又，于本方加甘草，名殊胜汤，去痰涎，进饮食。

《千金要方》：小半夏汤，病心腹虚冷，游痰气上，胸胁痛，不下食。呕逆者，加橘皮，或加桂心、甘草。

《外台秘要》引《集验》：疗气噎，不下食，兼呕吐，用本方，以东流水，煎服。又，引文仲疗脚气入心，闷绝欲死。又，引深师通气汤（即本方加桂心、大枣），疗胸胁气噎。《广济》：于本方加桂心、橘皮。

《济生方》：玉液汤（即本方），治七情伤感，气郁生涎，随气上逆，头目眩运，心嘈怵悸，眉棱骨痛，入沉香，一呷，温服。

《脚气钩要》：愚常用小半夏汤，治脚气，吐仍不止者，加铁砂，屡取效。

《圣济总录》：小半夏汤，治霍乱，呕吐涎沫，医反下之，作心下痞者。

【诸家绪论】《千金要方》：有人常积气结而死，其心尚暖，以此汤少许汁入口中，即活。

《类聚方广义》：诸病呕吐甚，或病人恶汤药而呕吐、恶心不能服对证方者，皆宜兼用此方。

《方函口诀》：此方为呕家之圣剂，尤以水饮呕吐为宜。水饮证，心下痞硬，背七八椎处，冷如掌大者，若以此等证为目的，而用此方，则百发百中焉。

【凭证使用】慢性胃炎、眩运、眉棱骨痛等，由于水毒上逆者。

生姜半夏汤

小半夏汤证，而有寒饮结于胸中，时时恶泛、喘、哕、呕吐不得，生姜取汁用，《金匮要略》名生姜半夏汤。

生姜 12 克（生姜汁四勺）。以水一合一勺，煮半夏，取七勺，内生姜汁，煮取五勺，冷却，频服。

【证状表现】原文：病人胸中似喘不喘、似哕不哕、似呕不呕，心中愦愦然无奈者，生姜半夏汤主之。

【立方意义】本方即小半夏汤所异者，在生姜用汁则降逆之力少，而散结之力多，乃正治饮气相搏，欲出不出之良法也（引尤在泾说）。又与半夏干姜汤略同。彼温中气，故用干姜，此散停饮，故用生姜。彼因呕吐上逆，顿服之，则药力猛峻，足以止逆降气，而除呕吐。此则由心中无奈，寒饮内结，难以猝消，故分为四服（方后原文分四服），使胸中邪气徐徐而散也。待小冷服者（方后原文有小冷字），恐寒饮固结于中，拒热药而不纳，反致呕逆，今用热药冷服，下咽之后，冷体既消，热性便发，情且不违，而致大益，此《内经》之旨也（引李彣说）。就上两说观之，足以阐发本方之意义矣。

【治疗标的】以寒饮在胸，恶心作泛为主标的而用之。

【诸家经验谈】《外台秘要》引《必效》：疗脚气方（即本方），每日一剂，空腹一服尽，三剂必好。此梁公家出方，奇异神效。又引文仲疗脚气入心闷绝欲死者，分四服，极效。又引深师，疗伤寒病，哕不止，半夏散（以半夏为散，生姜汤，和服一钱匕）。

《类聚方广义》：凡诸痰饮卒迫，咽喉闭塞不得息，汤药难以下咽者，若非此方，不能开通。当先以此方解其急，后可随宜处方。若加熊胆，其效尤速，又能治哕逆。

《仁斋直指方》：半夏丸（即本方为丸），治吐血、下血、崩中、带下，而喘痰呕，中满、虚肿。

编者按：本方为丸服者非一，大都以用于水毒证，为适。

【凭证使用】脚气冲心型、一切血证及诸痰饮哕逆之证。

半夏干姜散

小半夏汤证，而干呕吐逆、吐涎，以生姜易干姜，加醋煎，《金匮要略》名半夏干姜散。

半夏、干姜各等分。上为细末，混和，以醋二勺，和水一合二勺，煮药末4克，取五勺，顿服之。

【证状表现】原文：干呕、吐逆、吐涎沫，半夏干姜散主之。

【立方意义】本方证由胃阳不足，脾湿不化而起，故用半夏之辛以降逆，干姜之热以温脾，借浆水之酸温以留念关膈，借顿服之猛峻，以速其下行，既异于生姜半夏汤，亦不同于小半夏汤，随证变化，灵活无比。

【治疗标的】以脾胃虚寒，呕逆吐涎为主标的而用之。

【诸家经验谈】《圣惠方》：于本方加白矾，烧灰为末，以生姜汁煮，面糊和为丸，以姜枣汤下，治痰逆、暖胃口、恶饮食方。

赵守真氏治一十四岁女孩，胃胀痛，绵绵无休止。间作阵痛，痛则苦不堪言，手不可近，且有鸣声，断为痰积作痛，即《金匮要略》之留饮证，用甘遂半夏汤方，两剂全愈。

编者按：古今医家，单用此方者甚少，故无经验与绪论之采择。然此方，必为仲景氏，或由仲景以前医家曾经使用有效，而笔之于书，留传于后人者，如按其证状而应用于临床上，与小半夏汤、生姜半夏汤，参合治疗，则有辅车相依之势，不可废也。求真氏，只知此方包含小青龙汤、干姜半夏人参丸、半夏泻心汤等之方意，而谓本方于实际上，不甚紧要，是因为多数医家习用小半夏汤或生姜半夏汤，而不习用此散之故。要知生姜、干姜，均有除寒散结之能，惟生姜升散之力较强，而守中温阳则是远逊于干姜。且上二方，同用姜煎，一用姜汁，此方姜、夏为散，加醋服用，与上二方用法服法不同，因为脾胃虚寒，须以辛热留恋之品，温其肠，兼通其心肾，燥其湿，兼化其痰水，立方之义，有取于此。求真谓于实际上，不甚紧要者，总由前人以为有同类两汤，足备应付，遂视此方为骈拇枝指，不予考虑使用耳。

【凭证使用】比小半夏汤、生姜半夏汤镇呕逆吐涎等为强。

以下为小半夏汤加方。

小半夏加茯苓汤 🌀

有小半夏汤证，心下痞，眩悸者，加茯苓，《金匮要略》名小半夏加茯苓汤。

半夏 7.2 克，生姜 4.8 克，茯苓 2.4 克。煎法、用法同小半夏汤。

【证状表现】原文：卒呕吐，心下痞，膈间有水，眩悸者，小半夏加茯苓汤主之。

又，呕家本渴，渴者，必欲解也，今反不渴者，心下有支饮故也，小半夏加茯苓汤主之。

又，先渴后呕，为水停心下，此属饮家，小半夏加茯苓汤主之。

补充：当有身热、微烦，或不食之证。

【立方意义】小半夏汤，原治水毒停胃，痞满呕逆之证，兹则水停心下而眩悸，此由水气凌心所致，故加入味甘性平，能通心肾之茯苓，以生津利水，除烦，解热即可也。

【治疗标的】以有小半夏汤证而心悸、小便不利为主标的而用之。

【诸家经验谈】《丛桂亭医事小言》：一商人患喘气，咳嗽甚，一身皆肿，呼吸迫促，有冲心之兆，与越婢加术附，无验。转豁胸汤，又无效。与甘遂丸，不下利。一日忽呕逆，水药皆不受，气息急迫，不能平卧，坐而按摩脊背，阴囊肿胀，寸时不安，以其呕甚，投小半夏加茯苓汤，能饮而不吐，次日依然。但欲其少呕吐，故使连服之，三日许，呕吐止而食粥，小便清利。故犹用前方，逐日快利，肿亦随消，呼吸安稳，得以平卧，乃更守服前方，三十日许痊愈。

方舆輗：西尾氏曾于途中，卒发眩晕，从者，来请予治，即往诊之，脉细欲绝。座中一医云，虚候可畏。余潜心诊之，脉与证虽似危候，但呕多悸甚，心下痞满，此乃仲景氏所谓膈间有水之一证也，决不足虑。乃作大剂小半夏加茯苓汤，连服五六帖，至次早，数证稍安，续用前方数日，虽渐痊可，惟有眩晕意，因用泽泻汤，二三旬而平复。余遇此证卒发者两三人，皆以此方取效。

《橘窗书影》：米屋弥兵卫，伤寒数十日不解，羸瘦骨立，脐上筑筑而动悸甚，饮食不纳，脉虚数，濒于死。余以为厥阴正证，与乌梅丸，其人恶药臭，不能服，消渴殊甚。即与小半夏加茯苓汤，杂以前丸服之，五日，呕吐止，诸证退，连服三十余日，病痊愈，来谢更生之恩。

《汉药神效方》：原南阳曰，恶阻不能受药者，可加伏龙肝一钱，置器中，用水二钱搅之，后静置。使澄取一盃半，用此水煎服小半夏加茯苓汤，无不受者。不但治恶阻呕吐，用于诸病呕逆，诸医所束手者，皆得奇验。

《汉法医典》：真霍乱吐甚，下痢，用小半夏加茯苓汤加人参。

【诸家绪论】《仁斋直指方》：有服冷药过度，胃寒停水，潮热而呕，或身热微烦，此则阳浮于外而不内，非小半夏加茯苓汤不可也。又小半夏加茯苓汤，治水结胸证，心下怔满，无大热，头汗出。

汤本求真：胸膈有停水，其证有吐水者，有眩晕者，有动气者，有因动气而呼吸不稳者，皆以小半夏加茯苓、石膏，或半夏泻心汤加石膏等，能取效。其尤轻者，桂苓术甘汤之头眩，小半夏加茯苓汤之心下停水，皆所以燥水饮，利小便而为治也。此等处，能注意用石膏，用附子，皆可奏非常之效。又云，呕吐甚者，加橘皮，以伏龙肝汁（即灶心黄土煎汤），煎用。

编者按：本方合橘皮汤加伏龙肝，日本医家名虎翼饮，云对于妊娠及其他之呕吐，有神效。此外，如《汉方新解》《证治摘要》等书，皆加伏龙肝。叶橘泉氏云：余对妊娠呕吐，屡用本方煎剂，加伏龙肝，百分之九十可奏效。编者在临床遇呕吐难解之证，除用旋覆、赭石外，用此汤时，均加灶心土，效果确实。兹民间多改用煤炉，以灶煮食者渐少，灶心土不易取得。可仿照叶橘泉氏所述火砖汤之办法，不论新旧砖瓦皆可，取一二块，置炭火上烧红，用清水一大盆，将烧红之砖瓦，淬入水中，再烧再淬，次数愈多愈佳，即将此水煎药，余水仍可取以代茶，功效方佳，即对于普通呕吐以及慢性胃病之呕吐，均效。此在临床治疗上可云一新发明，医家病家，当推广用之。

《千金要方》：茯苓汤（即本方加桂心），方后云，冷极者，加附子，气满，加槟榔。

《太平惠民和剂局方》：茯苓半夏汤（即本方），治停痰留饮、胸膈满闷、咳嗽呕吐、气短恶心，以致饮食不下。

《脚气概论》：治脚气呕吐甚，诸药不纳者。按《外台秘要》《必效》疗脚气方，及文仲疗脚气入心，闷绝欲死者方，并用小半夏汤，吾邦原南阳、山田业广，亦善用小半夏加茯苓汤，治脚气险证。

【凭证使用】水肿性脚气，伴起呕吐者（叶橘泉氏云，极有效）。疟疾、眩晕，及咳喘，伴有类似肾脏炎之状者。

干姜半夏人参丸 〰

妊娠，有半夏干姜散证，而心下痞硬，呕吐不止，加人参，《金匮要略》名干姜半夏人参丸。

干姜、人参各4克，半夏8克。上为细末，以生姜汁及米糊为丸，一回服4克，若改为汤剂，可加生姜，以水三合，煎一合，去滓，一日分三回服。

【证状表现】原文：妊娠，呕吐不止，干姜半夏人参丸主之。

补充：当有脉微细，四肢微冷，心下痞硬之证。

【立方意义】本方证先因脾胃虚弱，津液停蓄而为痰饮，至妊娠二月之后，浊阴上冲，痰、食遂涌，故用干姜止寒，人参补虚，生姜治痰散逆（引张璐说）。为丸，以收缓缓补益之功，用治虚寒妊娠家，甚善（引魏玉璜说）。合两说观之，足以阐明本方之意义矣。

【治疗标的】以脾胃虚寒，呕吐不止，而心下痞硬者为主标的；脉细、肢冷为副标的而用之。

【诸家经验谈】《橘窗书影》：安井仲平之妻，年二十余，产后胃中不和，时吐饮食，羸瘦已极，遂发大呕吐，药食不入，脉微细，四肢微冷，口干燥，欲冷水，医束手，无如何。余诊之，作干姜半夏人参丸料，煎而待冷，时时使饮，一蛤许，又以冷水送下乌梅丸，药始下咽，呕吐止，经二三日，啜稀粥，胃气渐复，用前方月余，愈而肥胖。

又，池田播磨守，号万籁，其妾，年四十余，常有吐水之癖。经炎暑，其病益甚，饮食不能进，身体骨立，心中热疼，好饮冷水，西医五六辈疗之，更无效。余与半夏干姜人参丸料，兼用乌梅丸，呕吐顿止，心中热疼，日渐减少，饮食得以渐进。万籁谢曰：余五十年来，误信西医，不知中医之治，有如是之速效者，真不堪惭愧矣。

《方函口诀》：此方本治恶阻之丸方，但今以丸料，用于诸呕吐不止，胃气虚者，有捷效。

《温知堂杂著》：此方不但治恶阻，亦可运用于诸病。余与暴泻病之呕吐不止者，即得效。

《幼幼新书》：本方加茯苓，蜜丸，名人参丸，治小儿，调中止痢，去冷进食。

《圣惠方》：治妊娠恶阻、醋心、胸中冷、腹痛、不能饮食，辄吐青黄汁，用半夏丸（即本方，三味等分，为末，以地黄汁浸，蒸饼为丸，如梧桐子大），每服不计时候，以粥饮下十丸。

【诸家绪论】尤在泾：此益虚温胃之法，为妊娠中虚而有寒饮者设。又，妊娠之体，精凝血聚，每多蕴而成热者。按《外台秘要》方，青竹茹、橘皮、半夏各五两，生姜、茯苓各四两，麦冬、人参各三两，为治胃热气逆呕吐之法，可补仲景之未备。

编者按：尤氏所引《外台秘要》方，即本方之加味方，对于脾胃不甚虚寒，而呕逆者，有大效。学者须知用之。

又按：上方，半夏、干姜为散，治脾胃虚寒呕吐，此用半夏、干姜为丸，同治脾胃虚寒证，只因心下有虚痞之状，而加入人参，更用生姜汁，则又兼有生姜半夏汤合方之意，从可知小半夏汤、生姜半夏汤、半夏干姜散三方，有共通互用之必要。然必确知病者，系由脾胃虚寒而发生呕吐之证，即在妊娠，亦须用之。若心下不见虚痞，则有小半夏汤加茯龙肝法。若眩晕心悸，有加茯苓法，若蕴热在内，有《外台秘要》方加味法，均可活用之也。

【凭证使用】慢性胃炎、胃弛缓、妊娠恶阻，由于脾胃虚寒者。

半夏厚朴汤

有小半夏加茯苓汤证，而咽中帖帖如有物者，加厚朴、苏叶，《金匮要略》名半夏厚朴汤。

半夏14.5克，厚朴3.5克，茯苓5克，生姜6克，苏叶（汤本求真经验，用子，可从之）12克。上剉细，以水二合，煎一合，去滓，一日分三回，温或冷服。

【证状表现】原文：妇人咽中，如有炙脔，半夏厚朴汤主之。

补充：当有心气郁滞，眩悸，喉中有物如絮，或如梅核，咯之不出，咽之不下，尿意频数，满闷，或恶心，或咳嗽等。

【立方意义】本方证由喜怒不节，而致心气郁结，在胸腹则感胀满，上冲咽喉，则感塞碍。用厚朴、紫苏，以消痰下气，而除胀满，兼以疏解神经性之郁闷。用茯苓不徒行湿利水，且有通心气，安神经之能。致于半夏，功多行于咽喉，与生姜并用，则有通气、燥湿、化痰、止呕之妙（用杨华亭语）。尤其半夏兼具有消除神经忧郁而获得镇静之作用。则凡属于此类神经证之咳嗽、胸满、喉塞、气喘、水肿诸证，皆可解也。

【治疗标的】以具有小半夏汤证之神经性眩悸、胸满、喉塞、气阻为主标的而用之。

【诸家经验谈】《医方口诀集》：括苍吴球，治一宦者，年七十，少年患虚损，好服补剂，一日，事不遂意，头目眩晕，精神短少，诸医调治，迭服人参养荣、补中益气等汤及固本丸，汤丸并进，气急反加，吴诊其脉大力薄，得其病情，由抑郁而致，遂用四七汤（即本方），数服稍宽，气血和平，浃旬而愈（节录）。

《孙氏三吴医案》：张溪亭，喉中梗阻如有炙脔，吞之不下，吐之不出。鼻塞、头运、短气、耳常啾啾不安，汗出如雨，心惊胆怯，不敢出门。若稍见风，即遍身疼，至小便时，则小水淋沥而痛，脉两寸皆短，两关滑大，右关尤搏指，此梅核气证也。与本方调理，多效。

《丛桂亭医事小言》：一士人之妇，患急积，饮食入口，滴水下咽，即烦燥欲死而腹满，仍不可进药，脉平稳，患者觉喉中梗塞，看护人努力按抚心背，仍觉有物逆上心下，其呛势而引张腹气，先与半夏厚朴汤，得小快，更经至四日而复原。

汤本求真：曾治十岁女儿，咳嗽频发，短气，汗出如雨，尿利频数，尿后，尿道微痛，与本方二分之一，得奇效。

《汉药神效方》：多纪氏，治梅核气，用本方加浮石，最有奇效。

《方函口诀》：本方加浮石，有效于噎膈之轻证。又，凡腹形有血、水二毒痼滞者，皆可以此方取奇效。

《中国内科医鉴》：本方对于歇斯底里证，取神效。

《中医诊疗要览》：癔病（歇斯底里），感觉咽喉有物堵塞，欲咽不能下，欲吐不能出，但饮食并无障碍者，乃歇斯底里之一证状，用此方有效。

《汉方新解》：神经家、歇斯底里家多本方证，试以本方，当知其效。又用于妊娠呕吐及其他呕吐等证。

《王氏易简方》：妇人多被七情所伤，遂致气填胸腹，或如梅核，上塞咽喉者，满闷欲绝。产妇尤多此证，间以香附子药，久服取效。妇人恶阻，尤宜服之，一名大七气汤。

【诸家绪论】《汉方治疗各论》：半夏厚朴汤，皮肤纤弱，腹壁薄而弛缓，或轻度鼓胀，脉沉弱者用之。

《方机》：若感冒桂枝之证，而有痰饮者，桂枝汤合方，屡所经验也。

汤本求真：虚证不眠，以应用半夏厚朴汤之机会甚多。

《药物图考》：本方为治梅核气特效药，苏叶宜用苏子。

编者按：后世医家，多以此方用于气疾，故有名大七气汤、四七汤、七气汤者，每加减本方药味而改易"七气""四气"之名。如《直指》桂枝四七汤、加减四七汤、加味四七汤（《万病回春》亦有加味四七汤）。《丹溪心法》以更别有大七气汤、加减七气汤。复有《和剂》七气汤，《三因》七气汤，《指迷》七气汤等。其中有加减本方者，亦竟有失去本方主药者，终以药味分歧，不能统一，学者仍宜根据经方，再随证处以应变之药可耳。

【凭证使用】歇斯底里、失眠证、神经性呕吐、妇人恶阻、慢性胃炎、一切气病，及腹胁胀满、烦咳等。

以下为小半夏汤之变方。

旋覆花代赭石汤

心下痞硬，噫气不除，于干姜半夏人参丸内加赭石、旋覆、草、枣，《伤寒论》名旋覆花代赭石汤

旋覆花、甘草、大枣各5.5克，人参3.5克，生姜9.5克，半夏11克，代赭石1.8克（一作3克）。煎法、用法同小柴胡汤。

【证状表现】原文：伤寒、发汗，若吐、若下、解后、心下痞硬、噫气不除者，旋覆花代赭石汤主之。

补充：当有大便虚秘，或呕吐、哕，脉弦滑，或洪数，或左关洪数有力而右虚（参用王雨三说）。

【立方意义】本方证由胃虚气逆，夹有痰饮所致。用旋覆花以健胃、下气、消痰；代赭石镇逆、平肝、养阴；人参强心、补虚、消痞；半夏、生姜燥湿、化痰，下气；甘草、大枣调中、生津、缓急。协作以除噫气、止呕逆、去痰饮，益脾胃、消痞硬，为治虚气上逆之妙药。

【治疗标的】以心下痞、噫气不除及上逆呕吐为主标的而用之。

【诸家经验谈】《锦囊秘录》引周扬俊云：余每借用代赭旋覆汤，治反胃噎食，气逆不降者，有神效。

《中国内科医鉴》：食道癌之患者，与以旋覆代赭石汤，可得非常良效之成绩。

北山友松：呕逆诸治无效者，及不能服诸呕逆药者，投以旋覆代赭石汤，有效。

《伤寒附翼》：旋覆、半夏，调代赭石，治顽痰结于胸膈，或涎沫上涌者最佳。夹虚者，加人参，甚效。

喻氏《寓意草》：治一人膈气，粒食不入，始吐清水，次吐绿水，次吐黑水，次吐臭水，呼吸将绝，一昼夜，先服理中六剂，不令其绝。以分理阴阳，使之易于下降，然后用旋覆花煎汤，调代赭石末二匙，与之。才入口，即觉其转入丹田矣，但倦困之极，服补药二十剂，将息二月而愈。又，喻氏云：昌用旋覆代赭石汤，治反胃多痰、气逆、哕者，愈千人矣。

沈仲圭：治一建筑工人，噫气，声音不绝，舌无苔，舌心有脱液一条，除噫气外，他无所苦。初用温胆汤，加代赭石、旋覆花，无少效。易方，用代赭石、旋覆花、生姜、半夏、茯苓、陈皮、砂仁、沙参、麦冬、白芍、沉香曲、枇杷叶，有覆杯即愈之效。

按：从本方基础上扩充，或增或减者，非仅沈氏一人，此方多增入滋润下气之品，是因为舌有脱液见证，学者宜注意及之。

【诸家绪论】《方函口诀》：此方治生姜泻心汤证之更剧者，今用干呕吐诸证，大便秘结者，有效。下利不止而呕吐，或吐宿水者，亦有效。一宜秘结，一宜下利，其妙不可拘有表里也。又治哕逆，属于水饮者。

【凭证使用】神经性胃病、慢性胃卡他、胃扩张、胃下垂、胃酸过多、胃溃疡，或胃癌之初期等（《临证实用方剂》）。

大半夏汤

胃反，食入即吐，于干姜半夏人参丸内、去干姜，加蜂蜜，《金匮要略》名大半夏汤。

半夏29克，人参3.5克，蜂蜜30克。煎法、用法同小柴胡汤。

方后原文：上三味，以水一斗二升，和蜜扬之，二百四十遍，煮药，取二升半，温服一升，余分再服。

【证状表现】原文：胃反，呕吐者，大半夏汤主之。

补充：当有心下痞硬，宿饮、宿食、吐涎或便秘之证。

【立方意义】本方证由脾胃虚而有湿停留，以致食不纳。故用半夏以燥湿、止呕，而消宿食；佐人参以振奋脾胃机能，而除心下虚痞；入蜂蜜，经滋养胃肠，缓和急迫，而通利大便，脾胃既复其健运，水液即得有所归，湿行则胃不反，食入亦自不吐矣。

【治疗标的】以心下痞硬、吐食、吐涎为主标的而用之。

【诸家经验谈】《建殊录》：食野喜兵卫之家仆元吉者，年二十余，膈噎已二年许，十日、五日，必发，顷者，胸腹胀满，举体愈不安，众医皆以为不治。先生作大半夏汤使饮之，辄吐，每吐必杂黏痰，至八九日，药始得下，饮食不复吐，出入二月许而痊愈。

《麻疹一哈》：桥本忠家，年三十余，疹子已出，发热尤未已，疹欲收不收，卒尔吐饮食，汤药亦吐，如是二三日，前医不能治。更请余治，按其腹状，心下痞硬，胸腹辘辘有水声，因作大半夏汤使饮，尽二帖，欲吐不吐，胸中愦愦不安，尽三帖后，少能就睡，寝后，下利二三行，吐全已，而身热犹未解，烦渴引饮，更作黄连甘草汤使饮之，尽十帖，前证渐退，疹子全收，前后十八九日许，如旧。

【诸家绪论】《医心方》引范汪：治胸中乏气，而呕欲死。本方加茯苓、生姜，共入六升水中，挠之百遍，令煮得三升，分四服。

《经验后方》：治大人小儿，不进乳食，和气去痰，本方加生姜汁，曝干糊丸，每服十丸，食后，生姜汤下。

《千金要方》：大半夏汤（本方加白术、生姜），张石顽云，可佐参、半之祛痰，且善行白蜜之滞也。

编者按：以上三方，均加生姜，即小半夏汤加味方，学者可活用之。

《三因方》：大半夏汤（即本方），治心气不行，郁生涎饮，聚结不散，心下痞硬，肠中沥沥有声，食入即吐。

【凭证使用】胃弱、胃弛缓下垂、胃扩张、慢性胃卡他、胃内停水、胃酸缺乏、胃癌之初期等。

小半夏苦酒汤

咽喉肿痛，语言难出，小半夏汤，去生姜，加苦酒、鸡卵，《伤寒论》名小半夏苦酒汤。

半夏 2 克，鸡卵 1 个，去壳及黄，米醋（即苦酒）适量。

方后原文：鸡子一枚，去卵黄，内上苦酒，着鸡子壳中，内半夏，着苦酒中，以鸡子壳，置刀环中，安火上，令三沸，去滓，少少含咽之，不差，更作三剂。

今以半夏、鸡子清，加适量之食醋，在短时间内，煮沸，去滓，以少量，徐徐咽下。

【证状表现】原文：少阴病，咽中伤，生疮，不能语言，声不出者半夏苦酒汤主之。

补充：当有热痰上结，咽下困难之证。

【立方意义】少阴证，热浮于上，聚于咽喉而生疮，或虽不生疮而致热痰凝结，妨碍咽下。半夏消痰开结，治喉痛尤有功；蛋白消毒缓痛，对于喉痛亦有效；苦酒消毒、消肿，尤能溶解咽头凝结性之寒邪。合用以消肿止痛，稀释黏液，清利咽喉。其病即治。

【治疗标的】以咽喉肿痛、热痰上结为主标的而用之。

【诸家经验谈】《生生堂治验》：一男子年二十，患下疳疮，其毒遂上攻，右耳溃聋，咽喉腐烂，自喉外发疮，嗣后咽喉肿痛，米粒不能下，久之，唯待死耳。先生省之，且使门弟子诊之，主用七实丸或龙门丸，先生曰否，斯人粮道已绝，胃气久惫，但损其器，末如之何。因与半夏苦酒汤，使衔而饮之。明日，来人云，咽痛如忘，肿亦随消。旬余，其腹颇足当其毒，因与桃仁解毒汤，而行重法，后以龙门丸下之，一二月，耳亦能闻矣。

按：钱氏云，今之优人每遇声哑，即以生鸡白啖之，声音即出，亦此方之遗意也。

《外台秘要》引《录验》：鸡子汤（即本方），疗喉痹，半夏末一味，开鸡子头，去中黄白，盛淳苦酒，令小满，内半夏末著中，搅令鸡子，著刀子环令稳，炭上令沸，药成，置杯中，及暖，稍咽之，其肿即减。

《圣惠方》：治咽喉如有物，咽唾不得，宜服此方（即本方）。半夏破如碁子大，汤洗七遍，去滑，上以鸡子一枚，打破其头，出黄白，内半夏，并入醋于壳中，令满，微火煎，去半夏，候冷，饮之，即愈。

《圣济总录》：治狗咽，鸡子法（即本方），半夏用姜汁，溲为饼子，焙干，研细，鸡子一枚，并开鸡子头去黄，又盛苦酒一半，入半夏末壳中，搅令匀，安鸡子，坐于糖灰火中，慢煎沸熟，取出，候稍冷，就壳，分温三服。

编者按：《录验》，半夏用末，鸡子去黄白，暖咽之。《圣惠》，半夏不用末，鸡子亦去黄，冷饮之。《圣济》，用姜汁，溲半夏，焙研细末，鸡子去黄不去白，温服之。三书用法，较有不同，但就仲景氏原方而论，鸡子不用白，已非，即就治疗而论，不用白，亦失去消炎之作用。《伤寒论浅注补正》蔚按，用鸡子白，助肺以滋上源之言，颇得大要，若去白而用壳，将何以取义哉？学者于此等处，可以考知仲景之方，非后世医家所能轻易改易也。

【诸家绪论】《类聚方广义》：本方服法，亦云少少咽之，盖咽中肿痛，或生疮者，肿必及于会厌，故多咽，则过咽必少，若使冷，而徐徐含咽时，不特药汁易下，亦可浸渍疮处，是以外治而寓内治之法，用意最密也。

【凭证使用】咽头燉痛、喉炎、喉痹、喉结核、喉梅毒初期轻证。

麦门冬汤

喉燥咳逆，呼吸短促，《金匮要略》用麦门冬汤。

麦冬 20.5 克，半夏 10 克，人参、甘草各 2 克，粳米 5 克，大枣 2.5 克。上剉细，以水二合，煎一合，去滓，一日分三回（原文：日三，夜一服）温服。

【证状表现】原文：火逆上气，咽喉不利，止逆下气者，麦门冬汤主之。

《玉函经》：病后劳复，发热者，麦门冬汤主之。

补充：当有咽喉口渴，咳嗽上气，呼吸浅短，或手足烦热，面赤，脉弦数等。

【立方意义】本方证多由心肺火升，而引起咳嗽上气诸证，故以麦门冬润肺清心，利尿下气；人参补气强心、生津健胃；甘草缓急补虚，祛痰止咳；粳米、大枣滋养缓和，润膜生津，所用皆柔润之品，而必取辛燥之半夏者，意在开浊饮，通壅塞，利咽喉，为各味导路之先锋而设。喻氏称其利咽下气，非半夏之功，实善用半夏之功，得其旨矣。

【治疗标的】以喉中干燥、上气、咳吐涎沫为主标的；面赤、口渴、脉弦数为副标的而用之。

【诸家经验谈】《方函口诀》：此方《肘后》云，通于肺痿，咳吐涎沫不止，咽燥而渴者，为的治也。《金匮要略》有水逆上气句，虽漫然不确，盖肺痿顿嗽、劳咳、妊娠咳嗽等，有火逆上气之意味，若用之，则有大效。又，小儿久咳，此方加石膏，有妙验。咳血，若用《千金要方》麦门冬汤类方之意加地黄、阿胶，则适合而能奏效。仿《圣惠》五味散意，加五味、桑白皮，则咳逆甚者，有效。又老人津液枯槁，食物难以下咽，类似膈证者，亦可用之。又，大病后，饮药嫌恶，咽下有喘气，如竹叶石膏汤证，无虚烦者用之。皆咽喉不利之馀旨也。

汤本求真：肺结核之枯瘦骨立，咳嗽频发，痰沫粘着于咽喉，而难咯出，呼吸浅表，心力减衰，发热不食，微渴者，用本方屡得奇效。

《蕉窗杂话》：松平某云，有人因其主人为东都寺社奉行，过于劳碌，时从东都公务暇时，恣其酒肉，且食野猪肉，后大发衄血，经四十余人，不能治，三日后，自止。但因是左边头痛如裂，昼夜不安。来洛，请予治，见其人面如长枣，且问东都医之治法，悉作血虚，用地黄类滋润剂。予云，吾惟用大剂麦门冬汤，加黄连、石膏耳，不十日，顿愈。此因诸医惑于血证之所致，而不知为厚味郁结，邪火之证故也。

【诸家绪论】《圣济总录》：麦门冬汤，治肺胃气壅，风客传咽喉妨闷。

《皇汉医学要诀》：此方为滋润清凉之观，故必以皮肤及黏膜之枯燥为目的。

《中国内科医鉴》：痫痰，其人不实，难于用泻心汤、鹊石散者，用之，有止逆下气之效。又，口渴，多阳证，咽干口燥，有阳实证，亦有阴虚证，凡急迫证状之有一种微候，即屡现咽干口燥之状，临床家应无忽诸。

《证治摘要》：本方加地黄或石膏，治咳血并血证后上逆。

编者按：此方半夏，有认为辛燥而去之者，如《外台秘要》、《活人书》等。张石顽氏谓，浊饮不除，则津液不致，虽日用润肺生津之剂，乌能建止逆下气之绩哉。俗以半夏性燥不用，殊失仲景立方之旨。喻嘉言氏，则盛称其善用半夏之功，实擅千古未有之奇。学者其师法仲景氏而加以深切领会，勿为他论所夺可也。

【凭证使用】喉头结核初期，老人干咳、小儿久咳、肺结核咽燥、大病短气、咽喉不利等。

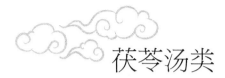

茯苓汤类

茯苓泽泻汤

吐泻，渴欲饮水，《金匮要略》主用茯苓泽泻汤（《医心方》名茯苓汤）。

茯苓 14.5 克，泽泻 7 克，甘草、桂枝各 3.5 克，术 5.5 克，生姜 7 克。上剉细，以水三合，煎一合，一日分三回或数回，温或冷服。

【证状表现】原文：胃反，吐而渴，欲饮水者，茯苓泽泻汤主之。

补充：当有心下悸、上冲、小便不利、腹部或有胀满之感。

【立方意义】本方证由胃中停水，脾阳不能健运，以致心下有悸状。丝用桂枝、生姜，刺激胃分泌，而盛旺其运动（采用阎德润氏说），则寒散冲降，呕吐可止；茯苓能镇定心悸亢进；白术能增强肠胃蠕动力，皆有加强肾脏分泌机能亢进之作用；泽泻既利尿又能健胃；甘草和胃生津。胃健脾舒，水气自不得停留，肾分泌机能亢进，水从小便而去，水道既通行无阻，脾胃又复健旺，则呕渴皆止，腹部有何胀满之感哉。再本方原由五苓散加减而成，内包含桂枝甘草汤、苓桂术甘汤、茯苓甘草汤、泽泻汤，实为和阳治水之要剂。

【治疗标的】以上冲呕吐而渴、心下悸、小便不利为主标的；腹胀满或痛为副标的而用之。

【诸家经验谈】《成蹟录》：藤田谦造氏曰，寡妇玉川豊者，年三十许，自冬初患腹满，渐膨大，经水不通，至冬季加以腹痛，乍休乍作，困苦殆极，乞治同藩师山奇省庵。其证腹部紧满，脉数，舌上有白苔，而腹中如癥瘕者，出没甚频，或乍横梗如臂，或乍磊砢如块，上下往来，时出时没，出则痛作，没则痛止，似大七气汤证。又常腹中雷鸣，痛作则歇，痛止又必雷鸣，其声如倾水，口舌干燥颇甚，二便秘极，又似于已椒苈黄丸证，但出没痛苦，心下最甚，频渴引饮，不论温冷，饮已，则必愠愠欲吐。前医用气剂则渴益其；用硝黄则痛增剧；服驱蛔药，无效亦无害。省庵诊之，谓宜先治心下之水饮，因与茯苓泽泻汤，四五日，痛减渴缓，满稍宽。又连进十五六日，小便通利，痛势减十之七八，惟小腹依然胀满。一夜，忽暴泻如倾，翌朝又泻，如前两次，约下水四五升，满气顿失如忘，未几，经水亦痛利，尔后强健如前，亦奇验也。

《续建殊录》：一禅师，平日饮食停滞，胸腹有动悸、雷鸣，呕吐而腹中痛，志气郁郁不乐。一医与附子粳米汤及半夏泻心汤，不愈。一日，呕吐甚，绝谷累日而病益加，服小半夏汤、小半夏加茯苓汤，益增疲劳，烦闷欲死。予投茯苓泽泻汤而呕吐止，翌日啜糜粥，不过十日，而诸证痊愈。

【诸家绪论】《圣济总录》：于本方去生姜，加干姜，名茯苓饮。又，用生姜加黄连、大黄、小麦，亦名茯苓饮。

《外台秘要》引《集验》：茯苓小泽泻汤（即于此方去术、姜，入半夏，共五味），治反胃，吐而渴者。

按：《外台秘要》消渴方中引《千金要方》治消渴，阴脉绝，胃反、吐食，用此方。有小麦一味，以水一斗，先煮，取五升，去滓，内茯苓等，煮取二升半，盖以小麦味甘，有止烦渴，补心气，利小便之功能。《心镜方》治消渴，心烦，单用甘草一味，作饭及粥食。可为用此方者之参考。

【凭证使用】胃扩张、胃筋弛缓、慢性胃加答儿、停饮、发渴、心下痛等证，均可运用（《皇汉医学要诀》）。

以下为茯苓泽泻汤变方。

茯苓甘草汤

桂枝甘草汤证，而心下悸，上冲呕逆者，去术，加生姜，《伤寒论》

名茯苓甘草汤

茯苓 14.5 克，桂枝 9.5 克，生姜 14.5 克，甘草 5 克。以水二合，煎成一合，去滓，一日分三回或数回，温或冷服。

【证状表现】原文：伤寒，汗出而渴者，五苓散主之。不渴者，茯苓甘草汤主之。

补充：有上冲、呕吐、指冷，及微有寒热之证。

【立方意义】水气凌心则悸，上逆则呕，内热微则汗出不渴，阳气微则手足不温，水与热不相得，则有微寒微热现象。兹用生姜之辛热，以散寒水而止呕，桂枝之辛热，以通阳气而降冲，加入茯苓之甘平，以益心脾而利尿，甘草之甘平，以利气血而缓急。互相协作，至胃阳健旺，寒水溃退，则尿利厥回而解。

【治疗标的】以心下悸、小便不利、上冲而呕为主标的；指冷、寒热等为副标的而用之。

【诸家经验谈】《虚实辨疑》：水停心下而悸者，茯苓甘草汤加芫花主之。

方舆輗：心下悸，概属痫与饮，以此方加龙骨、牡蛎，绝妙。又，有致不寐者，本方亦属奏奇效。

【凭证使用】痫证，神经性心脏病等之由水饮凌心者

茯苓饮 🍥

胸中有停痰宿水，不食，《金匮要略》附《外台秘要》方，用茯苓饮。

茯苓、人参、术各 7 克，枳实 5 克，橘皮 6 克，生姜 9.5 克。上剉细，以水三合，煎一合，去滓，一日分三回温或冷服。

汤本求真云：加用半夏 7 克以上，是本方与小半夏汤合方之意，有妙效。

【证状表现】原文：《外台秘要》茯苓饮，治心胸中有停痰宿水，自吐出水后，心胸间，虚气满，不能食，消痰饮，令能食。

补充：当有心下痞硬，腹部膨满，心下悸，小便不利等证。

【立方意义】本方证心脾胃机能均为停痰宿水所困，不能振奋，须用强心、健胃、益脾、理气、祛痰，行水之品。故用人参、白术，振奋心脾机能而利尿；茯苓入心通肾而行水；橘皮理气化痰而健胃；枳实消胀除痰而化滞；生姜散寒开痰而止呕（包含橘皮、枳实、生姜汤），相需相使，合尽其能，自然痰消、气行、尿利、悸平、痞除、满去，而自能食矣。

【治疗标的】以痰饮胸满、吐水不食、心悸痞硬，为主标的；腹膨满、小便不利为副标的而用之。

【诸家经验谈】《建殊录》：田大夫，其父甲州君，年已九十余，患伤寒，心胸烦热、谵语妄言、小便不利，食不进者凡六日。召先生诊之，心胸烦满、四肢微肿，作茯苓饮使饮之，吐出水数升而愈。

《成蹟录》：一妇人，患胃反九年，医治无效。先生诊之，心下挛结，吐而不渴，食触于口，即不爽快，心胸间有痰饮也，即与茯苓饮，服数日而愈。

《类聚方广义》：治老人常苦痰饮、心下痞满、饮食不消、易下利者。又治小儿乳食不化、吐下不止及百日咳，心下痞满、咳逆甚者，均加半夏，有特效。

《方技杂录》：会津屋某之妇，患疝积，留饮痛，三四年，发则痛苦欲死，医治无效，饮食渐减，精力衰弱，仅不死耳。有美国名医，来横滨，乘轿乞诊，美医用种种器械，诊察鼻耳胸腹各部，病人及婢仆咸以为日医不及也。诊毕云，此证不治，不与药。乞治于余，诊之，羸瘦无血色，心下痞硬，脊痛无度，时吐水饮，食物不进，夜不安眠，故昼郁郁，疲惫恶人，面部及四肢脱肉，中现微肿，脉虽沉弱，想不必死之证，因于茯苓饮中，加半夏，每夜用消块丸八分，一日许，痞硬吐水消减，胃纳稍佳，转以当归四逆加吴茱萸生姜汤，兼用消块丸一钱。又一月余，诸患去，饮食如常。

《中国内科医鉴》：脚气冲心之渐迫者，用茯苓饮合吴茱萸汤，有奇验。

【诸家绪论】《汉方新解》：和田氏先生于胆石病，以本方加半夏，兼用承气丸（大黄、芒硝二味和丸）而得根治。据余之所见，兼用方，应用下瘀血丸，较为适合。胆囊炎，呕吐吃逆者，亦用前同方为佳。

《皇汉医学要诀》：此方亦可随证加半夏、石膏等用之。

《外台秘要》：治心头结气，连胸背痛及吐酸水，日夜不止。于本方，去人参、枳实、加厚朴。下利，加槟榔，名茯苓汤。

《中西医学比观》：此方治胃病有奇功，余常用之，西医无此神方。人参健胃，茯苓、术似能减少胃内停水，枳实、橘皮、生姜制酵，止呕，余每加半夏、厚朴，若有炎症者，则加少量黄连。

【凭证使用】慢性胃炎、胃扩张、胃酸过多、胃弛缓、冲心型脚气渐迫者，及胆石、胆囊炎症之宜配兼用方者。

苓甘五味姜辛汤

内饮、咳嗽、呕逆、胸满，《金匮要略》用苓甘五味姜辛汤

茯苓 7 克，甘草、细辛、干姜各 3.5 克，五味子 8.5 克。上药剉细，以水三合，煎一合，去滓，一日分三回温服。

【证状表现】原文：冲气即低，而反更咳，胸满者，用苓桂五味甘草汤，去桂，加干姜、细辛，以治其咳满。

补充：服前方（指苓桂五味甘草汤——见桂枝汤类之桂枝甘草汤属方）后，上冲虽降低，而反更咳，胸满者，则用本方治之。

张公让《中西医学比观》：此方治喘息有卓效。不论气管枝痉挛性或心脏性者，皆有效。

【立方意义】前方已治其支饮上冲之证，今冲气已低，而痰饮复逆入肺，反更咳而兼胸满，则须去桂枝，加入细辛、干姜，以温肺化饮，燥湿祛痰，同以茯苓、甘草培土行水，养阴生津；五味子镇咳祛痰，生津润肺。合用以温中行水，培土敛金，滋养津液而除咳满，有良效也。

【治疗标的】以咳嗽胸满为主标的而用之。

【凭证使用】喘息、慢性气管支炎及感冒性支气管炎、胃弱，上气欲呕等证（参引叶氏临床实用方剂）。

以下系苓甘五味姜辛汤之加方。

苓甘五味姜辛夏汤 🌀

服上方后，痰饮多，呕冒，加半夏，《金匮要略》名苓甘五味姜辛夏汤

茯苓7克，甘草、细辛、干姜各3.5克，五味子8.5克，半夏11克。煎法、用法同前。

【证状表现】原文：咳满即止，而复更渴，冲气复发者，细辛、干姜为热药也。服之，当遂渴，而渴反止者，为支饮故也。支饮者，法当冒（谓头觉沉重，眼前不清楚也）。冒者，必呕，呕者，复纳半夏，以去其水。

补充：咳满虽止，而冲气复发，是由上焦之水，激动上行之故，虽服燥热药而不作渴，系由有支饮之故，支饮上冲而冒，则必作呕，加半夏以去其水。

【立方意义】服上方温热药后，咳满虽止，而痰饮上泛作呕，则须加入半夏，以燥湿化痰，降低水毒，即可以解。

【治疗标的】以上方证痰饮上泛作呕为主标的而用之。

【凭证使用】同上方证而有呕吐者。

苓甘五味姜辛夏仁汤 🌀

服上方，水去呕止，而形气肿者，加杏仁，《金匮要略》名苓甘五味姜辛夏仁汤。

茯苓5克，甘草、干姜、细辛各3.5克，五味子6克，半夏、杏仁7克。煎法、用法同前。

【证状表现】原文：水去呕止，其人形肿者，加杏仁主之。

【立方意义】服上方后，痰饮已去而呕止，惟因肺气已虚，水犹郁滞于肌表不能散而作肿状，则又加入杏仁（包含茯苓杏仁甘草汤），以润燥而下肺气，则肿状亦自消除。

【治疗标的】以有上方证，肺气不利、身肿为主标的而用之。

【诸家经验谈】《类聚方广义》：痰饮家，平日苦于咳嗽者，此方之半夏代以栝蒌实，用白蜜为膏，则甚效。汤本求真云：若无呕者，以栝蒌代半夏无不可。但此证，有时不可代用栝蒌，余每以本方，用于老人之慢性气管支炎，尤以兼发肺气肿者，得伟效。

【凭证使用】同上证而有浮肿者。老人慢性气管支炎兼发肺气肿、气支管喘息、心脏瓣膜病、慢性肾脏炎等。

苓甘姜味辛夏仁黄汤

服上方后，面热，腹微结者，加大黄，《金匮要略》名苓甘姜味辛夏仁黄汤。

茯苓5克，甘草、干姜、细辛、大黄各3.5克，五味子6克，半夏、杏仁各7克。煎法、用法同前。

【证状表现】原文：若面色如醉，此为胃热上冲熏其面，用大黄以利之。

补充：当有腹部微结，大便不利，脉寸沉尺微之证。

【立方意义】服上方，肿状虽见消，而因胃热气盛，上冲面热，大便不利，则加入大黄，以驱热下行。并合诸药，以除痰饮内实，而利水肿，尚何有面热腹结等之病情哉。

【治疗标的】以有上方证腹部微结、面热、大便不利，为主标的而用之。

【诸家经验谈】《橘窗书影》：和泉屋清兵卫母，年五十余，曾患下血过多，后面色青惨、唇色淡白、四肢浮肿、胸中动悸、短气、不能步、时复下血。余与六君子汤加香附、木香、厚朴，兼用铁砂丸，下血止，水气亦减。然血泽不能复常。秋冬之交，咳嗽、胸满颇甚、遍身洪肿，倚息不得卧。一医以其水肿，与利水剂，无效。余诊曰：恐有支饮，先制其饮，则咳嗽浮肿，自当随愈。因与苓甘五味辛夏仁黄汤，加葶苈子，服二三日，咳嗽胸满减，洪肿忽消散。余以此法，复愈水肿数人，故记之，以示后学。

张公让《中西医学比观》：上数方治慢性气管枝炎、肺气肿、心脏性喘息，气管枝痉挛性（过敏性）喘息，有卓效。分泌液多者，尤佳。

【诸家绪论】赵以德：按阳明病，面合赤色，不可攻之，乃其肾虚，阳气不藏，故以攻为戒。而此平昔阴虚血亏，反用大黄利之者，以其证变叠见，虽有面热如醉，而脉见寸沉迟微，洵非表邪怫郁，而为胃中热蕴无疑，竟以涤饮攻热，不以阴虚为虑而致扼腕也。

【凭证使用】同上方证，而有大便不利者。

编者按：上四方，是联合一个病证之变化，随证加药法。此四方上，原有苓桂五味甘草汤证，本编因已附入桂枝汤类桂枝甘草汤之属方，可以参看。学者于此考求治病之次第，用以治一人兼病之病，固可，即用治各人仅具一病之证，亦无不可。先后层次井然，足为后学楷式。

以下系苓甘五味姜辛夏仁黄汤之加减方。

苓姜术甘汤 ❧

身体重、腰冷，如坐水中，去苓甘五味姜辛汤内之辛、夏、五味，加术，《金匮要略》名苓姜术甘汤。

甘草、白术各6克，干姜、茯苓各12克。上剉细，以水二合，煎一合，去滓，一日分三回温服。

【证状表现】原文：肾著之痛，其人身体重，腰中冷，如坐水中，形如水状，反不渴，小便自利，饮食如故，病属下焦，身劳汗出，衣里冷湿，久久得之。腰以下冷痛，如带五千钱，甘草干姜茯苓白术汤主之。

补充：当有腰脊脚膝等处浮肿，或泄泻腹痛，腰脊痛而有拘急之状，亦有遗尿，或厥冷之证。

【立方意义】本方证由下焦水毒停集，肾气为冷湿所侵，著而不去，根本在脾阳衰微，不能化湿，以致水毒郁滞于该处之淋巴管，非肾脏之本病也。故用姜、术，温心脾，而燥湿行水；苓、草补脾胃而交肾利尿。综合全力，发动心肾脾胃各机能，借以推动血液与淋巴之运行，则水毒得排去，而腰冷身重诸证皆解。

【治疗标的】以腰脊冷重而痛为主标的，小便不禁或不利为副标的而用之。

【诸家经验谈】《古方便览》：一士人，年七十三，平生小便频数，腰冷如坐水中，厚衣盖坐，时精液自泄不禁，诸治无效，已十余年矣。余诊，有心下悸，即用此方痊愈。

又，一妇人，平素上冲颇甚，且有心悸之证，先师（东洞）令服苓桂术甘汤，尽夜大腹痛，苦楚不可言，师往复诊，见疼痛之状集于腰部，因与此方一剂，顿瘥。

《生生堂医谈》：一姬腰脚冷，脚痿弱，一步不能行，已十年矣。予作苓姜术甘汤，并放痧，出血甚多，终能自步而行。

《汉方新解》：夜尿证，本方兼用伯州散，有奇效。

【诸家绪论】《三因方》：除湿汤（即本方），治冒雨著湿，郁于经络，血溢作衄，或脾不和，湿著经络，血流入胃，胃满吐血，头痛，加川芎，最止浴室中发衄。

尾台氏：此方加杏仁，名肾著汤，治妊娠浮肿，小便自利，腰髀冷痛，喘咳者。

《圣惠方》：甘草散（即本方加当归），治肾着病，身体冷，从腰以下痛重。

【凭证使用】下肢浮肿、小便不利或不禁、腰脊冷痛等证。

茯苓杏仁甘草汤

胸痹，感塞、短气，在苓姜甘术汤内，去姜、术，加杏仁，《金匮要略》名茯苓杏仁甘草汤。

茯苓18克，杏仁12克，甘草6克。上剉细，以水二合，煎一合，去滓，一日分三回温或冷服。

【证状表现】原文：胸痹，胸中气塞短气，茯苓杏仁甘草汤主之。橘枳姜汤主之（此方列入橘皮汤类）。

补充：当有息迫或喘，或小便不利，脉沉微之证。

【立方意义】本主证，以今之学说考之，系属于心脏病，而影响于肺、肾、肝、脾之不调。用茯苓通心经（采用《要药分剂》说），培土行水而除胸满逆气；杏仁通肺经，润燥祛痰，而利胸胁逆气；甘草通肝脾二经，生津养阴，而治烦满短气。合用，不但可除心下结痛，更能平调肝、肺、脾、肾而不相乘，则所有烦满短逆之气自不作，胸痹，亦自消失矣。

【治疗标的】以短气息迫、心悸，为主标的，小便不利为副标的而用之。

【诸家经验谈】《成蹟录》：一男子，短气，息迫，喘而不得卧，面色青，胸中悸，脉沉微，先生与茯苓杏仁甘草汤，使服之，三帖，小便快利，诸症痊愈。

《中国内科医鉴》：心下悸者，大率属痫与饮，此方中加龙骨、牡蛎绝妙。又此方，可治不寐之证，凡用酸枣仁汤，或归脾汤不愈者，用此方，屡奏奇效。

《外台秘要》引《千金要方》：凡有瘀血者，其人喜忘，不欲闻人声，胸中气塞、短气，用本方。张石顽云：杏仁专散胸中气塞，兼行气中血滞，熬黑，则能破血；甘草以和寒热之邪；茯苓以治心下结气，不使正气耗散也。又引《录验》：疗气忽发满，胸急，本方去甘草，加橘皮。

《医心方》：治胸中痞塞，短气，愊愊（填塞之意）者，或腹急痛方。于本方加生姜、半夏（与小半夏汤方），若气不下，加大黄、槟榔，取利微差。

《皇汉医学》：本方证，以老人为最多，又酒客多此病，以此汤，有大效。

【凭证使用】心脏性喘息及呼吸困难等。

以下系茯苓汤之附方。

葵子茯苓散

妊娠，有水气，肿满，《金匮要略》主用葵子茯苓散（《妇人良方》名葵子散，又名茯苓汤）。

葵子20克、茯苓12克。上为细末，一回服4克许，日三服，小便利则愈。

【证状表现】原文：妊娠有水气，身重，小便不利洒淅恶寒，起即头眩，葵子茯苓散主之。

补充：当有心下悸或恶寒喘咳之证。

【立方意义】本方证由水气潴留肌表，小便不利而起。用茯苓去胞中积热而利小便；葵子去血中燥热而消水肿，前人谓其能滑胎，妊娠病者，在身重小便不利时，可用之，小便既利，即不宜此。

【治疗标的】妊娠，以有浮肿、心下悸、小便不利为主标的而用之。

【诸家经验谈】《时氏产经》：如小便不通，恐是转胞，本方加发灰少许，调服极妙，用黄葵子。

【诸家绪论】《妇人良方》：葵子散（即本方）治妊娠小便不利、身重恶寒、起则眩晕及水肿者。

《圣惠方》：葵子散（即本方）治妊娠身体浮肿、小便不利，洒淅恶寒，加汉防己。

按：本方因为有葵子，能滑胎，不为多数医家所采用。《金匮要略浅注补正》按者，主张用《中藏经》五皮饮方，加紫苏，云有效果，当系经验之谈。又，《广济》于本方，加滑石、通草、茅根、芒硝，治下焦蓄热，小便不利。若不得溺，急闷欲绝者，以盐二升，熬，以布绵裹脐下，樣之，小便当渐通也。可供学者参考应用。

《类聚方广义》：妊娠，每有因水肿而坠胎，若难用其他逐水剂者，宜煎服此方。喘咳者，合甘草麻黄汤为良。

【凭证使用】妊娠、心脏性或肾脏性水肿，及小便不通之转胞证者。

茯苓戎盐汤

有心下痞，小便不利者，《金匮要略》用茯苓戎盐汤。

茯苓24克，术6克，戎盐7克。上细剉，以水二合，先煮苓、术二味为一合，去滓，内盐，一日分三回服。

【证状表现】原文：小便不利，蒲灰散（见杂方类）主之。滑石白鱼散（见杂方类）、茯苓戎盐汤并主之。

【立方意义】本方证，由水气不下渗，而致心悸，由脾困不能运输水道而致水气停蓄，心既不能交肾，脾又不能制水，为用茯苓淡渗，以安心镇悸；白术兴奋燥湿，以宣通水道，刺激肾脏，再入戎盐之咸寒者，入肾而润下，则水气降，小便利矣。

【治疗标的】以有心悸，小便不利为主标的而用之。

【诸家绪论】和久田氏：茯苓戎盐汤，治小便淋沥难通，或小便闭者。

按：《金匮纲要》云，盐汤，渴者之大戒，观用戎盐则不渴可知。诚然，可以辟和久田氏等之误矣。

【凭证使用】尿闭或不利有湿热者。

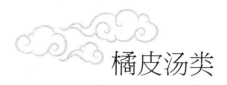

橘皮汤类

橘皮汤

干呕哕、手足厥冷，《金匮要略》主用橘皮汤（《活人书》名生姜橘皮汤）。

橘皮 12 克，生姜 24 克。上剉细，以水二合五勺，煎一合，去滓，一日分三回，温或冷服。

【证状表现】原文：干呕哕、手足厥者，橘皮汤主之。

【立方意义】本方证由胃阳不振，风邪入之，鼓动水饮而上逆，发生呕哕。胃气益感不足，需要其他脏气前来救济，以致四肢逆冷。兹用生姜以祛风邪散寒气，保胃阳而止呕；陈皮通气散湿，健胃祛痰，散寒下气而止哕。有此二味，即可以振奋胃阳，解散风邪，下降水饮，元气运行，四肢回温，呕哕不作，全证于焉悉解，此治其本不治其标之法，经方妙用，大抵如斯。

【治疗标的】以有虚寒、气逆、呕哕为主标的而用之。

【诸家经验谈】方舆輗：曾有一男子于暑月患霍乱，吐泻虽已止而干呕未除，兼有哕逆，甚至手足微厥，脉细欲绝，更医数人，殆皆附子理中汤及四逆加人参汤或吴茱萸汤，不能稍稍容忍。余诊之，即作橘皮汤令煮之，斟取澄清，冷热得中，使细细啜之，余亦镇日留连病家，不使稍误时刻，因是得以安静，遂得救治。此证，若不使干呕微减，岂有生路哉。

【诸家绪论】《外台秘要》引范汪：半夏汤（即本方加半夏），疗心腹虚冷，游痰上气，胸胁满、不食，呕逆、胸中冷。

又引《延年》：人参饮（即本方加人参）主吐。引《广济》：橘皮汤（即本方加枇杷叶、甘草），疗呕哕不止。

【凭证使用】呕吐、哕逆，而由于内寒气塞者。

以下系橘皮汤之加味方。

橘皮枳实生姜汤 ✺

橘皮汤证而有胸痹、气塞、痞满者，加枳实，《金匮要略》名橘皮枳实生姜汤。

橘皮14.5克，枳实7克，生姜14克。上剉细，以水二合五勺，煎一合，去滓，一日分三回，温或冷服。

【证状表现】原文：胸痹，胸中气塞，短气，茯苓杏仁甘草汤主之（列入茯苓汤内），橘皮生姜枳实汤亦主之。

【立方意义】上方证有痰饮积滞，致胸痹气塞不舒，已有橘皮导其滞，快其膈，消其痰矣；生姜散其寒，健其胃，开其痰矣；加入枳实以破其积，行其气，除其膨满，则心肺间之气得以开展，脾胃间之气亦得以宣通，尚何胸痹气塞等之见证哉。

【治疗标的】以胸痹、气塞、痞满为主标的而用之。

【诸家绪论】《腹证奇览》：橘皮枳实生姜汤，《千金论》云，治胸痹，胸中愊愊然如满，噎塞，习习如痒，喉中涩燥吐沫者。橘皮解胸中之气满；枳实破痞退痰；生姜开胃暖冷。此方意也。

《皇汉医学》：本方证以老人为最多，又酒客多此病，以此汤有大效。

《中西医学比观》：此方治胃弛缓扩张、溃疡等有效。

【凭证使用】心脏性喘息及呼吸困难而多痰饮者。

橘皮竹茹汤 ✺

哕逆，如橘皮汤证，而不痞满，不干呕者，去枳实，加参、草、枣、茹,《金匮要略》名橘皮竹茹汤。

橘皮 19 克,竹茹 5 克,大枣 4.6 克,生姜 5 克,甘草 3 克,人参 0.6 克。上剉细,以水三合,煎一合,去滓,一日分三回,温或冷服。

【证状表现】原文:哕逆者,橘皮竹茹汤主之。

补充:此证当有胸中寒气上逆,吃吃不已之状。

汤本求真:加用半夏 7 克,是本方与小半夏汤合方之意,有妙效。

【立方意义】本方证由胃中虚热引动水毒上迫所致。重用橘皮,行气快膈,佐生姜少量以开胃下气(与橘皮生姜汤,分量有异)。惟二味富温热之性,故加入竹茹之微寒者,以清热利痰。因其哕逆急迫,则加入甘草、大枣,以缓和之。因其哕逆而见胃虚之象,则须加入少量之人参,以益气补虚,可得面面周到。此又系治哕逆之一法,随证用方,赅备之至。

【治疗标的】以胸塞哕逆,吃吃不已为主标的而用之。

【诸家经验谈】《古方便览》:一贾人,年七十余,患吃逆三十日,匀饮亦不能通于口,诸医治不愈,十七八日,东洞先生往诊,咽喉之肉脱,而吃吃之声已尽出,腹中有响,乃作橘皮竹茹汤一帖,重十二钱,与二帖而奏效。

《类聚方广义》:小儿呃乳及百日咳,此方加半夏,极效。并宜随腹证兼用紫丸或南吕丸。

【诸家绪论】《外台秘要》引《深师》:大橘皮汤(即本方去竹茹、大枣),疗伤寒、呕哕、胸满、虚烦不安。又引《集验》:橘皮汤(即本方去大枣、甘草,加白术、厚朴),疗妇人妊娠恶阻,呕吐不下食。

《类证活人书》:大橘皮汤(即本方),治心烦、骨节痛、目运、恶寒、食则反吐、谷不得入,加半夏,名橘皮竹茹汤,治哕逆。

《中国内科医鉴》:人参代以麦冬;竹沥代以竹茹,甚妙。又云:热气挟痰而上逆,非竹沥不效。又曰:用橘皮竹茹汤之类,哕尚不止者,用柿蒂汤,加生姜,煎而热服之。

《皇汉医学要诀》:以本方,或橘皮汤与小柴胡汤合方,应用于吃逆性咳嗽气管支炎、百日咳或肺结核等。

《方函口诀》:此方多用甘草者,手段也,若少量,则无效。

【凭证使用】神经性胃病、胃弱呕吐，小儿呃乳、百日咳等，可加半夏用之。

以下系橘皮汤之变方。

橘皮大黄芒硝汤 🌀

心胸间，有宿滞凝结，不能消化，《金匮要略》主用橘皮大黄芒硝汤。

橘皮 2.4 克，大黄、芒硝各 4.8 克。上剉细，以水一合，煎五勺，去滓，纳硝，溶之顿服。

【证状表现】原文：鲙食之，在心胸间不化，吐复不出，速下除之，久为癥病，治之方。

按：心胸间，系俗称，现代犹存此说。凡食物停滞于肠胃者，不曰胃肠，而曰心胸，求真谓为胃肠间之误，甚是。

【立方意义】本方证是由鱼肉积滞于胃肠，久而转化成癥，癥即鱼毒之所酿也。用橘皮以导滞解毒；朴硝以软坚化积；大黄以荡积下瘀。合用以化其毒，破其坚，行其滞，通其瘀，则癥病除矣。

【治疗标的】以胃肠间有宿滞结积为主标的而用之。

【诸家绪论】《类聚方广义》：治饮食伤，吐下后，心胸尚不爽快，或噫气吞酸者。又治痰饮家，心下或脐边有块，平素每饮食作痛，或吐食、吐饮、吐酸、嘈杂、大便难者，合桂枝枳实生姜汤，亦佳。

《方函口诀》：此方为解鱼毒之主剂，橘皮解鱼毒（程云：橘皮能解鱼毒），后世方书虽未著，但今以橘皮一味烧黑，用于骨鲠时，即有效。是本古方之治鲙食在胸中也。有持桂里曰：此不仅解鲙毒，诸兽、鱼肉之毒，亦可治之。

按：《千金要方》一方去橘皮，只用大黄、厚朴二味。《肘后》仅用硝、黄二味，或未考知橘皮，有解兽、鱼、肉毒之功能也。

【凭证使用】食伤、癥结、鱼兽肉毒、大便秘结者。

栝蒌薤白汤类

栝蒌薤白白酒汤

胸背痛、喘咳、短气，《金匮要略》主用栝蒌薤白白酒汤。

栝蒌实2.4克，薤白9.5克。上剉细，以上清酒一合五勺，煎五勺，去滓，煎服。

按：原文白酒非今时之白酒。元坚云：《千金要方》用白截（音再）浆。程敬通云：酢浆也，今用米醋极验。《药徵续》：白酒即白截浆，原米之浓汁，以一倍之汁，加三倍之水，冲入即成，盖世俗所谓之浆酒也。元坚谓：有通利、下痰、豁胸、利膈之能。汤本求真云：本方及次方，以白酒煎出，虽为原法，但本邦不产此物，故本东洞吉益之经验，以清酒代之。此权变之法，若有白浆酒，即不须再以清酒代之可知已。

【证状表现】原文：胸痹之病，喘息咳唾，腰背痛，短气，寸口脉沉而迟，关上紧数（程注：数字误文），栝蒌薤白白酒汤主之。

【立方意义】本方证由胸部受寒，阳不得展，痰湿凝滞，迫于心肺之间所致。用薤白以温散结气，为君；栝蒌润燥解凝，为臣；白酒豁胸利膈，为佐使。寒散则阳通，阳通则气行，燥润，则痰不凝，痰不凝，则易排出。于是阳气敷布，胸膈豁然，心肺安帖，胸痹喘息、短气咳唾之证，既不复作，腰背自无痛之产生矣。

【治疗标的】以胸痛彻背，咳唾，喘息为主标的，而短气、脉沉迟为副标的而用之。

【诸家经验谈】《续建殊录》：一妇人，胸中痛，烦闷，无可奈何，

武简侯经方随证应用法

切而按摩之，则其痛移于背，饮食及药汁，均不能下，若下咽，则必痛甚，一身肉脱，而脉微细，与栝蒌薤白白酒汤，服二三帖，疼痛大减，饮食得以下咽。尔后经十余日，痛再发，以粉蜜汤作丹，兼用之，不数日，痊愈。

【凭证使用】卡他性胃炎、食管炎及支气管炎等。

栝蒌薤白半夏汤

栝蒌薤白白酒汤证，情势急而呕吐者，加半夏，《金匮要略》名栝蒌薤白半夏汤。

栝蒌实 2.4 克，薤白 3.6 克，半夏 7.2 克。煎法、用法同上。

【证状表现】原文：胸痹不得卧，心痛彻背者，栝蒌薤白半夏汤主之。

补充：当有心胸痞满，及呕吐之证。

【立方意义】上方证有心下坚满多痰而发呕吐者，用薤白少量；半夏多量；栝蒌实同上量。即可知重在除心下坚满，降其逆气（采张山雷说），更能消痰下气，健胃止呕，而兼镇痛之功。

【治疗标的】以有栝蒌薤白白酒汤证而情剧者为主标的而用之。

【诸家绪论】《类聚方广义》：胸痹，心下痛，彻背者，非此二方不能治（指本方及上方栝蒌薤白白酒汤），而尤以下方为胜，随证兼用姑洗丸。真心痛，不得息者，宜选用此二方。又，《千金要方》栝蒌汤（本方加枳实、生姜），今试之于栝蒌薤白半夏汤证，而心胸痞满者，甚良。又，蛔痛，间有疑似二方者，然二方，必有痰涎短息，且痛必彻背。蛔痛，必吐清水，或白沫，或恶心，或痛有旋移，以此为异。

《圣惠方》：治胸痹，不得卧，心痛彻背，本方去薤白，加桂心、生姜少许。

编者按：本方加黄连，即与小陷胸汤合方，治有嘈杂证者，亦佳。

【凭证使用】同上方证而有心胸痞满及呕吐等。

枳实薤白桂枝汤 🌀

栝蒌薤白白酒汤证，有胸满、痞结、气上抢心，去白酒，加枳实、厚朴、桂枝，《金匮要略》名枳实薤白桂枝汤

枳实、厚朴各8.5克，薤白17克，桂枝2克，栝蒌实4克。上剉细，以水三合，煎一合，去滓，一日分三回温或冷服。

【证状表现】原文：胸痹，心中痞，留气结在胸，胸下满，胁下逆抢心，枳实薤白桂枝汤主之。

补充：当有背痛、膈噎、胸痛，或胸腹满痛、气上逆之证。

【立方意义】此方证素有风邪停于胁下，更有饮食与湿邪结合胃中，阳气被其抑遏，风邪鼓动上冲，既以薤白、栝蒌通阳散结；更以枳实、厚朴消食积，除湿邪，开胸膈；复加入桂枝以驱风邪，则胸痹痞结等证，其有不退者哉。

【治疗标的】以心胸痞满、气逆而痛，为主标的而用之。

【诸家经验谈】《生生堂治验》：药屋某，患胸痛、呕吐者，已七年，变为膈噎。师诊之，六脉细小，心下悸，有水声沥沥然，与枳实薤白桂枝汤，每时下赫赫丸，三日所，下痢皆色黑如漆，病势颇退，后十余日，心中懊恼，吐胶固黑痰后，所患方除。后十余年之久，复发而死。

《险证百问》：师曰：真嗝噎云云，与枳实薤白桂枝汤，或栝蒌薤白白酒汤，或茯苓饮，或小陷胸汤，兼以紫圆攻之，间有得治者。其治者，必有一块物，由胸下于腹，初按，胁下如半月状，尽下于腹则大如瓜，乃噎止，不吐饮食矣。秽物下，则如瓜者减，而得痊愈。

《类聚方广义》：世之所谓痰劳，咳嗽胸满而痛，或胁肋肩背挛痛，而吐黏痰，或唾血者，宜此方。当以胸满胸背挛痛为目的，兼用南吕丸或姑洗丸。

《中国内科医鉴》：此方不必拘定于痛，心胸痞塞，即可用之。

《中西医学比观》：此方治各种痉挛性疼痛，皆有效。

【凭证使用】噎膈、痰劳等证而有心胸痞塞，或气上逆，胸胁作痛者。

以下系栝蒌薤白汤之变方。

栝蒌瞿麦丸 ᘰ

水肿、小便不利、恶寒、口渴者，《金匮要略》用栝蒌瞿麦丸。

栝蒌 9 克，茯苓、薯蓣各 11 克，附子 3 克，瞿麦 5 克。上剉细，蜂蜜为丸，一回 4 克，一日三回服用，不知加之，以小便利，腹中温为知。

【证状表现】原文：小便不利者，有水气，其人苦渴，栝蒌瞿麦丸主之。

补充：当有水肿、心下悸、腹冷、无热、脉沉而迟之证。

【立方意义】本方证之小便不利，系由下焦阳气衰沉，肾与膀胱均无振发之力，更何能蒸腾津液而上升。因之遂发生水肿与口渴之证状。兹用薯蓣、栝蒌根润燥生津；附子，温下通阳；茯苓、瞿麦渗泄利水。如是，则阳气复于下而利尿，津液生于上而止渴，腹于是温，肿于是消，寒于是去，病即霍然而愈矣。

【治疗标的】以有水肿、心下悸、恶寒、口渴、小便不利为主标的而用之。

【诸家绪论】沈明宗：本经肿论，腰以下肿者，当利其小便，而不见其方，观此方后云：小便利，腹中温为知，似乎在水肿、腹冷、小便不利之方。

丹波元简：渴而小便不利，故非消渴，小便虽不利，而未至溺如粟状，且无小腹急痛，故非淋也。即此治水病渴而小便不利之方，沈氏之说似是。

编者按：日医尚少有此经验，我辈在临床上遇有此类证状时，即可应用，勿因前人少用而忽视之。

【凭证使用】虚性水肿，阴甚于内，阳浮于上，水气不能宣行而致小便不利者。

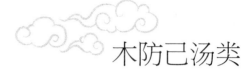

木防己汤类

木防己汤

膈间有支饮、喘咳、心下痞坚者，《金匮要略》主用木防己汤。

防己 7 克，石膏 20～00 克，桂枝 5 克，人参 9.5 克（术 7 克）。煎法、用法同小柴胡汤。

编者按：《药物图考》云：汉时无木防己之名，此木字，系术字之误。其方乃术、防己、石膏、桂枝、人参五味药耳。木防己加茯苓芒硝汤，亦系误术作木。读仲景全书总目，及篇中主治条，有木防己汤、术防己加茯苓芒硝汤，宜改术防己可知。《图考》作者杨氏：以防己只有一种，无所谓木防己也。惟占今言药物者，皆谓汉防己与木防己，形态不同，功用亦有异，如独活、羌活之类，而杨氏亦谓，此属一种，而非二种。此非故意推翻前说，盖必具有特别之认识也。因为无木防己，遂考知本方之木防己为术、防己，其特识，可超绝千古。今按《本经别录》无汉、木等字，季当之据。陈藏器说，汉、木二防己，即是根苗为名，可作杨氏佐证。今人每以汉中产者，名汉防己，则犹当归之称秦，桂枝之称川，茯苓之称云，以出产地名药者甚多，不能谓为别一种也。由是言之，则杨氏对于本方名"术防己汤"，有可参之必要。

【证状表现】原文：膈间支饮、其人喘满、心下痞坚、面目黧黑、其脉沉紧，得之十数日，医吐下之，不愈，木防己汤主之。

补充：当有浮肿短气不得卧、烦渴、上冲、小便不利等证。

【立方意义】本方证由脾胃虚弱，水气停滞而起，用防己通络行水，

武简侯经方随证应用法

兼有缓下作用；桂枝健胃通阳，兼有利尿作用；石膏有消炎平喘之功；人参有健胃消痞之能（白术则系健胃利尿之品）。合而用之，极能振奋机能，排除停滞之水毒。水毒自无由侵肺凌心，是以喘满除、痞坚去矣；烦渴止、上冲降矣；短气浮肿，更于何有。

【治疗标的】以有支饮、喘满、烦渴、心下痞坚、小便不利为主标的，上冲、脉沉紧等为副标的而用之。

【诸家经验谈】《成蹟录》：伶人林氏妻，病后两脚微肿，久之，一身面目洪肿，小便不利，短气微喘，不能自转侧。迎先生求治，乃与木防己加茯苓汤，尽七帖，数日，小便快利，徐徐得愈。

又，一贾人，年三十余，自心下至脐旁，有形如盘者，面目、四肢水肿，大便自调，小便不利。时时胸下痛，短气不得卧，乃作木防己加茯苓汤，使饮之，短气益剧，喘咳倚息，烦悸不安，仍与前方，间服吴茱萸汤，数十日，小便快利，日三四升余，三日痊愈。

《脚气钩要》：水毒奔腾于上，呼吸息迫，胸膈满闷，心下石硬，烦渴喘急，动气如澜，是为冲心之兆，须用此方急救矣。防、桂并能行水散结；石膏清热；人参滋液。外虽坚痞，内无积聚，水去气行而愈。

【凭证使用】浮肿性脚气、心脏病代偿机能障碍性水肿，以及肋膜炎积水、肾脏病等，有本方证状者。

以下为木防己汤去加方。

木防山去石膏加茯苓芒硝汤

木防己汤证，痞坚甚、小便闭、无烦渴状者，去石膏，加茯苓、芒硝，《金匮要略》名木防山去石膏加茯苓芒硝汤。

防己 7 克，桂枝 5 克，人参、茯苓各 9.5 克，芒硝 4.5 克。煎法、用法同前。

【证状表现】原文：膈间支饮，其人喘满，心下痞坚，面色黧黑，其脉沉紧，得之十数日，医吐下之，不愈，木防己汤主之。虚者即愈，实者，三日复发，复与不愈者，宜木防己去石膏加茯苓芒硝汤主之。

【立方意义】上方证系属支饮之虚而有热者。若其属于实证，大小便不利者，即不须加入消炎之石膏，而应加入通心肾，利小便之茯苓，与润燥软坚，通利大小便之芒硝，合而用之，各以补泻温凉不同之性味，而奏统一利尿之功。

【治疗标的】以痞坚甚、小便闭、大便不利为主标的而用之。

【诸家经验谈】《类聚方广义》：治脚气，一身面目浮肿，心下石硬，喘满息气，咽燥，口渴（简按：似宜加石膏），二便不利，胸动甚者，兼用铁砂炼、陷胸丸、蕤宾丸等。

汤本求真：曾用木防己加茯苓芒硝汤，速治急性尿闭证矣。

《脚气钩要》：木防己汤，其虚者，外虽痞坚，内无积聚，水去气行而愈。其实者，复聚，仍依前方，减石膏，加芒硝之咸寒，峻开郁塞，以茯苓之淡利，直输之水道，未有不愈者。吁，配合之妙，非后世所及也。

【诸家绪论】《医宗金鉴》：木防己汤，开三焦水积，通上中下之水气，方中用人参，以吐下后，伤正也。故水邪虚结者，服之即愈。

原南阳：本论虽去石膏，如有热渴，不可去也。

【凭证使用】急性尿闭，冲心性脚气等，而兼有大便不利者。

防己茯苓汤

皮水，四肢肿，聂聂动者，上方去芒硝、人参，加黄芪、甘草，《金匮要略》名防己茯苓汤

防己、黄芪、桂枝各7克，茯苓14.5克，甘草5克。上剉细，以水三合，煎一合，去滓，一日分三回温服。

【证状表现】原文：皮水为病，四肢肿，水气在皮肤中，四肢聂聂动者，防己茯苓汤主之。

补充：有筋惕肉瞤，面色皮肿，均少血色之状。

【立方意义】本方证由营卫失职，水气停留于肌表而不去，压迫神经与血液之运行，以致四肢浮肿，聂聂牵动，而少血色之现象。茯苓、防己除能开发水气而利尿外，各有镇痉镇静之作用；黄芪、桂枝除能健营卫，助体温，通水道外，各有兴奋血管神经之作有；甘草除和中缓急

补虚外，兼有促进新陈代谢之作用。合有以治营卫虚弱，肌表水气不行而发肿，遏抑神经舒展而牵动之证，其效可观。

【治疗标的】以皮水、肢肿、手足有振掉之状为主标的而用之。

【诸家经验谈】《方函口诀》：一人身体肥胖，运动不利，手足振掉，前医投以桂苓术甘汤、真武汤之类，或以为痰之所为，使服导痰化痰之药，更无效者，服此方而愈。又，有下利不止，服利水药不愈者，用此方而收意外之效。

【凭证使用】贫血者神经衰弱，心脏或肾脏性浮肿等（《临床实用方剂》）。

防己黄芪汤 ⁀

风水、身重、汗出恶风，上方去桂枝、茯苓，加术、姜、枣，《金匮要略》名防己黄芪汤。

防己 7 克，黄芪 9 克，甘草 3.5 克，生姜、术、大枣各 5.5 克。煎法、用法同防己茯苓汤。

【证状表现】原文：风湿、脉浮、身重、汗出恶风者，防己黄芪汤主之。

《外台秘要》：防己黄芪汤，治风水、脉浮，为在表，其人或头汗出，表无他病，病者，但下重，从腰以上为和，腰以下当肿及阴，难以屈伸者。

补充：当有小便不利，表分常有湿气之证。

【立方意义】本方证表里皆有水气停滞，既重用黄芪通肌表之水，更重用防己发胸腹及四肢之水；其留滞脾胃之水，则以术宣通之，生姜驱散之；再用甘草促进全身细胞新陈代谢；大枣通达组织，扩大细胞繁殖力。如是则风水之在里在表者，均无立足之余地，有不从鬼门或尿道逃出哉。

【治疗标的】以风湿身重、汗出、恶风、小便不利为主标的，腰以下肿及阴、脉浮为副标的而用之。

【诸家经验谈】《类聚方广义》：治风毒肿、附骨疽、穿踝疽，稠脓已歇，稀脓不止，或痛，或不痛，身体瘦削，或见浮肿者，若恶寒及下利者，更加附子为佳。

《方函口诀》：此方治风湿表虚者，故自汗久不止，表分常有湿气者，有之有效。

【凭证使用】心脏机能衰弱，及贫血患者之浮肿，腰下肿，小便不利者。其他外证稀脓不止而见浮肿者。

以下为木防己汤之变方。

己椒苈黄丸 🌀

肠间有水气，胀满，口舌干燥者，《金匮要略》主用己椒苈黄丸。

防己、椒目、葶苈、大黄各8克。上为细末，以蜂蜜（米糊亦可）为丸，一回4克许，一日三回服用（汤本求真云：作煎剂亦可）。

【证状表现】原文：腹满，口舌干燥，此肠间有水气，己椒苈黄丸主之。

【立方意义】本方证肠内有水气积聚，而致腹满，水气在肠间阻遏阳气，不能上布津液，而致口舌干燥。欲解其证，必须去肠间之水始可。椒目、葶苈、防己皆属下气行水之品，葶、防二味又均有通谷道利大便之能，再加入通利结实之大黄，则泻下之力尤强，由是水不能走前阴出者，必被迫入后阴而走出，其奏效之速，可知。然此仅宜于水热相识之证，否则不宜。

【治疗标的】以腹满、停饮、浮肿有热实者为主标的而用之。

【诸家经验谈】《方函口诀》：此方是治留饮在肠间而无水肿者，有效。由四肢浮肿，致腹胀满者为主。腹坚实者加芒硝，与木防己去石膏加茯苓芒硝汤同意，以挫实利尿为主也。

【凭证使用】腹水浮肿及胃肠炎等之身体壮实者。

防己地黄汤 🌀

病如狂状，独语不休，《金匮要略》主用防己地黄汤防己、甘草各1克，防风、桂枝各2克。上四味，以酒一杯，渍之一宿，绞去汁。生地黄12克，切碎煎之，约一小时许，以铜器盛其汁，更绞地黄汁，和分再服。

【证状表现】原文：防己地黄汤，治病如狂状，妄行、独语不休、无寒热，其脉浮。

补充：当有两颊淡红，环唇呈暗紫红色，且多裂纹，及剥起之干皮，舌苔略带黄色，小便时赤，大便或数日一次，牙龈或时出血，喜怒无常等证。

【立方意义】本方证由水毒停滞体内较深之处，致使血液发生循环障碍，神经失其滋养之能，于是血液蕴而生热，热极则生风，神经遂无自主之能，而狂状作矣（参用刘明氏及恽铁樵氏之说）。用多量地黄以清血中之热；少量桂枝以通络和营，降其冲气；防风鼓舞神经，和桂枝以驱风；防己发动水毒，行气清热，而利大小便；甘草通经脉，利气血，和中解毒，而润燥清热；加酒以行地黄之药力，则不寒不腻，用以疏通血液，安静神经，排除水毒，则内热即清，心风自已。

【治疗标的】以病发如狂、独语不休为主标的，脉浮、唇紫燥裂、喜怒不常、大小便不利等为副标的而用之。

【诸家经验谈】刘明氏：治一女，名郑全贞者，年二十七八，患神经病，已六年，到处行走，随时独语不休，经中西医治，皆无寸效。为处防己地黄汤与服，过二日，来告，药入腹中，即觉凉入肺腑，心境清爽，一切烦恼皆释。今晨已不如往日之欲随外行走，且不欲多说话矣。余观其两颊淡红，环唇呈暗紫红色，且多裂纹，及剥起之干皮，正《内经》所谓"焦绝""赤色"，及疹在口，其色赤之状。舌苔，带黄色，大便数日一次，溺多赤色，牙龈出血，而呈焦缩之状。令再服，尽四五剂，而多年之疾遂愈（节录《现代医药杂志》新十一二期合刊，刘明论防己地黄汤治狂状）。

【诸家绪论】刘明氏：防己地黄汤，仲师列《中风历节篇》中，即治中风，而不属于脑出血者，何以言之，则以余之经验，知此方所治，未有半身不遂之证也。关于此点，昔贤有能识其一二者，如徐灵胎、陈修园诸君子，其所著所论，有一二语，颇能批隙导窍，发前人所未发，亦有全然不晓者，如《金匮悬解》《医宗金鉴》等，俱皆删之不录是。至于汤本求真《皇汉医学》虽是近时医林中后起之杰，然亦本前人之见，摒斥不论，则以其书，重在治验，而此方自仲景没后，至一千七百余年，其间未见载有治验者，是已不敢轻信，亦君子于其所不知，盖阙如也之意乎（同上）。

《兰台轨范》：此方，他药轻而生地黄重，乃治血中之风也，此等法，最宜细玩。

按：原方防己、甘草各一分，桂枝、防风各三分，实为本书所罕见。无怪后世医家，疑为宋人所附，丹波元简在《金匮要略辑义》引《千金要方》风眩门所收之方，认为确是古制，为补录如下。

《千金要方》：防己地黄汤，治言语狂错，眼目霍霍，或言见鬼，精神昏乱。防己、甘草各二两，桂心、防风各三两，生地黄五斤，疾小，用二斤。上五味，㕮咀，以水一升，渍一宿，绞汁，着一面，取滓，着竹箦上，以地黄着药滓上，于五斗米下，蒸之，以铜器盛取汁，饭熟，以向前药汁，合绞取之，分再服。

《临床实用方剂》：轻证癫痫，突然眩晕，或轻度失神，或类似癫痫，及强度之神经兴奋、恐怖、惊悸等。所谓失心风，老人之昏愦狂妄等。据日本汉方医报道，有卓效。

编者按：刘明氏，初未见到日本汉方医报道，而能深刻体会到此方之精神，及其组织之作用，剖晰毫芒，阐发尽致，试于临床，辄获奇效。日本汉方医家，亦竟有采用此方，治刘氏所治之病，取得卓效，俱不愧为医中之杰。于此知仲师之方，皆属当时经验效方，尚有待于发掘者，不仅此方为然矣。

【凭证使用】轻证癫痫，轻度失神及昏愦狂妄、惊恐类似癫痫证者。

当归散类

当归散

妇人胎前产后诸病，《金匮要略》《千金要方》主用当归散。

当归、芍药、芎䓖、黄芩、白术各2克。上为细末，每服2至3克，一日二回服，改煎剂，亦得，妊娠常服易产，胎无疾苦，产后百病悉主之。

【证状表现】原文：妇人妊娠，宜常服当归散主之。

【立方意义】本方虽未说明证状，就药物可考知其主治与本方之大旨。当归有强心、补血、行血作用；川芎有行滞、通络、去瘀作用；芍药有解凝、通瘀、泻火作用。三味合用，则血之滞者可通，血滞而挛结有痛者可缓，因血滞而见贫血之状者，可行可补。妇人胎前，血液多有郁滞现象，由郁滞而生热，热与湿结，而致气机不利，发生水气积蓄者有之，故以黄芩清血中之热；白术行脾中之湿；从可知凡妊娠中具有血液郁滞而湿热并见之证，当以本方为主治，胎前如是，胎后亦如是，立方之意，盖在于斯。

【治疗标的】以胎前形瘦、有热湿之证，产后有小便不利之证，为主标的而用之。

【诸家绪论】《易简方》：治月经三四月不行，或一月再至，本方加山茱萸。

方氏《丹溪心法》附录：此方养血清热之剂也。瘦人血少有热，胎动不安，素曾半产者，皆宜服之，以清其源而无患也。

《医宗金鉴》：妊娠无病，不须服药，若其瘦而有热，恐耗血伤胎，宜常服此以安之。

叶橘泉：瘦人且少有热，有流产癖者。产后有热，小便不利者，效果极佳。

《汉方治疗各论》：妊娠中常服此方，则胎气自调和，生产自容易，从一月服至七月，多得保全，难产者亦用。

编者按：此方，可治妊娠腹筋挛痛，及妊娠中有轻微之水气者。当归芍药散系从此方产生，均有安胎易产之妙用。

【凭证使用】胎前湿热，产后尿少，或腹痛，有水气者。

以下系当归芍药散加减方。

当归芍药散

具上方证，内热少，腹中疗痛，有停水之候者，去黄芩，加泽泻、茯苓，《金匮要略》名当归芍药散。

当归、芎劳各1克，茯苓、术各1.3克，泽泻2.3克，芍药4.8克。上为细末，一日三回分服。或增药二倍以上，以水二合五勺煎一合，去滓，一日分三回温服。

【证状表现】原文：妇人怀孕，腹中疗痛，当归芍药散主之。又，妇人腹中诸疼痛，当归芍药散主之。

补充：当有心悸，或心下悸，冒眩、筋惕、肉瞤、小便不利、腹部软弱无力、左侧腹筋挛急之证。

【立方意义】本方证之腹痛，由有贫血状之瘀血停留腹中，而水道受阻，故用当归、芎劳、芍药，行气、活血、散瘀为一队；茯苓、白术、泽泻，燥湿行水，利尿为一队；一以通其血道，一以通其水道，水血均无所阻滞，则由水停所生之眩冒、动悸，与由血滞所生之腹痛挛急等证，自不复存在矣。

【治疗标的】以有腹部疗痛、左侧腹筋挛急、头眩、心悸、小便不利等为主标的而用之。

【诸家经验谈】《续建殊录》：艺州人某，患腹痛，来谒先生，自以手按其腹。良久曰：仆得斯病，医索四方，吐下针灸，无不极尽其术，然百治无效，迁延七年矣。今来浪华，请公赐诊，虽死无怨。先生诊之，自脐旁至胸下，挛急疠痛，日夜无间，乃与当归芍药散，三日，沉疴顿去。

又，一妇人，足指疼痛，不得步行。一日，腹中挛急，上冲于心，绝倒不知人事，手足温，脉数，两便不通，与当归芍药散，小便快利，色如血，诸证顿除。

又，浪华一贾人，当行路时，人误踏其足，遂成跛躄，众皆以为脚气，因延先生诊之，无气短倚息证，腹痛上迫，时时上窜，神气将乱，乃用当归芍药散，小便快利，色如皂荚汁，躄亦随愈。

《险证百问》：顷有一妇人，患两脚或一脚酸痛，不能步行。数月，遂痛近胸腹部而挛痛，饮食俱吐，小便不利，唇口干燥，气息短迫，人事不知，自心下至少腹，手不可近。医以为脚气，投药数剂，无寸效。予诊之，胸中无动悸，短气有缓急，非脚气冲心证也。乃与当归芍药散，作汤液与之，服三帖，痛退，腹中雷鸣，小便快利，其色紫黑，忽知人事，好饮不吐。翌日，腹痛，大便不通，兼以消块丸（大黄、芒硝为丸），大便下黑血，腹满顿退，服煎剂十余日，行步如常。

《类聚方广义》：有妇人，经断已三四月，诊之，腹中挛急，胎不应手，或腹中疠痛，类于血瘕，妊否难决者。用此方，加大黄，则二便快利，不过十日，腹中松软矣。若怀妊者，胎气速张，怀妊已累月，腹中挛急者，亦宜此方。

又，眼目赤痛，其人心下有支饮、头眩、涕泪、腹拘挛者，宜此方。肛门肿痛，出水不止者，有奇效。

汤本求真：妇人反胃，及子宫痉挛，有宜用本主者，多奇效。脱肛，若为胃肠筋弛缓之一分证，即水不出者，用本方，有效。尤以脱肛肿痛，水出不止者，有奇效。

南拜山氏：用手按患者左右直腹筋，见右面不痛，或稍痛，左面较为紧张而痛，脐之周围，或脐下，有块而不坚者，不问何病，均可用本方，此为慢性胃肠痛之适药也。

又，凡妇人之肠胃病、贫血性病，均甚有效。加适宜之酒煎而温服之。

《汉方治疗各论》：当归芍药散，为妊娠腹痛之妙剂，然妊娠中常服，又有安胎易产之妙功。贫血虚弱之妇人，或妊娠肾，有羊水过多之倾向者，至分娩时，常用之。

又，子宫内膜炎、非炎证充血之证、尿意频数、白带下或水样带下，时时腰腹痛、贫血、手足易冷者用之。

《青州医谈》：世云劳瘵正证，虽无效，然疑似之劳瘵证者，用之甚效。其他，如脑贫血、子宫出血、子宫痉挛、胃痉挛及鼓胀、脚气等，均有效。

《中国内科医鉴》：本方，预防脑溢血，有意外之效。

大冢敬节：余尝观某医，诊断肾脏炎，不浮肿而贫血，心悸眩晕证，尿中证明有蛋白质，已近一年，所诊者为一妇人，乃与此方，蛋白质渐次消失，心悸、眩晕亦止，未及二月而痊愈。

《汤本求真医话》：便秘用本方时，必加大黄，或黄连解毒丸（即黄连解毒汤为丸）兼用，大有效也。

【诸家绪论】《太平惠民和剂局方》：当归芍药散，治妊娠腹中疞痛，心下急满，及产后血晕、内虚气乏、崩中、久痢，常服，通畅血脉，不生痈疡，消痰养胃，明目益津。

《皇汉医学要诀》：本方以手足有寒冷之状而贫血，左侧腹直筋挛急者为主要目标。

《汉法医典》：妇人腰腹痛、带下、屡次流产，用当归芍药散。

《中医诊疗要览》：此方原来用于女子腹痛，但不仅限于女子，亦用于男子。其目标，即不分男女老幼，有贫血倾向，腰腿易冷、头痛、头重、小便频数，有时目眩、肩疾、耳鸣、动悸等。肌肉一般软弱如女性，容易疲劳、腹痛，起自下腹部，有时波及腰部或心下。无腹痛者，亦可用之。但恶心呕吐者，不可用。

张公让《中西医学比观》：本方治子宫痉挛性疼痛，确有特效。因当归、芎䓖、白芍为镇痉之药品，而白芍之力尤大（用量至少六七钱至一两），茯苓、白术、泽泻，得尿剂耳，妊娠时，母体新陈代谢旺盛，其毒素亦必增加，故用利尿剂以排除其毒素，亦属必要。

又，在妊娠中，如继续服用此方，可防止诸种障碍于未然，并使产妇早日恢复体力。

按：汤本求真、大冢敬节等诸人，均谓此方为日常必用者，或为散、为丸，或为煎剂。大冢又云，若专用于利尿，则去芍药，亦极有效。我个人曾用于男子腹水证、妇人经闭证、浮肿证等，效果可期，均以煎剂内服，皆不去芍药，惟于手足冷者，令加酒一两，同煎。

又：赵守真氏治一妇人樊氏，小便不利，有涩痛感。脉细滑，面色惨淡，气促不续，口干微咳，少腹胀痛，其便黄燥，小便不利而疼，饮食减退，四肢无力，不能再事劳作，宜宣肺开窍之品，佐渗利清热药为引导，拟用当归贝母苦参丸方作汤加桔梗、白蔻、鸡鸣散等二剂，而小便通利，不咳，尿黄而多，此湿热下降之朕兆，更以猪苓汤加海金沙、瞿麦数剂，小便清，饮食进，略为清补即安。

按：张公让氏《中西医学比观》引《金匮》用此方治妊娠小便难、饮食如数条，下云：归母苦参丸，何以能治此病，不明。今观赵氏治法，可以为后学使用此方依归。

【凭证使用】脑贫血、眼疾（弱视尤为适应）、心脏衰弱、衰弱性脚气、慢性胃肠病、胃肠痉挛、肾脏炎、不妊证、流产癖、痔疾、脱肛，及其他妇人诸病。此外，则治桂枝茯苓丸适应证之贫血者（《汉方新解》）。亦用于慢性肾炎、半身不遂证，轻证心脏瓣膜病（《中医诊疗要览》）。其他子宫出血、子宫痉挛、鼓胀、类似劳瘵及预防脑溢血等。

芎归胶艾汤

妊娠腹痛、下血，《金匮要略》用芎归胶艾汤。

芎䓖、阿胶、甘草各3.5克，艾叶、当归各5.5克，芍药7克，地黄11克。上细剉，以水、酒各一合，煎一合，去滓，一日分三回服用。忌酒者，可单用水煎，加酒服，均可。

【证状表现】原文：师曰，妇人有漏下者，有半产后，因续下血都不绝者，有妊娠下血者，假令妊娠腹中痛，为胞阻，胶艾汤主之。

补充：当有左侧腹筋挛急，腹部常软弱无力，且于下腹部有知觉钝麻及烦（四肢尤甚）热之状（引《皇汉医学要诀》）。一云，腹部，正按不痛，斜按则痛者，即本方之腹证也。

【立方意义】本方证由于出血后，血少而有枯燥之状，故用含有铁质、糖质之地黄，与含有糖质之当归，以生新血。开郁行气之芎䓖以散滞血；疏解血络凝闭之芍药以和血、顺血。则血乏可补充，血滞可顺行；而血之燥者，虽有地黄、当归之能润，犹嫌其不足，则用阿胶以滋养之，并促进其血液之凝固。而血之闭者，虽有芎、归、芍药之能通，尚嫌不足，则用艾叶以疏解之，兼通其子宫瘀血之壅滞。至用于止血者，地黄、阿胶固能胜其任，而艾叶以含有氯化钾及鞣酸成分亦具有止血效能。甘草用作缓急迫，和诸药，调剂其平。如是则血虚得补，血燥得润，血壅得通，血漏得止，胞无所阻，腹无所痛，其配合之巧，运用之妙，有认为在胶、艾二味者（吴仪洛说）。有认为在阿胶之滋血，艾叶之调经，甘草之和中者（浅田宗伯说）。尚未能畅发本方全面之意义也。

【治疗标的】以有腹痛下血、阴虚、无实热为主标的而用之。

【诸家经验谈】《皇汉医学要诀》：有二十二岁之女子，产后起子宫下垂，时时出血，受医家种种之手术，未能减轻。请诊于余，乃内脏诸气管悉皆下垂，下腹部及腰部，感觉钝重不快，且腹直筋之挛急，诊之，殆不能得。自称腰部下肢之厥冷尤甚云。因此用小柴胡汤与本方合方，分七日与之。服药五日，至受刺激而不出血，因更与前方，分七日服之，自觉症已轻快，后亦得以不再勉强服药也。

《类聚方广义》：妊娠颠踬，胎动冲心，腹痛引腰股，或胎觉萎缩状，或下血不止者，宜用此方。胎不殒者，即安，若胎殒者，即产。

又，治肠痔下血，绵绵不止，身体萎黄，起则眩晕，四肢无力，少腹刺痛者。若胸中烦悸，心悸郁结，大便燥结者，兼用泻心汤、黄连解毒汤。

又，血痢不止，无腹满热实证，惟腹中挛痛，唇舌干燥者，此方间有效。

《名家方选》：芎归汤，倍云母用，名云母汤。享按：凡难产，露手足而不出，既破水而未娩，引二三日者，或双胎一娩，一未娩，先须用此汤，实催生之良剂也。

《兰室秘藏》：于本方去甘草，加丁香，名丁香胶艾汤。治崩漏不止，自觉脐下如冰，白带、白滑之物多，间有如屋漏水，或鲜血证。

按：《卫生家宝方》治崩漏不止，去甘草，加丁香末四分。

《千金翼方》：于本方加干姜，名大胶艾汤，治男子伤绝，或从高坠下，伤五脏，微者呕血，甚者吐血，及金疮伤，经方。

又，主妇人产后崩中伤、下血、多虚、喘欲死、腹痛、血不止者良。又，治妊娠二三月，上至八九月，胎动不安，腰痛，已有所见方，去芍药、地黄，不用清酒。

《外台秘要》：胶艾汤（即本方），治妊娠损伤，腰腹痛欲死，及胎奔上抢心，短气。

又，安胎当归汤（即本方加人参、大枣），治妊娠五月举动惊愕、胎动不安，下在小腹，痛引腰胳，小便疼，下血。

又，引《救急》：治产后下利赤白、腹中绞痛，于本方去芎劳一味。

《医心方》引《产经》：于本方，去芎劳，加生姜、橘皮，名当归汤，治妊身腰痛、汗出逆冷、气上肢强、饮食不下等证。

魏氏：寒疝证见，加干姜；热证见，干姜烧灰，存性。干姜之加，乃注中所增，实不易之药，余治妇人经血，屡试屡效者也。

《汉药神效方》：本方治子宫出血，屡得奇效。

【诸家绪论】汤本求真：本方治下血，有腹痛，无论矣。即不下血而有腹证时，亦能主治腹痛，不可偏执。

《临证实用方》：妇人气血两虚、月经过多、淋沥漏下、脐腹疼痛、奔冲短气、渐成劳瘦者。

《医学要诀》：本方为阴虚证之治剂，故有出血或贫血证状，且有瘀血之证。

《妇人良方》：治血痢不止、腹痛难忍，本方去甘草，名陈氏六物汤。又去阿胶、艾叶、甘草，名四物汤。

《诊疗要览》：服用本方后，如出血增加，贫血亦进行，或泻下时，应考虑改用四君子汤类，或其他方剂。

【凭证使用】子宫出血、子宫内膜炎、流产前兆、产后出血、痔出血、血尿、外伤后内出血、紫斑病，诸贫血证（《诊疗要览》）。此外，妊娠卒下血、胎动不安、及男女吐血、下血、腰痛、腹痛，及诸种出血等（《临证实用方》）。

以下为当归散之变方。

当归生姜羊肉汤

寒疝、腹胁痛、产后腹中疠痛，《金匮要略》主用当归生姜羊肉汤。

当归5.5克，生姜9.5克，羊肉29.5克。上细剉，以水二合五勺，煎一合，去滓，一日分三回，温服。

按：方内如无羊肉，汤本求真以牛肉代。《证治摘要》：无羊肉代以鹿肉或鸡肉。

【证状表现】原文：寒疝，腹中痛，及胁痛里急者，当归生姜羊肉汤主之。又，产后，腹中疠痛，当归生姜羊肉汤主之，并治寒疝，虚劳不足。

补充：有虚寒之象，脉微或细弱。

【立方意义】本方证由血虚有寒而致腹痛、腰胁痛，则以当归温性、行气、活血、补血；生姜热性，散寒、健胃、行滞；羊肉热性，滋养、强壮、补虚。体得温而寒去，血得温而阳升，寒去，阳升，则疝痛自止。

【诸家经验谈】《本草衍义》：仲景治寒疝，用生姜羊肉汤服之，无不应验。有一妇人，产当寒月，寒气入产门，腹脐以下胀满，手不敢犯，此寒疝也。师将治之以抵当汤，谓有瘀血，非其治也，可服仲景羊肉汤，二服遂愈。

《张氏千金衍义》：凡少腹疠痛，用桂心等药不应者，用之辄效。

近人有谓：腹胁疼痛，急不堪耐，由荣血不足，感受寒气而来者，用本方，有神效。

【诸家绪论】王氏《古方选注》：本方三味，非但治疝气冲逆，移治产后下焦虚寒，亦称神剂。

《千金要方》：当归汤（即本方加芍药），治妇人寒疝，虚劳不足。若产后腹中绞痛，注云《子母秘录》有甘草。

又，疗妇人崩中，去血积，时不止，用羊肉、当归、干姜、地黄

（按：此亦当归生姜羊肉汤之去加方也）。

《外台秘要》：于本方加黄芪，若觉恶露不尽，加桂心；恶露下多，觉有风，加川芎；觉有气，加细辛；觉有冷，加吴茱萸；觉有热，加生地黄汁，名羊肉当归汤。

又引《小品》：寒疝气，腹中虚痛，及诸胁痛里急，当归、生姜等四味主之方。即本方外加芍药一味也。

按：本方外，有名羊肉汤、羊肉当归汤、羊肉地黄汤等颇多，皆根据本方加减者，亦有不根据本方而别立方者，概不采录。

又按：当归散类，本应并载当归四逆汤及当归四逆加吴茱萸生姜汤。因为已先列入桂枝汤类、桂枝甘草汤队中，恕不重出，附此声明。

【凭证使用】贫血虚寒者之腹痛、疝痛、产后腹中疼痛等。

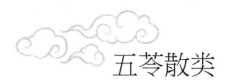

五苓散类

五苓散

小便不利、消渴、吐水、身有微热者，《伤寒论》《金匮要略》主用五苓散。

泽泻3.3克，猪苓、茯苓、术各2.5克，桂枝1.7克。上为细末，一日分三回温服。如改为煎剂，加三倍量，以水二合五勺，煎一合，去滓，一日分三回温服。

编者按：《伤寒论辑义》云，成本《玉函》，桂枝无"桂"字，后人故生议。考成本注并《明理论》，俱作桂枝，知其脱误也。诸家每因其脱去"枝"字，而有谓杂病当用桂，伤寒表未解者，用桂枝（《医方集解》）。欲发散表邪，则用桂枝，欲解散膀胱虚寒，则用肉桂（《中国医学大辞典》）。胃阳素弱之人，当用肉桂，胃阳不亏，便宜缩用疏泄解肌之桂枝（《伤寒尚论辨似》）。宣通阳气用桂，若发热表不解，以桂易桂枝（《医宗金鉴》）等语，是皆就"桂"之一字，而生异议者也。近有作者，谓本方若用官桂，就能增强膀胱气化功能，使小便通畅，而引导水湿从下窍出。此当是经验语，可信。

【**证状表现**】节录原文：有表里证、脉浮、微热、烦渴欲饮水，水入则吐、小便不利者；脐下悸、吐涎沫而癫眩者；霍乱后，发热身疼、热多、欲饮水者。

补充：当有心下悸、烦躁不安，或水肿、身重，或谵语、脉浮弱或浮大、舌苔润、腹部有振水音等证。

【立方意义】本方证，由表里热邪，壅遏中焦，真阳失其运化能力，因之体内盐质蓄积，不能由肾脏排泄所致。兹用茯、猪、术、泽四味，以行湿利尿。借用桂枝之力，引入膀胱，以温化水气。盖桂枝原为太阳经解表药，而又能通太阳之府，协同四味，共奏利尿之功。于是表里通达，水道畅行无阻，所有郁滞于肾脏与膀胱间之盐质，自可顺利排泄矣。多量盐质，既获排除，则口渴自止，脾胃既得输运，则水从下趋，吐逆亦不作，膀胱气化既行，水无所壅蔽，则动悸、身疼、癫眩等诸客证，亦均随之而去。

【治疗标的】以口渴、多饮水、水入即吐、小便不利为主标的，头眩、身热或痛，或谵语，脉浮弱或浮大为副标的而用之。

【诸家经验谈】《医方口诀》：予尝治平野庄一人，伤风发热、口燥而渴，与水则吐，后服汤药亦吐，诸医袖手。请治于予，诊脉浮数，记得《伤寒论》中，中风"七八日不解而烦，有表里证，渴欲饮水，水入即吐者，名曰水逆，五苓散主之"之言，遂以五苓散末，白饮（系白米汤饮，一作白汤饮）和服，一匕知，三匕已。

又，治江府安藤氏之家人，消渴经年，且胸胁支满而头晕，与五苓散加甘草，水煎，使服之，不三剂，诸证悉治。此盖用《金匮要略》苓桂术甘汤及五苓散之二法也。

《续建殊录》：和州某，自客岁丁巳春，食饵三倍于少壮，至今年而添渴，饮水数升，未尝满腹，近颇自警，以数合为度，如是，能饮能食，谓当见肥而反日瘦，他亦无所苦。先生诊之，问其他，答曰，唯腹皮麻痹，小便频数耳。乃与五苓散服之而渴愈。

《类聚方广义》：霍乱吐下后，厥冷烦躁，渴饮不止，而水药共吐者，宜严禁汤水果物，每欲饮水，与五苓散，但一帖，分二三次服为佳。不过三帖，呕吐、烦渴必止。吐渴若止，则必厥后而发热，身体惰痛，仍用五苓散，则必热热汗出，诸证脱然而愈。

叶橘泉：治一顾姓女，年三十余，一九四三年秋，患霍乱，先由某医院注射生理食盐水十七八磅，住院四五日，认为已脱险而出院。返家后，因干呕频频，烦躁口渴，饮水入口即吐，通宵不眠，小便点滴不行，且呈朦胧糊语。邀余诊，至病榻前，即嗅得一股尿臭气，经检查细寻，据称，大便已二三日不下，小便亦二十四小时未行矣。该尿臭，竟由患者口中喷出者。余曰：此已成为尿中毒，为霍乱后常见之续发证，危险之至，预后多不良。余有一方，恐亦鞭长莫及，为拟大剂五苓散，加茅根、西瓜皮、滑石三味，作煎剂，并谆嘱病家，不如再送医院，用注射利尿剂，以资急救。讵翌晨，又邀复诊，谓药后已得小便二次，患者神情亦较好。往诊，果见神识略清，烦渴较减，后以原方加减，医疗四五日即愈。

《余听鸿医案》：余姓年五十余，因暑天到浒浦，舟中受热受风，是晚回居发热极盛，至晨，脉伏肢厥，二便皆秘，遍体无汗，项背几几，体寒，邀余诊之，曰太阳之表，暑温热郁于里，急宜开表通阳，迟则恐成刚痓。叶天士曰：通阳莫如通小便。使膀胱一开，一身之阳气皆通。即进以五苓散，每至煎沸汤一大碗饮之，饮二次，小溲通畅，而汗出脉起厥回，体转热矣。此症虽轻，如作热深厥亦深，投以沉寒凉药，危矣。

常熟长田岸某姓妇，妊娠四月，小溲点滴不通……余诊其脉，沉细而涩，少腹胀痛，余曰，此胞阻也，被寒凉凝滞膀胱，无阳不能化气而出，即将葱二斤，煎水熨洗少腹，略能小便，即进五苓散，桂枝一钱，猪苓、赤苓各二钱，泽泻二钱，白术二钱，研粗末，煎沸滤清饮之，仍不能通畅，而少腹痛势稍减。将前方桂枝易肉桂一钱，服法依前，服后小便大畅而愈。如曰胎前忌热，专用寒凉，杀人在反掌矣。

《续名家选方》：五苓散加茉苡（即车前草）、苍术，水煎服，为疗雀目奇方。

《汉药神效方》：本方除桂枝，名四苓散，浅田宗伯用于妇人下痢不止，加车前子，往往得奇效。

《皇汉医学要诀》：小儿阴头、龟头水肿，及阴囊赤肿者，亦有奇效。

《张杲医说》：胸中有痰饮，及小儿吐呗，欲作痫，服五苓散，最效。

《博闻类纂》：风湿气，用五苓散半帖，入姜三片、大枣一枚，同煎，服一碗，立效。

张公让《中西医学比观》：五苓散其药味似苓桂甘术汤及茯苓饮，治胃病，有卓效。

【诸家绪论】《太平惠民和剂局方》：本方加辰砂，名辰砂五苓散，治伤寒表里未解，头痛发热，心胸郁闷，唇口干焦，神志昏沉，狂言谵语，如见鬼神，及瘴疟，烦闷不省者。如中暑发渴，小便赤涩，用新汲水调下。小儿五心烦热，焦躁多哭，咬牙上窜，欲为惊状，每服半钱，温热水下。

《仁斋直指方》：治湿证，小便不利。又治尿血，加辰砂少许，灯心一握，新水煎汤调下。又治便毒，疏利小便，以泄败精，用葱二茎，煎汤调下。又治伤暑烦渴，心下水气，又流行水饮，每二钱，沸汤调下。小便不利，加防己佐之。

《朱氏集验方》：本方加大附子一只，取空，入五苓散内，炮热，为细末，姜汤下，治翻胃吐食，名附子五苓散。

按：此方须确审其胃寒用之，否则不宜。

《医宗金鉴》：本方加人参，名春泽汤，其意专在助气化以生津……

《医方集解》：本方去桂，名四苓散。东垣云：无恶寒证，不可用桂。周扬俊云：五苓为渴而小便不利者设。若不渴，则茯苓甘草汤足矣，若但渴，则四苓足矣。

《伤寒百问·经络图》：五苓散治瘴气温疟，不伏水土，黄疸或泻。又治中酒、恶心，或呕吐痰水，水入便吐，心下痞闷。又治黄疸，如黄橘色，心中烦急、眼睛如金、小便赤涩，或大便自利，若治黄疸，茵陈汤下。

《中国内科医鉴》：本方之吐，大多食入后即吐，其脉浮而数，不紧也。又，幼年之急性汎发性肾脏炎，屡现五苓散证，即浮肿，尿利减少，口渴，及吐与头痛。

吴遵程《方论》：五苓散，逐内外水饮之首剂，凡属水饮停蓄，津液固结，便宜取用。

《伤寒论辑义》按：此病之主要关键，在表微热、里消渴。又方中桂枝，乃极重要之药，后人用此方，畏桂枝之辛温而去之，名为四苓，失之远矣。但桂枝禁例，仍不可忽，假如无汗、暵热，自非五苓证，若舌干而绛者，桂枝亦非宜，须知五苓证虽渴，乃燥湿不能互化，唇虽焦，其舌面决不干燥也。

《三因方》：己未年，京师大疫，汗之死，下之死，用五苓散，遂愈。

《汉法医典》：小儿脾疳、雀目，有微热而渴，用五苓散。

《千金要方》：主治时行热病，但狂言、烦躁不安、精采言语，不与人相当者。

曹世荣：小儿惊风及泄泻，并宜用五苓散，以泻丙火，渗湿土，因其内有桂枝，能抑肝风、助脾土也。

《伤寒广要》引《万安方》：减桂五苓散（即本方去桂枝），治伤寒时气，燥渴欲水。《得效》名四苓散。

【凭证使用】日射病、膀胱病、糖尿病、肾脏炎、尿崩证、尿中毒、虎列拉、急性胃肠炎、胃弛缓、胃扩张、胃下垂、无力症、心脏瓣膜病、浮肿病、眼病、阴囊水肿、温疟等。

以下为五苓散加减方。

茵陈五苓散

有五苓散证，而发黄者，加茵陈，《金匮要略》名茵陈五苓散。

五苓散 30 克，茵陈 15 克。上为细末，每回 3 至 5 克，开水冲服，日二回，或以茵陈煎汤调五苓散，一日二回分服。或加三倍量，作煎剂，一日分三回，温服。

【证状表现】原文：黄疸病，茵陈五苓散主之。

补充：当有小便色红难出、口渴心烦、呕吐，或难眠，或大便溏泄等证。

【立方意义】黄疸，原本于湿热，本方证，则湿多于热。热，固宜散；湿，尤宜祛。五苓散原为解表、行湿、利尿之剂，今加入清凉性之茵陈，既有解热、发汗、净血、利小便之能，更有促进胆汁分泌之作用，可使胆道湿、热，从汗腺、尿道排泄而治愈。

【治疗标的】以有黄疸证状，口渴、呕吐、小便红为主标的。大便溏、难眠等为副标的而用之。

【诸家经验谈】《医方口诀》：治平野村一贾，五朋间，乘梅雨往返大坂，自觉身体微热，四肢倦怠，一医作风湿用药，则恶寒甚；一医作伤寒用药，则发热甚。医治经月，前证愈甚。舁至敝寓求治，诊之，脉沉，问渴乎？曰渴。小便利乎？曰不利而色黄。予曰《金匮要略》云：脉沉，渴欲饮水，小便不利者，当发黄。又云：黄疸证，茵陈五苓散主之。因日晚不及为末，唯作汤药与之。一剂而进食，五剂而热退，十剂而病若失，后用调理而安。

【诸家绪论】《医宗金鉴》：茵陈五苓散，治湿热发黄，表里不安，小便不利者，无不克也。

《汉方治疗各论》：茵陈五苓散，治黄疸，尿量减而口渴者。腹证为腹壁软而腹筋拘挛，屡屡伴有留饮者。

《证治准绳》：茵陈五苓散，治伤寒，温湿热病，感冒后发为黄疸，小便黑赤，烦渴发热，不得安宁。

【凭证使用】流行性黄疸、湿热证、烦渴、小便少。

猪苓汤 ᦍᦍ

有五苓散证，而小便淋沥有痛，以及脓血尿漏者，去桂枝、术，加滑石、阿胶，《伤寒论》《金匮要略》名猪苓汤（一作猪苓散）。

猪苓、滑石、茯苓、泽泻、阿胶各等分。上剉细，先煎猪、苓、泽、滑四味，去滓，入阿胶，再煎，俟溶解为度，一日分三回温服。

【证状表现】原文节略如下：脉浮、发热、渴欲饮水、小便不利。少阴病，下利六七日，咳而呕渴，心烦不得眠。病在膈上，呕吐，复思水者。

【立方意义】本方证由热邪伤阴，以致阳明少阴二经，津液耗失，在下则溲少；在上则口渴；为用阿胶质膏，养阴而润燥，滑石寒降，去热而滑窍，津液得复，阻塞得痛，再以猪、茯、泽泻利而行之，则浊热去而阴不受燥，与五苓之用术、桂，有间矣。

【治疗标的】以邪热伤阴、口渴、小便淋沥为主标的，呕吐、心烦、发热或尿脓血为副标的而用之。

按：本方与五苓，同有利尿、解渴，除表热之功，其所以分别使用不同之处，有难得其解者，或因治疗相似而误用者，为引两说于下。据高学山氏说：二汤，有毫厘千里之辨，只有阴阳上下之间。五苓证是热伤真阳，故用桂、术，醒脾以崇土。猪苓证是热伤真阴，故用滑、胶，镇浮阳以助水，且五苓泄渗，注意在中上二焦，清水之源也。猪苓之渗泄，注意在中下二焦，清水之流也。二汤，可误用乎？阎德润氏说：五苓散之渴，主要在盐类代谢障碍而发生，故以汗泄之法解之。猪苓汤之渴，主要因水分丧失，故以阿胶固之，是诸证虽皆有渴感，然因其发生之机制不同，故用药亦殊也。

二说虽不同，而可以互通。学者当不致迷惑于利尿、解渴、除表热相同之功而误用之矣。

【诸家经验谈】《笔锋杂典》：小便转胞，用猪苓汤，调下甘遂末一钱，立通。

汤本求真：木方，应用于膀胱尿道疾患，盖有奇效，于淋病尤效。

栗原广三：下痢，下脓血者，用本剂治之，有奇效。

《证治摘要》：尿血证，亦用此方，重者，兼用黄连解毒汤。又，妊娠恶阻，用猪苓散大效。予以苓、术、猪苓为汤，累用累验（有人名之为三苓汤）。

《中国内科医鉴》：肾脏结石症，欲图利尿而排除石者，以猪苓汤为宜。

《续药徵》：见其下血，而后施此方，则未尝不差者。若不见其下血，则虽施此方，亦未尝奏其功，数试数验云。

《古方便览》：一男子，患血淋，二三年，一日血大出，痛不可忍，目眩，不知人事。余即与此方，渐渐收效而不再发。

《东郭医谈》：一男子下血，大小便不通，腹满欲死，医与四物汤加山栀、黄柏，腹满仍甚。余以猪苓汤，加大黄。小便渐次通快。

《类聚方广义》：妊娠七八月，有牝户烦热肿痛，不能起卧，小便淋沥者，以三棱针，轻轻刺痛处，放出瘀水后，再用此方，则肿痛立消，小便快利。若一身悉肿，发前证者，宜越婢加术汤。

又，治淋痛，小便点滴不通，阴头肿痛，少腹膨胀而痛者，或茎中痛，出脓血者。

《汉法医典》：妇人之膀胱尿道炎，轻症时，本方屡屡著效。

【诸家绪论】《皇汉医学》：本方证有剧痛者，加甘草；排脓不止者，加薏苡仁；宜下者，加大黄。

《医方考》：猪、茯、滑、泽皆渗利，而又有下多亡阴之惧，故用阿胶佐之，以存津液于决渎尔。

《伤寒大白》：阳明热结，小便不利，不用五苓，而用此方，《家秘》以黄芩易阿胶，最效。

按：此方不取阿胶之滋润，而取黄芩之苦寒，其获效者，以中焦有实火，借其力以降之耶。

【凭证使用】淋病、尿血、急性肾炎、膀胱炎、结核性肾脏炎、肾结石、黄疸、腰以下肿、尿道炎、脓血痢、妊娠恶阻等。

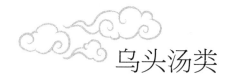

乌头汤类

乌头煎

寒疝、恶寒、腹痛、冷汗出、手足厥逆，《金匮要略》主用乌头煎（《外台秘要》名乌头汤，《三因方》名大乌头汤。原书因为有乌头汤方，故用"煎"字别之，兹借作为乌头汤类之首方）。

乌头（大者）1克（《皇汉医学》作12克）。上细剉，以水九勺，煎三勺，去滓，内蜂蜜六勺，再煎成六勺，顿服，不差，明日更服，不可一日再服。

【证状表现】原文：腹痛，脉弦而紧，弦则卫气不行，即恶寒，紧则不欲食，邪正相搏，即为寒疝，绕脐痛，若发，则白汗出（一作白津、冷汗也），手足厥逆，其脉沉紧者，大乌头煎主之。

《外台秘要》：乌头汤（即大乌头煎），治寒疝，胸中绞痛，贼风入攻，五脏拘急，不得转侧，发作有时，令人阴缩，手足厥逆。

【立方意义】本方证由寒毒内结，与正气互相搏击而作痛。为谋取战胜顽强病敌计，只有选用辛热猛鸷之将如乌头者，始能杀敌致果。然乌头性暴而悍，能残害人民，更必须佐以滋养和缓之蜂蜜监制之，则止于杀敌而不扰民。然必至病情急迫，用诸药不能解时，始可用之。

按：乌头，原系辛热大毒之品，多用于外治风湿性关节痛，至于内服，除用蜂蜜煎制，可缓其毒外，更有采用豆腐、黑大豆，煮透，及姜汁炒透者。又有用盐水渍者，其法，用食盐五钱，溶化在清水五合里，然后将乌头一两，浸在该盐水中，经过二三日取出，埋在炉内温灰中，一昼夜取出，以水洗浸，使其干燥，以火熔之，入煎剂煎汁用（《日用新本草》）。更有用童便浸，粗纸包，煨热，去皮脐，切块，再用川连、甘草、黑豆、童便煎汤，乘热浸透，晒干用。或只用三味煎浓汁，去滓，入乌头煮透用（《得配本草》）。惟最忌酒炒、酒浸，能使毒性加大。据近贤朱中德云，酒精浸出的乌头素，要比水煎出的多，毒性因之比水煎出的超过千余倍，务须注意。但能在用酒精制后，可使乌头素随酒精浸出，除去，用蒸煎法，可使乌头毒素，变为 Benyiaconie 和 Aconine 膺碱，使毒素稍减。是皆为杀乌头毒而有不同的制法也。用量：大人一日用 0.3～1 克，最多不得超过 12 克。

【治疗标的】 以经久发作疝痛、腹痛甚剧、出冷汗、手足厥逆、脉沉弦为主标的而用之。

【诸家经验谈】《建殊录》：井筒屋祢家之仆，年七十余，自壮年患疝瘕，十日五日必一发。壬午秋，大发，腰脚挛急，阴卵偏大，而欲入腹，绞痛不可忍，众医以为必死。先生诊之，作大乌头煎（每帖重八钱），使饮之，斯须，瞑眩气绝。又顷之，心腹鸣动，吐水数升，即复原，且后不再发。求真按：此是强度性的嵌顿鼠蹊小肠气，然一举而使根治，可知古方之绝妙矣。

《霉疮治方论》：一僧年五十余，患所谓长腹痛，昼夜三四发，腹中雷鸣刺痛，少腹结块，心下痞塞，一医疗之，与附子粳米汤及滚痰丸，半岁许，无寸效。因请他医，医曰，前医所为误也，盖此病因少腹结块，而心下为之痞塞，腹中因之而痛，其余皆证耳。乃与半夏泻心汤及消块丸，又半年许，病不动。于是转医数十辈，或服益气剂，或用补脾药，或曰疝，曰瘕，曰积，曰聚，治尽无效，已经四年，日甚一日。请予治，诊之，腹里有一痼毒，轻按不觉，重按则微觉之，余证如前。因先作乌头煎及三黄丸使服之，五十余日，更作化毒丸与之，且时时兼用流毒丸（大黄、矾石、巴豆、轻粉为丸）攻之，出入百余日，数年之腹痛，忽然而退，少腹之结块，忽然而解，腹里之痼毒，亦消尽若失矣。

张公让《中西医学比观》：麻黄在此方可疑，或为桂枝之误，余治一小儿七岁，游戏伤腿，成急性关节炎，西医与以美国苏发特阿精，三日，共服十五片，心弱神疲。一中医用凉解之剂，痛益甚，后请余诊治，用川乌四钱，白芍二两，甘草、元胡各三钱，当归六钱，二剂而痛止，四剂而愈。不用桂枝、黄芪之温燥，而用当归、玄胡之麻醉止痛（理应用蜜，余未用之），见效若是之神，益信古人之不我欺也。

【诸家绪论】《类聚方广义》：寒疝，腹中痛，叫呼欲死，面色如土，冷汗淋漓，四肢拘急，厥冷烦躁，脉弦迟者，用此方，即吐水数升，其痛立止。此古方之妙，非后人所得企及也。

《科学的民间药草》：乌头剧毒，不适内服。民间用以外敷，用乌头和烊化的阿胶，捣敷。或是用酒浸乌头，水煎乌头液，洗四肢疼痛处，能治关节炎、痛风。

《疝气证治论》：乌头煎，治暴疝闭寒，诸方不应者，乌头二钱，水一盏，蜜半盏，煎一盏，取用。

【凭证使用】经久寒疝痛，及腹痛颇剧者，外用，涂敷关节炎、痛风等，或酒浸，水煎洗。

以下为乌头煎之加方。

乌头汤 ✿

乌头煎证，而有历节痛，不能屈伸，加麻、芍、芪、草，《金匮要略》名乌头汤。

麻黄、芍药、黄芪、甘草各3克，乌头1克。上细剉，以蜂蜜六勺，煎乌头成三勺，去滓，别以水一合八勺，煎余药，成六勺，去滓，内蜂蜜，煎，更煎六勺，顿服。

【证状表现】原文：病历节，不可屈伸疼痛。乌头汤，治脚气疼痛，不可屈伸。附《外台秘要》乌头汤：治寒疝，腹中绞痛，贼风入攻五脏，拘急不得转侧，发作有时，令人阴缩，手足厥逆。

补充：当有自汗、盗汗、浮肿，或腰以下肿痛，或腹中绞痛等。

【立方意义】本方证由寒毒凝结，筋脉涩滞而起，故特用辛温猛烈之乌头为先锋，冲激迷走神经中枢，使其麻痹。再以甘草、蜂蜜缓和其毒性，则疼痛虽可制止，尚必须以麻黄，通其肌腠；芍药调其神经；黄芪运其血液，于是寒毒散，神经舒，血脉运行，疼痛即可消失。

【治疗标的】以寒毒凝结、历节痛、疝痛、不可屈伸为主标的而用之。

【诸家经验谈】《成蹟录》：一男子，左脚挛结，不可屈伸，时时转筋入腹，自少腹至胸下硬满，上冲不得息，自汗如流，两足厥冷，二便闭，微渴，日夜不得眠，仰卧不能转侧，舌上微黑。先生与乌头汤，汗止厥已，诸证稍缓。然两便不通，硬满如故，转筋益甚。更与桃仁承气汤，二三日，大便快利，小便亦能通，历十余日，诸证悉愈。

《方函口诀》：一妇人臂痛甚，不可屈伸，昼夜号泣，众医不能治，余用此方，得速效。

又，腰痛，数年不止，如佝偻状者，少翁门人津川良哉用此方，腰贴芫菁膏而全治。又青州翁，用于囊痛而奏效。

《橘窗书影》：八百屋万吉之息，八岁，去年起，右脚挛结，不能步行，渐至右臂骨突出，经筋痛，不可按，其他如故，概作肝证治，与抑肝汤之类。余以为胎毒所流注，如法使用乌头汤（蜜煎），兼用化毒丸，数十日，挛痛渐减缓，得以起步矣。余近治此证十人，大抵以法，拨其痼疾。

【诸家绪论】汤本求真：本方用于历节风，白虎风痛之剧证有速效。其他，可运用于破伤风、脚气、痘疮等。

《方函口诀》：此方若少用甘草，且不加蜜，则无效。因此二味，能和血脉，缓筋骨也。又，囊痛，有用本方而奏效者。

《类聚方广义》：脚气，痿弱不能起立，麻痹殊甚，诸乌附剂无效者，宜此方。又，痈疽，累日脓不溃，坚硬疼痛，不可忍者。或已溃后，毒气凝结，腐蚀不复，新肉难出者。或附骨疽，瘘疮，瘀脓不尽者。或久年梅毒，沉滞不动者，皆主之。

《中国内科医鉴》：肠叠积证，本病忽然现重笃之证状，非初期也。宜从证选用附子粳米汤、大乌头煎、乌头汤、赤丸之类，一举而可得效。本病起时便秘者，千万不可用下剂，如大陷胸汤、大柴胡汤、大承气汤、大黄牡丹皮汤等，切不可用。而宜用温药热药，加干姜、附子类之配剂，如前述之方。

《奇正方》：历节风，白虎风痛，初起剧证，用本方，有神验。

有持桂里：中风证，以疝而来，手足踡挛，或半身不遂，脉弦紧者，用本方，为吾门百试百效之法。

《脚气钩要》：乌头汤，用于外因脚气，闭塞表气者。治关节疼痛，肌肉麻痹……外行凝滞，内去冷结，是长沙化工之妙手。

【凭证使用】关节风湿痛，脚步气痿弱麻痹，睾丸偏大肿痛，及痛疽瘘疮，坚硬不溃与溃后排脓不尽者，或久年梅毒痼结者。

乌头桂枝汤 ✑

有乌头煎证，而兼桂枝汤证，表里壅蔽，腹痛、身痛、手足不仁，合而用之，《金匮要略》名乌头桂枝汤。

乌头1克（一作12克），桂枝汤（桂枝、芍药、生姜、大枣各4克，甘草2克）。上细剉，以蜂蜜一合二勺，煎乌头六勺，去滓，以桂枝汤六勺和解之，顿服六勺，若无效，更服六勺，其知者，如醉状，得吐者，为中病。

【证状表现】原文：寒疝、腹中痛、逆冷、手足不仁，若身疼痛，灸刺诸药不能治，抵当乌头桂枝汤主之。

按：抵当解说，据和久田氏云：抵，训当，以物当之也。此方，以瞑眩剂，而当病毒之凝结，是以谓之"抵当"。直《伤寒论》抵当汤注云，抵，至也，亦至当不易之证治也。锡驹云，抵拒大敌，四物当之。柯氏云，抵当者，谓直抵其当攻之所也。此方，用"抵当"二字，亦是此义。应以柯氏说为直截了当。

补充：当有身冷、疼痛之证。

【立方意义】桂枝汤，原治寒气在表之方，乌头煎是治寒气在里之方，今因寒气壅塞表里，故合并用之。

【诸家经验谈】唐宗海在本方下注云：予大小儿，年二十六岁，初病时，少腹满，两旁相去有六七寸远，结二痈，长三寸，阔二寸，不红不痛，其气似相通状，大便不通，发作寒热，食少，医者纷纭不一，或以托里发散，或用下法，药多不效。至二三日之后，腹满渐高胀及腹上，及胸胁逆气，冲及咽喉，药物饮食，不能下咽，气喘，冷汗出，四肢厥，有一时许，竟目直开口。予不得已，用大温回阳之剂（著者虽未写明本方，然可知其是指本方也）。灌之，其初不能下咽，后约进有四分之一，其气略平些，苏回。予查其病症云，夜夜泄精，或有梦，或无梦，泄时知觉，以手捏之，有二三刻久方止，夜夜如是，后惊不敢睡，至鸡鸣，时时泄。诊其脉，弦细芤迟，余思良久，方觉阴寒精自出句，生二痛者，乃阴寒聚结也。治之，非大温大毒之品，不能散阴寒之结，非大补元气，不能胜阴寒之毒，后用四逆、白通、理中、建中等汤，数服，病症渐渐而差。

《古方便览》：一男子，年四十三，数月疝气，腰冷如坐水中，大抵每旬必一发，发则脐腹大痛，手足强，不能屈伸。与此方二十剂，大吐其水，病减大半，更以控涎丹下之而痊愈。

又，一男子，年五十，左半身不遂，口眼歪邪，言语謇涩，手足振动，余用此方，大吐水而困倦，病家惊骇。余曰，不必畏，是药之瞑眩也，后诸证尽除，而收全效。

《冉雪峰医案》：湖北王某，频年患遗精，时愈时发，初每三五日一遗，继则每日必遗，最后不敢寐，寐而眼闭即遗，虽欲制止而不能，困惫不支，甚至不能步履，即在室内起立，亦须靠桌靠椅，其脉微细小弱而兼虚弦虚数，皮肉消脱，眼胞微肿，指头冷，少腹急结，恶寒甚，燥烦。予曰：下损及中、阴竭阳厥、下元败坏，真相几熄，诚难为力。无已，惟贞下起元，大力冲动，拟借用桂枝乌头煎，方用乌头一两，水二杯半，煮取半杯，去滓，纳白蜜二两，再煮，令水尽，以桂枝汤一杯溶解之。初服半剂，越六时不知，余半剂尽服之，讵夜半三时许，吐两次，面如妆朱，昏顿不语。予曰：勿讶……稍待，俟清醒再诊。明晨往诊，厥回神清，手足温，自觉两臂两胯较有力，有能起行意。续以二加龙骨牡蛎汤，炙甘草汤等加桑螵蛸、覆盆子、菟丝子、补骨脂，随病机出入调摄全愈。

【诸家绪论】《方函口诀》：此方为寒疝之主剂，故用于腰腹阴囊苦痛者，后世虽用附子建中汤，不如蜜煎此方之有速效也。

又，失精家，常腰脚冷，脐腹无力，脚弱羸瘦，腰痛者，此方及大乌头煎有效。依证加鹿茸，或为末加入，亦佳。

乌头汤类

259

《类聚方广义》：寒疝，绕脐痛，上连心胸，下控阴囊，苦楚不可忍，手足厥冷，汗如流者，非此方不能救之。

《腹证奇览》：脐下现大筋，如张弓弦，其筋引睾丸，或股际，或上腹，而腹痛如绞，或有绕脐成块者，是寒疝也。

《汉药神效方》引兰轩氏说：道玄家，有中风奇药，方为桂枝附子汤或乌头桂枝汤加大黄、棕叶，用之。

【凭证使用】寒疝、失精、脚弱、腰痛等证剧甚者，或中风、半身不遂、手足振动者。

赤丸

乌头煎证，而有心下悸，呕吐及痰者，加茯苓、半夏、细辛为丸，《金匮要略》名赤丸。

乌头4克，茯苓、半夏各8克，细辛2克。上为细末，内真朱（即朱砂）为色，以蜂蜜为丸，一次用4克许，一日三回，以酒服用，不能酒服者，白汤送下。

【证状表现】原文：寒气厥逆，赤丸主之。

补充：当有腹痛、痰饮、心悸、恶寒、呕吐、微厥之证。

【立方意义】本方证为乌头煎证之轻而缓者，故以乌头、细辛温散阴寒，茯苓、半夏降泄水毒，而少佐以寒降之朱砂者，因胃阳为寒气所逼，上逆呕吐，是以去浮溜之火而兼镇心悸也。微妙之处，非细心体会，不能尽悉。

按：此方《医宗金鉴》谓有脱简，难以为后世法，不释。其他诸家，亦多略而不详。日医曾知用之，但少有病例可考，兹仅录其有关治疗方面，可资参考者如下。

【诸家绪论】《类聚方广义》：疝家，胁腹挛痛，恶寒，腹中辘辘有声，呕而眩悸，其证缓者，常用此方为佳。

【凭证使用】寒疝、腹胁痛、胃肠不振、有痰饮水气、上逆呕吐者。
以下系乌头煎之变方。

天雄散 🌀

男子失精、女子梦交、腰冷、脐下有动悸者，《金匮要略》用天雄散。

天雄1克（一作6克），龙骨6克，术16克，桂枝12克。上为细末，以酒一回2克许，一日三回服用。或以水三合，煎一合，去滓，一日三回分服，不知，稍增之。

按：天雄，系乌头在地中经年不生小根者之别称，其毒性与乌头相垺。

【证状表现】原文：此方仅载在《血痹虚劳病脉证并治篇》桂枝龙骨牡蛎汤之下，无条证。

编者按：尤氏疑此方，为后人所附，程氏、《医宗金鉴》亦均删去。陈修园氏将此方移于八味肾气丸之后，唐宗海非之，谓应移于桂枝加龙骨牡蛎汤后。《药徵》引李东垣、《本草纲目》说，此仲景治男子失精之方也。然则旧有此证而今或脱也。男子失精，女子梦交，桂枝加龙骨牡蛎主之下，当云天雄散亦主之，今可以此说，作为本方之证，其条文如下：夫失精家，少腹弦急，阴头寒，目眩，发落，脉极虚芤迟，清谷亡血，失精，脉得诸芤动微紧，男子失精，女子梦交，桂枝加龙骨牡蛎汤主之。

【立方意义】本方证由脾肾阳虚，阴寒固结于下。用白术者，取其有燥脾除湿，健运中州之能。用天雄者，取其气雄力猛，有助阳散寒之能。用桂枝者，取其外达肌表，内通膀胱，有协引天雄，助阳道，暖水脏之能。用龙骨者，取其有益肾固精，收摄浮越正气之能。如是则中下焦阴寒，自不难驱除，脾胃阳虚，自不难恢复，所有上焦浮阳，亦不难自返其宅，阳既得入于阴，阴亦得交于阳，尚何有失精梦交等证之出现哉。

【诸家经验谈】《类聚方广义》：阴痿病，脐下有动，或小便兼白浊者，严禁入房，服此方，不过一月，必有效。作汤用，反良。又，治老人腰冷，小便频数，或遗溺，小腹有动者。

乌头汤类

261

《方函口诀》：此方，治桂枝加龙骨牡蛎汤之属阴寒者。一人常苦阴囊冷，时精汁自出者，此方为丸药，长服而愈。

【诸家绪论】《皇汉医学》引东洞说：失精家，小便不利，脐下有动，或恶寒，或冲逆者主之。

《金匮要略辑义》按《外台秘要》载范汪方：疗男子虚失精，三物天雄散，即本方无龙骨。云张仲景方，有龙骨，文仲同。知是非宋人所附也。

【凭证使用】失精、梦交、阴痿、阴冷、老人腰冷、小便频数或失禁者。

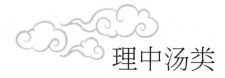

理中丸（汤）

心下痞硬，有痛，小便不利，《伤寒论》主用理中丸（汤）（《金匮要略》名人参汤，后世医家改作煎剂，名理中汤）。

人参、甘草、术、干姜各9克。上㕮咀细，以水二合五勺，煎一合，去滓，一日分三回温服。又为细末，以蜂蜜为丸，一日分三回服。

【证状表现】《伤寒论》：大病差后，喜吐，久不了了者，胃上有寒，当以丸药温之，宜理中丸。

又，霍乱，头痛发热，身疼痛，热多欲饮水者，五苓散主之，寒多不欲饮水者，理中丸主之。

《金匮要略》：胸痹，心中痞，留气结在胸，胸满胁下逆抢心，枳实薤白桂枝汤主之。人参汤亦主之。

补充：当有呕吐、虚胀、腹痛自利、大便溏、小便数，或失禁、手指不温、舌淡白苔，或现光滑湿嫩之微黑苔，右手脉沉微，或浮散且数之证。

【立方意义】本方证是由胃虚夹寒而起。用人参以振奋胃神经机能；白术以亢进胃部蠕动；甘草、干姜（见甘草汤类）合用以恢复脾阳，驱进食欲；蜂蜜为调和各味之用，若其证情较剧者，改煎剂服用，有速效。

【治疗标的】以胃虚夹寒而心下痞硬、小便不利、手足不温为主标的，胸痛、喜吐、脉沉细、大便自利等为副标的而用之。

【诸家经验谈】《汉方新解》：小儿下利证，由亚急性变化而为脱肉、四肢微冷、多汗、脉微弱、吐乳、下利不止而濒死者，以本方合当归芪建中汤与之，有速效。

南拜山氏：本方用于身体虚弱，手足厥冷之人，凡腹上按无力，颜面苍白，而见下利者，服之有速效。若血气盛而下利者，可加黄连丸。

《成蹟录》：一男子，项背强急，或腰痛，饮食停滞，时时胸痛，心下痞硬，噫气喜吐，先生与人参汤、当归芍药散而愈。

《续建殊录》：一妇人患胸痛一二年，发则不能食，食即不得下咽，手足微厥，心下痞硬，按之如石，脉沉结，乃与人参汤，服之数旬，诸证渐退，胸痛痊愈。

《续名医类案》：陆肖愚，治尤少溪，年近六十，性急多怒，因食冷粽四枚，遂患腹痛，并胁亦痛，医用平胃散加枳实、黄连，不效。彼亦知其家润字丸方，以五钱，分三服，令一日内服之。大便已泻，而痛仍未止，谓通则不痛，令通而仍痛，药力浅而积未尽也。再以五钱，令一日服之，大便数十行，皆清水，而痛反增剧，号叫不已，饮食不进，面色青紫，势危极。陆脉之，弦细沉弱，右关弦而有力，曰虚中有实，消则元气即脱；补则腹痛尚剧，因用理中丸料五钱，配枳实五钱，一日二剂，始下坚积缶许，是夜，腹痛大减，明日，减枳实之半，又二剂，而腹痛痊愈。

又，李孝廉患咳嗽甚频，颊色带红，医用山栀、黄芩、花粉、橘红、贝母、苏子、杏仁之类，数剂后，嗽转甚，烦躁喜冷倍常，益信寒凉为斯证，倍用之，转剧。再进，烦躁更甚，粒不下咽，饮水无度，更以为实热，以三黄丸下之，利行不多，渐加喘促，再剂，夜半，喘大作，有出无入，遍身麻木，溃汗如雨，神昏目直，口噤不言，委顿极矣。亟召冯（楚瞻）诊，两寸左关仅存，时当六月，欲与四逆、理中，主人畏惧……乃坚定一方，勒令服之，用炒白术三两、人参二两、炮姜三钱、制附子三钱、五味子一钱半（编者按：此即附子理中汤，以甘草易五味也），煎浓汁灌之，下咽后，病人张口大声云，心中如火烙欲死（魏云：此不与冷服故），旁观疑怨交起，不为动，顷之又大声曰，脐间更疼更热，欲死矣。少焉，喘定汗收，手足温而神思清，语言反甚无力云云。

编者按：此系上热下寒证，外实而里虚者，医只睹其外观为热为实，病人喜冷为征，直至酿成危候之时，召冯诊治，拟附子理中一类方剂，为挽救危亡计，勒令煎服，洵属大医风格，有足多者。然遣去热药冷服之法，致令病人大呼热痛，旁观疑怨交起，似于医术独未尽也。此或由冯氏当时匆遽中未及考虑至是，究非所宜。要其为病人负责服务之精神，颇值得我人学习也。

又，朱丹溪，治一人，当脐痛，绵绵不已，脉弦伏无力，因作夹阴治，理中加肉桂八分，附子三分，煎冷服，随愈。

《古方便览》：一男子，一身悉肿，小便不通，心下痞硬，郁郁不欲饮食，以此方，兼用三黄丸，二十剂而愈。

《橘窗书影》：太田生女，从来患痔，脱肛不止，灸数十壮，忽发热衄血，心下痞硬，呕吐下利。一医以寒凉攻之而增剧，余与理中汤而渐愈。

《三因方》：病者，因饮食过度而伤胃，或胃虚不能消化，致翻呕吐逆，物与气上冲蹙胃口，决裂所伤吐血，其色鲜红，心腹绞痛，白汗自流，名曰伤胃吐血，理中汤能治伤胃吐血者，以其功最理中脘，他利阴阳，安定血脉，或只煮甘草干姜汤饮之，亦妙。

《续易简方》：有中寒气虚，阴阳不相守，血乃妄行者，经所谓，阳虚阴必走是也。咯血、吐血、衄血、便血，皆有此证，理中汤加官桂治之。人皆知此药能理中脘，不知其有分利阴阳、安定血脉之功也。

《证治摘要》：附子理中汤（即本方加附子），治五脏中寒，口噤，四肢强直，失音不语。昔有武士守边，大雪，出帐外观瞻，忽然晕倒，时林继作随行医官，灌以此药，两剂遂醒。

《余听鸿医案》：同道徐宾之，始而寒热，继则下痢红白，三四日后重不爽，小便少而涩，舌面白，舌心舌边，俱剥而红燥，脉来滞而不扬，进以胃苓汤意，理气而泄湿热，一剂，溲涩，后重俱爽，红积止而见薄粪，猝然遍身汗出如珠，自寅至酉，起坐语言饮食，一如平人。惟大便溏薄，日泻二三次，并不后重。自戌至寅，四时中烦燥汗多，额与指尖均冷，撮空呓语，喜怒之状不一，或以为祟。余曰，此乃阳脱之证，躁而不烦是阳气虚竭，即以附子理中合桂枝加龙骨牡蛎法，急守中阳，以固表阳。服之，入夜仍扰衣摸床，呓语汗出，明日，原方，再加重三成，加五味子五分，一服后，汗收神清，阳回痢止，即饮食渐进，已能出外，因药贵，停服六七日，后服乩方黄芩、白芍两剂，仍烦躁不休，冷汗淋漓，大便水泻，遍体如冰，再服扶阳固表，已无救矣。

按：赵守真氏《治验回忆录》治陈石金消渴病，略云：多数医家均以滋润甘寒为治，患者已至枯瘦脱形，两目炯炯有光，面唇无华，舌胖阔白，脉微无力，饮一尿一，小便清长，尿上层无油脂……此由正气渐衰，内脏不足，又一变而为虚寒，证以程郊倩理论，宜用理中汤，温脾止渴，使中焦健运，则上下升降得宜，肺布津液，肾司蒸发，何至上渴下消，即所谓执中央以运四旁之旨也。患者接服五剂后，病始好转，又续服五剂，渴、尿皆大减，接近正常。最后改与荣养汤调理而健。

后云、消渴，用肾气丸者常见，至治以理中汤，则属伊始。因知辨证论治之亟当讲求云。在一般医者多以消渴为热中，为燥病，主用地黄剂及石膏剂等等，亦有以治肺肾两虚者，用黄芪汤，肾虚者，用肾气丸等已属少见，而赵氏认定患者由脾失升降，不能制水，又因病久，正气渐衰，内脏不足，一变而为虚寒，以理中汤，温其中焦，而达治愈目的，似属创举，其实乃由辨证精确，灵活用方所致。从可知病因证异，宜随证以治病，不能舍证以治病也。古今号称良医者以此，其津逮后学不浅。

再按：理中汤，前人多用于治疗寒性霍乱，近人如张公让氏谓是急性肠胃炎，非真性霍乱症也。此方治胃肠肌弛缓，消化不良，及衰弱性吐泻症，极佳。阎德润氏亦以健胃剂归之，该两氏均能以西化的理论，评论中医的方药。

《续名医类案》：表弟妇，咳嗽发热，呕吐痰涎，日夜约五六碗，喘咳不宁，胸痞烦渴，饮食不进，崩血如涌，此命门火衰，脾土虚寒，用八味丸及附子理中汤加减，治之而愈。

又，高鼓峰治吴餐霞室人妊娠：患胸腹胀，不思饮食，口渴下痢，医以消导寒凉与之，病转甚而胎不安。高曰：此得于饮食后服凉所致耳（脉必沉而迟濡），投以大剂理中汤，数剂乃瘥。

【诸家绪论】《赤水玄珠》：理中汤治小儿吐泻后，脾胃虚弱，四肢渐冷，或面有浮气，四肢虚肿，眼合不开。

《张氏医通》：衄血，六脉弦细而涩，按之空虚，色白不泽者，脱血也。此大寒证，理中汤加黄芪。

《汉法医典》：慢性并结核性肠加答儿，用理中汤加黄连、木香。小儿顽固下痢用本方。

《千金要方》：治中汤（即本方），治霍乱，吐下后腹胀，食不消化，心腹痛，远行防霍乱，依前作丸，若转筋者，加石膏三两。

《外台秘要》引《延年》：疗霍乱吐利，宿食不消，本方加大麦糵一味。

编者按：霍乱，有真性假性之别，真性霍乱呕吐时，射出米泔样水液，下泻时亦同。且有尿闭、虚脱、四肢厥冷等证，属急性传染病，或名虎疫，或名虎狼病，或名番痧。假性则不然，呕吐带有食物，下泻带有粪便，间便恶寒发热、干呕、头痛、身痛、及心腹绞痛之证。罹此病者，大率由饮冷、停食、感冒风寒而来，今名为胃肠炎，或胃肠型流行感冒，在古人概以上吐下泻一症，统名之曰霍乱。晋葛稚川氏曾言，凡得霍乱，多起于食饮生冷、杂物、肥腻、酒肉，或当风、履湿、温凉不调所致，此皆属假性霍乱也（今有种为欧洲霍乱者）。本方所主治，即属此类，学者辨之。

又按：《章太炎医论》：霍乱之吐利，自血液抽汲而出，是以溲如米汁而溏粪余食少见，且肠胃不与相格拒，无腹痛状……仆以为霍乱初起，腹不作痛，利如米汁，其可断为霍乱已明，唯厥逆未见，或不敢遽与四逆，而理中平缓，不足以戡乱禁暴，专任黄芩，又有不辨阴阳之故，无已，可取圣济附子丸（生附子一钱，干姜、黄连各一钱五分，乌梅二钱），以附子强心，以干姜、黄连止吐利，以乌梅杀菌，每服六钱，是亦与清氏（王清任）第一方同功（指解毒活血汤），贤于专任黄芩万万也。又，清任自云，一两时后，汗如水，肢如冰，是方亦无功，仍以附子干姜大剂治之，然则初起即厥者，必急用姜附可知也。章氏所谓姜附大剂，即《医林改错》之急救回阳汤，此汤由"四逆""理中"合方而加桃仁、红花二味也。方下云，若吐泻一见转筋、身凉、汗多，非此方不可，莫畏病人大渴饮冷不敢用。兹引章氏之论而并及清任之方，与本方，治疗真霍乱有关，故不惮赘述。

汤本求真：本方证以老人为多。《汉方新解》亦云。

《妇人良方》：人参理中汤（即本方），治产后阳气虚弱，小腹作痛，或脾胃虚弱而少思饮食，或去后（大便）无度，或呕吐腹痛，或饮食难化，胸膈不利者。

《药徵》：胸痹，而心下痞硬者，此汤主之。

《小青囊》：理中汤治恶心、干呕、欲吐不吐、心下漾漾，如人畏船者。又治小儿慢惊风，脾胃虚寒泄泻，及受寒而腰痛。

《幼科证治大全》引《医统》：理中汤治小儿慢惊风，脾胃虚寒泄泻。龚云林云，小儿吐泻日久，成慢惊风，默默不语，昏睡露睛，遍身手足厥冷，十分危笃，死在须臾，百药罔效，加附子用之，得神验也。

《痘疹金镜录》：理中汤治痘，因里虚寒而泄泻。方后曰：手中厥冷，泄泻甚者，加附子，名附子理中汤。

《丹溪心法》：中寒，胃气大虚，必当温散，理中汤相宜。甚者，加附子。

《医方集解》：本方加附子，名附子理中汤，治中寒腹痛、身痛、四肢拘急。本方加枳实、茯苓，蜜丸，名枳实理中丸，治寒实结胸欲绝，胸膈高起，手不可近，用大陷胸不瘥者。

【凭证使用】心脏神经痛、食道不全麻痹、慢性消化不良证、慢性胃肠加答儿等（《汉方新解》）。胃机能衰弱、胃弛缓、胃扩张、慢性胃溃疡、胃癌初起、萎缩肾、浮肿等（《古方临床之运用》）。此外，由虚而来之吐血、咯血、便血等。

附注：本方加桂，名桂枝人参汤，系《伤寒论》桂枝甘草汤之加方，已列入桂枝汤类、附子理中汤，本属本方之加方，以非经方所载，均从略。

以下为理中汤之变方。

大建中汤

胸中寒，呕不能食，上冲腹皮起，痛不能按，理中汤去甘草、术，加赤饴、蜀椒，《金匮要略》名大建中汤。

蜀椒3克，干姜7克，人参4克，饴糖一匙。上细剉，以水三合，煎一合五勺，去滓，内饴糖，再煎一合。一日分三回，温服。

【证状表现】原文：心胸中大寒痛，呕不能饮食，腹中寒，上冲皮起，出现有头足上下痛而不可触近者，大建中汤主之。

补充：当有厥逆、脉伏或咽干口燥之证。

【立方意义】本方证说明心胸腹中皆有寒作痛，痛剧至不可触，为用辛热之干姜，以温中祛寒，呕而不能食，用辛热之蜀椒，以温中下气。用斯二者，且能去留饮，杀蛔虫。至于取用人参者，则因呕吐不食，胃神经机能已见衰弱，非借其力以振奋之不可。取用饴糖者，亦以其有和中止痛，补虚润肠之功，药虽热而不燥，味虽甘而不滞，既祛寒健胃，又止痛杀虫，洵可为肉体衰弱之保温剂。

【治疗标的】以有呕吐不能食，胸腹痛，腹皮强急如头足不能近者为主标的而用之。

【诸家经验谈】《古方便览》：一男子年七十余，胸满，心下痛，发作有时，或吐蛔虫而不能食，伏枕三月许，余与此方，病即愈。

又，一妇人年三十二，饮食不进，日渐羸瘦，而患腹痛，三月许，诸医作血积治，或用药以下瘀血，病渐甚。余诊之。脐下有块物，如张手足，心下拘挛，重按，即痛不可忍，轻按即若彷彿，作此方与之，病日消而痊愈。

方舆輗：三郎兵卫之室女，伤寒差后，大发腹痛。余视其胁下痞硬，与大柴胡及柴桂之类，无寸效。于是潜心脉之，寸关洪大，盖因蛔所致，即用鹧鸪菜汤，及槟榔鹤虱散，痛独自若。然病家恳请，不能辞，乃与大建中汤，一帖知，三帖能思食，五帖痛若失。

大冢敬节：余于乡里开业时，曾诊一妇人，初因子宫病，施用开腹手术，其后现常习性之肠叠积证状，诊察时，腹部极软弱，无何种抵抗，肠胃弛缓，有多量之停水，余初亦用不少药方，结局，使常服大建中汤合当归芍药散，十二年后妊娠，所生产儿极健旺云。

又，十二指肠虫、绦虫，用大建中汤加榧子，或应用石榴根，须于空腹时，顿服为要。

《皇汉医学》汤本求真云：由余之经验，本方证之病者，因屡见腹壁、肠、胃弛缓纵胀，而胃与子宫伴之下垂者甚多，上冲皮起者，是胃肠蠕动不安之状，隐见于皮肤也。有头足上下者，谓被瓦斯充满之肠管，成假性肿瘤状出没于上下左右也。

【诸家绪论】广三氏：心胸及腹均痛者，名大寒痛，上下痛而手不能触者（肠间膜炎，肠膜鼓胀），以此治之，最佳。

《皇汉医学要诀》：本方证，多宜于经产妇之内脏下垂证之患者。

《汉方新解》：肠重叠、肠捻转、肠狭窄、肠闭塞而脐部有雷鸣，疼痛剧而呕吐时，以本方及附子粳米汤合方与之。镇吐之后，兼用下瘀血丸，虽西医于此证，严禁下剂，然不足虑也。盖肠重叠之原因，多为下部肠管麻痹，而上部肠管嵌入之，致血行障碍，并起痉挛者也。故以前方，治麻痹及痉挛，以丸药调节血行，则苦患自可消失。

又本病，有由于肠管自家肿瘤之重力的牵引而发生者，则此肿瘤（即瘀血块）为目的之丸方，尤有应用之必要，实无禁忌之理。又因肠捻转、肠狭窄、肠闭塞之肠管肿瘤，肠间膜肿瘤、腹膜炎等所生索状物之压迫，或牵引时，其治法亦同。盖以上之原因，皆不外瘀血故也。又以上诸症，假令因蛔虫为患者，则煎方中之蜀椒、干姜、附子，于治肠管之麻痹及痉挛外，兼具杀虫作用，无须特用驱虫剂也。其他，胃弛缓、胃扩张、胃肿瘤、肠肿瘤、肠间膜肿瘤、鼓肠症、麻痹性下利、麻痹性便秘、腹膜炎等，而食即上圆之人，亦有属于本方证者。

《中医诊疗要览》：肠狭窄初期时，常有痉挛性收缩，在腹壁上，出没肠蹄系者，用此方，有时有效。疼痛多在腹部，或心下部。

《方函口诀》：此方，治诸积痛甚，自下而上者，有妙效。解急蜀椒汤治此方证之更剧者。

按：解急蜀椒汤出《外台秘要》，方中去人参、胶饴，求真氏认为系后世医家之浅见，大冢敬节在所著《汉方诊疗实际》用此方不去人参、胶饴，可从之。

《千金要方》：大建中汤（本方加半夏、甘草，干姜改用生姜），治虚劳，寒澼饮在胁下，决决有声，亦有头足，并上冲皮起，引两乳内痛……方后云：里急拘引，加芍药、桂心；手足厥、腰背冷，加附子；劳者，加黄芪。

按：《伤寒论》《金匮要略》方中用饴糖者有二，一为小建中汤，治表里虚寒，而无呕吐之腹痛。一为大建中汤，治大寒呕吐之胸腹痛，证状和药味，原不相同，而皆名建中汤者，以其有饴糖一味故也。

【凭证使用】肠狭窄、肠扭转、肠间肿瘤、胃肠神经痛、肠部蛔虫痛、鼓胀、下痢等证，确认明腹中有寒者。

吴茱萸汤

胃寒虚，胸满，呕吐烦燥，于大建中汤内以蜀椒易吴萸，以饴糖易大枣，改干姜为生姜，《伤寒论》《金匮要略》名吴茱萸汤（《圣济总录》一名人参汤）。

吴茱萸4克，人参、大枣各2.4克，生姜4.8克。上剉细，以水一合五勺，煎五勺，去滓顿服。

【证状表现】《伤寒论》：食谷欲呕者，属阳明也（系指中焦），吴茱萸汤主之，得汤，呕反剧者，属上焦也。又，少阴病吐利，手足厥冷，烦燥欲死者。又，干呕，吐涎沫，头痛者。

《金匮要略》：呕而胸满者，吴茱萸汤主之。

补充：当有水饮停蓄、吐酸、舌苔滑白、手指不温、脉迟等证。

【立方意义】本方证系属大建中汤腹痛不著之一病证，吴茱萸功用性味略同蜀椒，惟杀虫之力较弱，而治水毒上攻则较蜀椒为强。大枣为天然滋养缓和药，其补虚和中、缓痛、润肠之功，与胶饴略相近，而助阳消化之力则不如。生姜散寒、逐水、止呕、健胃；人参滋养强壮，振奋机能，合用为兴奋强壮、健胃、止呕之剂，兼有除虚痞，利小便之能。

【治疗标的】以有胸满痞寒、呕吐不食、手足指冷为主标的，头痛、胸痛、烦燥，或下利、或吐酸、脉虚迟为副标的而用之。

【诸家经验谈】《续建殊录》：一某客，尝患头痛，痛则呕，发剧时，语言不出，但以手自击其首。家人不知其头痛，皆以为狂。先生诊之，腹大挛，恰如引线之傀儡状，盖因为头痛甚，有如狂状也。急与吴茱萸汤，二帖，药尽疾愈。

又，堀氏某，卒发干呕，医与小半夏汤，七日平差，声动四邻。于是迎先生诊之，心下痞硬，四肢厥冷，乃与吴茱萸汤，三帖而愈。

《成蹟录》：一男子，干呕头痛，胸中疼痛，周身微冷，面色青白，先生与吴茱萸汤，数帖稍缓，兼用当归芍药散而痊愈。

《中国内科医鉴》：脚气冲心之渐迫者，合茯苓饮，有奇效。

又，吞酸嘈杂之证，如已用生姜泻心、旋覆代赭石、柴胡加龙牡、桂甘龙牡、小陷胸等汤，不能效，反觉恶化时，则用大建中汤、吴茱列汤。此系余（大冢敬节）之经验，颇著速效。

【诸家绪论】《三因方》：病者心膈胀满，气逆于胸间，食入即呕，呕尽即快，名曰气呕，宜茱萸人参汤（即本方）。

《餐英馆治疗杂话》：本方与四逆汤鉴别说，四逆汤证手足之厥冷，有自底下冷起之气味，且腹软而心下无特别阻塞。吴茱萸汤虽手足厥冷，然不恶冷，且自手指表尖冷起者。四厥汤证自指里冷起，亦烦燥也。又吴茱萸汤证，必心下痞塞有物，因此痞寒，阻其上下气血往来之经脉，故手足厥冷也。又吴茱萸汤：只以心下痞塞为标准，手足自指表冷起为目的。

《方函口诀》：凡危笃之证，审因浊饮上逆而处此方，其效难数。吴崑加乌头而用于疝。此证，自阴上攻，有刺激呕恶等证。凡一切上迫者，皆可为目的。又，久腹痛，吐水谷者，此方加沉香，有效。又，霍乱后转筋，加木瓜，有大效。

《医方集解》：本方加附子，名吴茱萸加附子汤，治寒疝腰痛，牵引睾丸，尺脉沉迟。

《圣济总录》：人参汤（即本方），治心痛。

《肘后方》：治人食毕，噫醋，及醋心。

《汉方治疗各论》：本症，往往有发头痛、呕吐、手足厥冷、烦躁欲死之状者，用之。

《脚气钩要》：脚气呕吐，率属危险，不可轻视，其变起于不虞……当水毒冲心之时，无有抗其势者，独此方，直入奏功，呜呼伟矣。然须察势之剧易，症之慢紧，而审可为之机，且勿拟定一方。

【凭证使用】老人及贫血衰弱者之急性胃肠炎，以及慢性胃卡他、胃弛缓、胃寒痛、小儿频吐血沫、呕吐、头痛特甚者（节录叶氏《临床实用方剂》）。

附子汤类

附子汤

体痛，骨痛，背寒肢冷，脉沉细，《伤寒论》主用附子汤。

附子5克，茯苓、芍药各7克，人参5克，术9.5克。上细剉，以水二合五勺，煎一合，去滓，一日分三回温服。

【证状表现】原文，少阴病，得之二三日，口中和，其背恶寒者，当灸之，附子汤主之。

又，身体痛、手足寒、骨节痛、脉沉者，附子汤主之。

《金匮要略》：妇人怀妊，六七月，脉弦发热，其胎愈胀，腹痛恶寒，少腹如扇，所以然者，子脏开故也，当以附子汤温其脏。

编者按：本条注，如尤、徐、李诸家，皆以子脏开，为子宫开而不合，或开而不敛。余无言氏云：子宫口向下，除生产时，不能开也。尤、徐诸家，昧于生理，故反以辞害义矣，其说良是。虽然，"子脏开"究作何解！就我管见所及，"所以然者，子脏开故也"两句，当系后人旁注而阑入正文者。《医宗金鉴》谓，其方缺，文亦不纯，必有残缺，不释，若将此两句删去，则较易通易解矣。

补充：当有头弦，心下痞硬，虚悸，四肢逆冷，或浮肿，或下利，小便不利之证。

【立方意义】本方证，由心脏力衰血液循环不利，体内多余水液不能蒸化，因之行水器官所谓脾脏者，失其运输水力之作用，而有停滞之势（火不化土）。于是阴益盛，阳益微，不以此时力图振奋心阳，则体内各脏器机能，亦均将日就衰沉而不起矣。兹用参、附、苓、术，以通心、脾、肾三经，重在退阴邪，壮元阳，祛寒湿，尤以附子生用最为雄悍，能鼓舞全身细胞，挽回虚脱，惟其气热性猛，应须防止刺激过甚，引起中枢神经麻痹而致窒息，则加入寒性味酸而有收敛镇静作用之芍药，以缓和之，则阳旺而阴不伤，血行健而水气亦通，心、脾、肾等机能皆已恢复正常，则所有疼痛、虚悸、寒冷等证状，亦敛手而退矣。

本证用灸法，为促进淋巴液及组织细胞活动性亢进，以旺盛血液循环，激起新陈代谢作用，而达到扶阳、祛寒、止痛之效。所取穴位有谓应按照少阴之循行经络，如涌泉、然谷、太溪、复溜等穴，有谓当灸膈俞（或膈关）、关元者。我以为须加灸心俞、脾俞、肾俞等穴，可使该脏器受到温热刺激，活动加强，尤易收效。不敢自信，尚待明哲考定。

【治疗标的】以背恶寒、四肢逆冷、骨节痛为主标有、心下痞硬、小便不利、脉沉细，或腹痛，或身体挛痛等为副标的而用之。

【诸家经验谈】《成蹟录》：一男子，两脚疼痛，不得屈伸，手足寒，腹拘挛，食顿减，羸瘦尤甚，时时痔出血二三升，他无所苦，先生与附子汤，疼痛退，拘挛缓，食亦进，能行步。唯有痔血，乃投黄连解毒散而止。

《古方便览》：一十岁儿，脊梁曲而伛偻，两脚挛急不能起，已二年矣。余以此方，及紫丸使饮之，两月痊愈。

【诸家绪论】《类聚方广义》:《金匮要略》妊娠病篇曰，妇人妊娠六七月，脉弦，发热，其胎愈胀，腹痛恶寒，少腹胀如扇，所以然者，子脏开故也。当以附子汤温其脏。今验之，妊娠六七月间，少腹时时缩张而为痛者，多发热、恶寒、小便不利，若选用附子汤、当归芍药散，则小便快利，胀痛速差。又按，愈张者，恐为翕张之误，此条似张氏口气，用之极有效，学者试之。

《张氏医通》：世人皆以附子为坠胎百药长，仲景独用以为安胎圣药，非神而明之，莫敢轻试也。

又，治水病，遍身肿满，小便不利，心下痞硬，下利腹痛，身体痛，或麻痹，或恶风寒者。

《千金要方》：附子汤加桂心、甘草，治湿痹缓风，身体疼痛如欲折，肉如锥刺刀割。

【凭证使用】偻麻质斯、慢性卡他性胃肠炎、结核性肾脏炎、肋膜炎（《临床实用方剂》）、神经痛及腹痛下利等。

真武汤

具附子汤证而发热、心悸、头眩、身动摇欲仆地者，以生姜易人参，《伤寒论》名真武汤。

茯苓、芍药、生姜各11克，术7克，附子3克。煎法、用法同前。

【证状表现】原文：太阳病，发汗，汗出不解，其人仍发热，心下悸，头眩，身𣢢动，振振欲擗地者，真武汤主之。又：少阴病，二三日不已，至四五日，腹痛，小便不利，四肢沉重疼痛，自下利者，此为有水气，其人或咳，或小便利（尾台氏云：系小便自利），或下利（尾台氏云：当作或不地下利），或呕者，真武汤主之。

补充：当有腹部软弱无力，右直腹筋挛急，脉沉弱，沉微，沉迟，舌常濡湿，或纯红，或薄白苔，或舌上有黑苔，或肢体浮肿之证。

【立方意义】本方证以心悸较强，心下痞较弱，更多有水饮内结，故去人参而改用生姜。生姜与术、附均为温经、散寒、行湿、去水毒之品，尤以附子刺激性最烈；茯苓能引上药交心肾而利尿；芍药酸寒通肝，能缓筋肉挛急，且能鉴制姜、附等之辛热，而和缓其刺激。协同以破阴凝，起阳和（邹澎语），共奏阴阳协调之功。本方虽与附子汤作用相进，而驱水饮之力则较强矣。

【治疗标的】以心悸，头眩，腹满按之软弱无力，身振振欲擗地，大便溏泄，小便不利，或失禁为主标的；脉沉弱、沉微，四肢沉重疼痛，手足不温，或身热，或见浮肿等为副标的而用之。

【诸家经验谈】《成蹟录》：京师寺町之一僧，年三十许，胸中烦闷，数日，吐下黑血。诊之，脉沉微，腹满，小便难，手足浮肿，沉重不仁，大便日二三行，默默不欲饮食，食即停滞胸间，入腹则气急，腹满殊甚，其状如世所谓黄胖病者，先生与真武汤，百患悉治。

《方技杂志》：深川仲町屋张屋某，年四十。乞诊云：二三年来，气分非常不舒，而食无味，夜不安眠。诊之，面色青黑，一身无滋润气，少有水气，舌色刮白，声嘶息迫，脉不浮不沉，但无力如绵，所谓游魂行尸状，重患也。余说明之，使病人有所觉悟，先与真武汤，半岁许，少有气力，息迫亦缓，声音渐出矣。冬月，腰痛，至脚至少腹麻痹，而息又短，转八味丸料，通计一年而全快。

《橘窗书影》：芸高轮，三力屋子兼吉，旅行后，婴瘟疫。医疗之，数十日不解。微热，水气，脉沉微，四肢微冷，精神恍惚，但欲寐。余诊曰，病在少阴，因与真武汤，加人参，二三日，精气大复，微热已解，而食大进，调理数旬而愈。余每逢此等病证，不论热之有无，与真武加人参，每每奏效。

《医学纲目》：孙兆治太乙宫道士周德真，患伤寒，发汗出多，惊悸目眩，身战掉欲倒地，众医有欲发汗者，有作风治者，有用冷药解者，病皆不除。召孙至，曰：太阳经病，得汗早，欲解不解者，因太阳经欲解，复作汗，肾气不足，汗不来，所以心悸、目眩、身转。遂作真武汤服之。三服，微汗自出，遂解。盖真武汤附子、白术和其肾气，肾气得行，故汗得来也。若但责太阳者，惟能干涸津液尔。仲景云：尺脉不足，营气不足，不可以汗，以此知肾气怯，则难得汗矣。

《医史樱宁生传》：宋可与之妻，暑月身冷、自汗、口干烦燥，欲卧泥水中。伯仁诊其脉浮而数，沉之，豁然而虚散。曰：此为阴盛隔阳，得之于饮食生冷，坐卧风露者，煎真武汤，使冷饮之。一进，汗止，再进，烦燥去，三进，而平复如初。

又，余子元，病恶寒战栗，持捉不定，两手皆冷汗浸淫，虽厚衣，炽火不能解。伯仁即与真武汤，凡用附子六枚，一日病者忽出，人怪之，病者曰，吾不恶寒即无事矣。

《治验回忆录》：申瑞林久病之后，体气已虚，又染外感，前医用麻黄汤发汗，因之大汗不止，头晕目眩，筋惕肉烂，振振欲仆地，小便难，肢微拘急，是纯一阳虚之真武汤症，并用五倍子研末，醋拌成饼贴脐，又用温粉扑身，三剂后，诸候消失。

【诸家绪论】《类聚方广义》：本方治痿躄病，腹拘挛，脚冷不仁，小便不利，或失禁者。腰疼腹痛，恶寒，下利日数行，夜间尤甚者，此种疝痢，宜此方。又，久痢，见浮肿，或咳，或呕者，亦良。产后下利、肠鸣腹痛、小便不利、肢体酸软，或麻痹、有水气，恶寒发热，咳嗽不止，渐成劳状者，尤为难治，宜此方。

《方函口诀》：此方以内有水气为目的，而与其他附剂不同。其肿虚软而无力，或腹以下有肿，而背肩胸背羸瘦，其脉微细，或浮虚而大，心下痞闷而饮食无味者。

《易简方》：真武汤，不惟阴证伤寒可服，若虚劳之人，憎寒壮热，咳嗽下利（当属虚寒），皆宜服之，因易名为固阳汤。

《中国内科医鉴》真武汤之证，其舌十之八九有纯红。又，凡热病下利，恍惚欲上便器，而已不觉遗屎者，倘越三度以上，即为"真武""四逆"之证矣。

《临床实用方剂》：真武汤，主治食后即直趋下利，夜间利更甚，腹中冷，或恶寒倦怠，舌黑苔，喜热饮，小便如油，或休息痢，下白色黏液，虚寒者，效果可靠。

【凭证使用】虚寒者之浮肿、腹满下利、或休息痢、腰疼、腹痛、下肢麻痹等证。

以下为附子汤变方。

附子粳米汤

恶寒腹痛，呕吐，手足冷，《金匮要略》用附子粳米汤。

附子 2.5 克，半夏 14.5 克，甘草 2.5 克，大枣 6 克，粳米 24 克。上细剉，以水二合五勺，煎一合，去滓，一日分三回温服。

【证状表现】原文：腹中寒气，雷鸣切痛，胸胁逆满，呕吐，附子粳米汤主之。

按：《皇汉医学》从《外台秘要》，在本条文"寒气"下，加入一"胀"字，谓腹中寒冷而无形物之腹部胀满，当系参合临床所见而得者，可从。

补充：当有腰腹觉冷气，或绕脐周围亦雷鸣切痛，或下利，足微冷，脉沉细之证。

【立方意义】本方证由寒气入腹，肠气与之争，则发雷鸣切痛；胃气与之争，则发呕吐；胸胁与之争，则发逆满；乘其能争之时，立即派遣辛热之附子，助其逐寒而镇痛；辛温之半夏，助其降寒而止呕；同时调入甘平之枣、草、粳米，滋养肠胃，缓和胸胁，则寒去、呕止、痛除，而机能即得健运如常。

【治疗标的】以腹中雷鸣切痛、恶寒呕吐为主标的，手足冷、脉沉微或下利等为副标的而用之。

【诸家经验谈】《漫游杂记》：有一妇人，四十余岁，下利腰痛，膝胫有时微肿，脉沉结欲绝，微喘，潮热，食谷日仅一二盏，腹底有癥瘕，摇动则人事不省。余曰，此下利由于癥瘕，腰间兼有冷积也。与附子粳米汤，嘱曰：戒酒色，勿思虑，若由酒食，或思虑而后发者，我不知也，非药之罪也。服五十余日，病去八九，其夫偶爱侍婢，妇人觉之，妒忌忿恚，数日，诸证复发。惶遽请余，余曰：病因忿恚，不散，用药颇难，如逐侍婢，三日后再与粳米汤可也。百余日而痊愈。

《橘窗书影》：樋口长吉，因过食鱼肉，心腹刺痛欲死，与备急丸，吐利数行，痛稍安。因与黄连汤，一夜，大发呕吐，饮食不能入口，苦闷颇甚，乃使服甘草粉蜜汤，呕吐渐收，后发寒疝，小腹急痛，雷鸣甚，迫于胸中，自汗出，欲绝。先与附子粳米汤，若发，则兼用大建中汤，数句，诸证全和，人始苏息。

《类聚方广义》：寒气，即水气也。若剧痛及于心胸者，宜大建中汤，有奇效。疝家、留饮家，多有此证。求真云，余亦于前证，用上合方，而得奇效。后世医家去此方中之人参、胶饴，名解急蜀椒汤，是没师意之尤者，不可从之。

按：大冢敬节等所编著之《汉方诊疗实际》：附子粳米汤与大建中汤合方，曰解急蜀椒汤，于二方证合并时，不去胶饴，极是。《汉法医典》：治急性腹膜炎，用附子粳米汤，或加蜀椒、干姜，此用《小品》解急蜀椒汤，去人参、胶饴，亦非。其他诸家，治中寒、气胀、及呃逆、翻胃、呕吐、泻利等，大抵在本方加姜、术、川椒、丁香、砂仁等味，皆属求真所谓没师意者，然用药确当，虽违乎古而胜于古，亦未尝不可也。

【诸家绪论】《方函口诀》：此方，不仅治寒疝之雷鸣切痛，且宜于澼饮之腹痛甚者。《外台秘要》有用于霍乱吐泻者。

【凭证使用】肠疝痛、胃痉挛、腹膜炎等内有虚寒者。

薏苡附子散 ✧

身痹、浮肿、恶寒、咳唾、喘息，《金匮要略》用薏苡附子散。

薏苡仁、附子各6克。上二味为末，一日分三回服。或细剉，以水二合五勺，煎一合，去滓，一日分三回温服。

【证状表现】原文：胸痹，缓急者（即或缓或急之义），薏苡附子散主之。

补充：当亦有身体浮肿，或兼麻痹之证。

【立方意义】本方证因有寒湿凝滞胸膈，心阳不舒，肺气不展，而有胸痹、浮肿、恶寒及喘咳等证出现。用薏苡仁以行经脉中之湿滞，利尿、健胃、祛痰，而缓其刺激。用附子以温通周身之寒湿，退阴、回阳、通络，而解其麻痹。如是则心阳有不舒，肺气有不展，胸痹、浮肿等证，有不退者哉。

【治疗标的】以胸痹、恶寒、喘咳、有缓急为主标的而用之。

【诸家经验谈】尾台榕堂：今胸痹之痛，有休作缓急者，或一身痹而恶寒，或浮肿疼痛者，用之皆有效。且此方与下方（指薏苡附子败酱散）皆宜咬咀而煮服。

浅田宗伯：此方为散，瞑眩难堪，煎服，治胸痹急剧证，肠痈现急脱候者，亦可用之。

《圣惠方》：薏苡仁散（即本方加甘草），治胸痹，心下坚痞缓急。上捣筛为散，每服三钱，以水一中盏，入生姜，半分，煎至六分，去滓，稍热，顿服之。

《用方经验》：本方与身体麻痹，如隔袜搔痒，或遍身生疣子之类，有效。

【诸家绪论】《外台秘要》引《古今录验》：薏苡仁散（即本方加甘草），疗胸痹缓急。

按：以上诸家，多以此方作煎服，盖由经验所得，宜从之。至于用治疣子，则专属薏苡仁之能，日医籍多云服薏苡仁，能使疣脱落。有谓，此系日本所产之苡仁，其中或另含一种成分，中国薏苡仁，尚未见此种效能也，须待验之。

【凭证使用】胸痛，咳喘，身体麻痹或痛，或浮肿，由于寒者。

薏苡附子败酱散

肠痈，无热，脉数，腹如肿状，不坚硬，在薏苡附子散中加败酱草，《金匮要略》名薏苡附子败酱散（或作汤）。

薏苡仁7克，附子1.5克，败酱3.5克。煎法、用法同薏苡附子散。

【证状表现】原文：肠痈之为病，其身甲错，腹皮急，按之濡，如肿状，腹无积聚，身无热，脉数，此为肠内有痈脓，薏苡附子败酱散主之。

补充：当先有腹胀痛，关元或天枢有隐痛，或身体麻痹，沉按腹部有肿瘤状，诉痛，腹壁菲薄弛缓，面色灰白，小便涩，大便或坠，脉频数无力（急性证，右足往往不能伸直，右侧下腹壁强度紧张，身热，有剧烈腹痛，脉洪大或扤数）。

【立方意义】本方证由局部肿疡经过时间较长，软而不热，有虚状出现时，除以败酱（苦菜）消炎、解凝、驱瘀、排脓，薏苡仁行湿、利尿、祛痰、排脓及镇静滋养外，少加附子，为二味之佐使，导入肿疡处，振奋其神经，发动其瘀脓，并以止其疼痛，则肿疡化脓者，得以通泄，其未化脓者亦自可消散，气血畅行，甲错亦失。

【治疗标的】以右侧下腹壁有肿状、按之有微痛、面色白为主标的，身无热、脉数、身甲错等为副标的而用之。

【诸家经验谈】《皇汉医学》：鹤台先生《腹证图汇》，浪华谷街某妻，二十七岁，患此证已三年，诸医术尽，后请余治。往诊，腹满，身重如孕，然心烦而不能步，误以大承气汤攻之，无效。因转与大柴胡汤，凡半年，亦无效。告师霍先生，往诊，责余误，曰大承气汤腹证，坚满，按之有力，且腹底有抵抗。大柴胡汤证，胸胁苦满，腹实，少有拘挛，今病者虽腹满，按之濡，且腹底无力，身甲错，腹皮急，此即薏苡附子败酱散之正证也。汝所投药方，孟浪甚矣。余惶恐谢过，慎与薏苡附子败酱散，不满二旬而愈。

又，近邻有乌取侯之侍医来源弥门，一日问余曰：鹅掌风，何以治之？答曰：余未知名鹅掌风者，因问其故。曰：手足皮痒，俗称水虫者。余曰：虽言其外状，然须按其腹证，方可言方药。弥门许诺，且云：我治此证，百发百中，足下不知，可传之。翌日，引病人来，余乃候其腹，曰：薏苡附子败酱散证也。弥门大叹息，曰：我之奇方，即此也。

《橘窗书影》：冢越平学，年六十余，少腹凝结，作微痛，小便淋沥而不通快。若步行，则小便挛急，苦于汗出，身无寒热，饮食如故。邸医以为寒疝，或为淋毒，疗数旬，无效。余诊曰：肠间有一种垒垒然之凝固物，然无疝块，无积聚，按之濡活，似肠痈状，宜温和之，以观其进退。因与归芪建中汤，以温启熨熨脐下，四五日，脐中忽突出赤色，其夜脐中喷出白脓一合余。即投以薏苡附子败酱散，二三日脓尽，小腹之块若失。

【诸家绪论】《中国内科医鉴》：盲肠炎，时间经过已长，腹部已软弱无抵抗，强化营养局部之肿疡，亦已软而不热，脉细数，微数，一言以蔽之，病势陷于虚证时，用本方治之。

又，痢疾已入，肠中里面之外皮腐烂，下赤白如鱼胸之痢者，速与大黄牡丹皮汤或薏苡附子败酱散，或谓治肠腐烂，杂以脓血之阴性恶痢，有效。

《中医诊疗要览》：一般神经不振，颜面贫血，脉搏频数无力，腹壁菲薄弛缓者用之。或在急性期，疼痛剧烈时，或在慢性期，肿瘤吸收迁延时，用之均宜。又云，在各种疾患元气疲惫时，为必需之药物，不仅用于虫垂类（即蚓突炎），在肺疡元气衰备时，亦应用之。或在白带下，亦有时宜用之。

简侯：在临床上治疗西医所区别之盲肠炎和阑尾炎，不下百余例，均按照中医阴阳虚实治疗规律。其属阳性实证者，多采用大黄牡丹皮汤等，间用玉枢丹，醋磨汁涂上。属于阴性虚证者，多采用薏苡附子败酱等，每令病家以药滓加姜、盐，共捣烂，炒热，布包熨，日数次，均有良效。此外，少腹罹有慢性肿瘤状而有痛者，亦有效。

【凭证使用】慢性盲肠炎、慢性皮肤病、癞风、肌肤不仁、衰弱者之肺脓疡、妇人白带（节录《临床实用方剂》），阴性恶痢，慢性期肿瘤等。

附注：本方类干姜附子汤，改作为姜附汤类，甘草附子汤已先列入桂枝汤类桂枝甘草汤队中，不再赘列。

姜附汤类

干姜附子汤

下利、烦躁、四肢厥冷，《伤寒论》主用干姜附子汤。

干姜、附子各6克。上细锉，以水一合五勺，煎五勺，去滓，顿服。

【证状表现】原文：下之后，复发汗，尽日烦躁，不得眠，夜而安静，不呕不渴，无表证，脉沉微，身无大热者，干姜附子汤主之。

补充：当有身冷、脉沉微，或吐逆涎沫，或昏倒、口噤等证。

【立方意义】本方证由汗下两误，致心液失养而为烦，肾阳骤虚而为燥，心肾不交，阴阳相隔，阳自浮于阳分，阴自沉于阴分，为真阳将脱之象。兹用附子之辛热，以强心而兼通肾阳，用干姜之辛热，以助附子兴奋心脏机能，舒张血管，使血行旺盛而治汗下后之虚，此即所以固阳而配阴也，阴得阳则不躁，阳入阴则不烦。然本证病情至急，非附子生用煎成顿服，不足以救其离决耳。

【治疗标的】以下利、烦躁、脉微、厥冷为主标的，口噤、昏倒等为副标的而用之。

【诸家经验谈】《名医类案》：李东垣，治一人，目赤，烦渴、引饮，脉七八至，按之则散，此无根之脉，用姜附加人参，服之愈。

【诸家绪论】《卫生宝鉴》：身冷，脉沉数，烦躁不饮水，此名阴盛格阳，干姜附子汤（即本方），加人参半两，治之。

《医门法律》：姜附汤（即本方），姜、附均炮治，治卒暴中寒，其人腠理素虚，自汗淋漓，身冷，手足厥逆，或外显假热躁扰，乃阴盛于内，逼其阳亡于外，加猪胆汁一蛤壳，和，温冷服。

《张氏医通》：腰痛属寒者，其腰如冰，其脉必紧，得热则减，得寒则增，本方加肉桂、杜仲，外用摩腰膏。

《圣济总录》：附子散（即本方为散），入绵中，装如袜，治小儿冻足烂疮，若有疮脓，即以腊月之猪脂，和涂之。

《医方集解》：姜附汤，又治中寒厥逆，眩仆无汗，或自汗淋漓，及外热烦躁，阴盛格阳，阴证似阳，加当归、肉桂，入蜜和服，名姜附归桂汤。引喻说，卒中寒邪，先伤营血，加归、桂，逐营分之邪，始得药病相当也。

编者按：姜附汤，《千金要方》治痰癖，《外台秘要》引《录验》疗冷，胸腹短气，呕沫头痛，饮食不消化。并引深师，以此方为丸，名干姜丸，治伤寒病，豌不止（吃逆）。《太平惠民和剂局方》：治中风冷，久积痰水，心腹冷痛，霍乱转筋，一切虚寒，并皆治之。《三因方》治中寒，卒然昏倒，或吐逆涎沫，状如暗风，手足挛搐，口噤，手足厥冷，或复躁热。《易简方》治阴证伤寒，大便自利而发热者。《内科医鉴》：可止完谷下利。汇而观之，姜附汤之效能备矣。《医方秘要》于本方后云：挟气攻刺，加木香五分；挟气不仁，加防风一钱；挟湿，加白术二三钱，米泔浸炒；筋脉挛急，加木瓜一钱；肢节痛，加桂一钱，冲服。亦可供用此方者之参考。

【凭证使用】真性霍乱，身冷出粘汗，卒中风冷，完谷下利，心腹冷痛，一切有虚寒证者。

以下系姜附汤之加方。

四逆汤 ᬒᬵ

姜附汤证，身热、恶寒、手足冷、体痛、下利、腹部拘急，加甘草，《伤寒论》名四逆汤（《济生方》一名姜附汤，《医林集要》又名干姜附子汤）。

甘草4.8克，干姜3.6克，附子2.4克。煎法、用法同姜附汤。

【证状表现】节录原文：发热，恶寒，身体疼痛，内拘急，干呕或既吐且利，或下利清谷不止，小便利，腹胀满，脉沉或浮而迟，或脉微欲绝，大汗出、手足厥冷。

补充：当有语言无力、口鼻气冷，大小便或不禁，或下利腹痛，下肢或抽痉，出冷汗，身重不能转侧之证。

【立方意义】本方证由心肾脾胃衰弱，以致水血两者，均感循环障碍而起。兹用附子，以强心兼通肾阳；干姜以温胃而祛脾寒；更以甘草为统帅，一面缓和姜、附强急散走之性，另一面协用姜、附，促进全身细胞新陈代谢作用，于是内而脏腑机能，外而四肢血液，均得振奋。循环无所障碍，则何有拘急疼痛，吐利厥冷之见证哉。

【治疗标的】以下利、体痛、腹拘急、四肢厥冷、脉沉细为主标的；吐利、小便清、身热恶寒等为副标的而用之。

【诸家经验谈】《名医类案》：郭雍治一人，盛年，恃健不善养，因极饮冷酒食，内外有所感。初得疾，即便身凉，自利，手足厥，额上冷汗不止，遍身痛，呻吟不绝，偃卧不能转侧。郭言，此病甚重，而病人甚静，殊不昏愦，身重不能起，自汗、自利、四肢厥，此阴证无疑也。又遍身痛，不知处所出，侧身如被杖，阴毒证也。令服四逆汤，灸关元及三阴交，未知，加服九炼金液丹，利厥汗证稍止，稍缓药艾，则诸证复出。再急灸治，如此进退者三，凡三日两夜，灸千余壮，服金液丹亦千余粒，四逆汤一二斗，方能住灸汤药。阳气虽复，而汗不出，证复如太阳病，未敢服药，以待汗。二三日，复大烦躁饮水，次则谵语斑出，热甚，无可奈何，复与调胃承气汤，得利，大汗而解，阴阳反复，有如此者。

《续名医类案》：窦材治一人患伤寒，初起即厥逆，脉一息八九至，诸医以为必死。窦曰，乃阴毒也（厥逆脉数，断为阴毒，必有爪青，吐利蜷卧等证）。与姜附汤一盏，至半夜，汗出而愈。若以脉数为热，而下凉药，必死无疑。

《古方临床之运用》：橘泉，尝治真性霍乱之脱水，脉沉细，呕吐下利等，必用四逆汤加人参。一九四〇年，苏垣在日寇占领中，是年秋，虎疫流行。某日晨，突有人来，邀令往诊，为一四十余岁之男性，遥望其颜面，目凹陷而颧高凸，俨然一重证脱水之霍乱。诊之手足厥冷，脉沉伏若无，下利、干呕、口渴、声嘶嗄。余明知病已险殆，因病家之要求，乃书大剂四逆汤，加别直参、乌梅肉、黄连与之而返。翌日，来请复诊，谓药后，下利渐止，呕亦大减，诊之，脉已可促摸得到，神情之间，颇有转机状。因其小便尚极少，仍以原方加泽泻、茯苓，以防尿中毒，嘱服一二剂，前后不过五六剂，处方始终不脱四逆汤，竟得痊愈。

简侯：在敌伪时，泰州曾发生霍乱证，城内李姓一男子，约二十余岁，染此证，已二日许，呕下米泔水液甚多，注射生理食盐水，未见效。延某中医治之，用连萸解毒汤等，亦不解。其戚中，有人邀我往诊，病者已昏愦不识人，面色赤，身出黏汗，按脉，沉细欲绝，拟四逆汤加茯苓、人参、乌梅等味，急令购药煎服，如转好，再接服一帖。我去，前医踵至，病家以我方示之，医云：霍乱系属热性，鲜有用热药治之者。其邀我之戚在旁，问曰：霍乱全无一寒证乎？医曰：即有之，不过百之一二耳。此方药性太热不宜服，病家即信其说，倾去罐中已煎待熟之药，改服前医即时所开各药，至晚，病人忽大笑，笑完而气绝矣。他日，戚来，告我如此，并问何以大笑而死，我答以真阳上脱之时，脑将停止活动，病人反感轻快，颜面神经受大脑最终之指使，作一次舒张之状，心与脑相应（旧说：心主喜笑），脑既欲停止活动，心自不能例外，因之表现笑容而绝也。此系我个人理解，确否，俟高明考正。

编者按：柯韵伯谓为此方必有人参，沈仲圭氏在所编《中医方剂学》本方下亦谓此方加人参，其兴奋全身机能之功，必尤大也。诚然。然本书已有四逆加人参汤，仲景用于心下虚痞之证。本方不用人参，盖因无此心下虚痞之证故耳。如有此症，则用加方为是。

【诸家绪论】《万病回春》：凡阴证，身静而重，语言无声，气少，难以喘息，目睛不了了，口鼻气冷，水浆不下，大小便不禁，面上恶寒，有如刀刮者，先用熨法，后服四逆汤。

《古方便览》：世医所谓中寒、中湿及伤寒阴证、霍乱等证，若有厥冷、恶寒、下利、腹痛等，皆宜用此方。又可用于一年或二年之下利清谷不止者。

《类聚方广义》：霍乱病，干呕不止，冷汗厥逆，转筋腹痛，脉微欲绝者，宜用四逆汤。

又，诸杂病，闭塞不开者，纵令全身厥冷，冷汗，脉微，能审其证，以白虎、承气、泻心、走马、紫圆之类，解其结，通其闭，则厥冷不治自复。若误认为脱证，用四逆、真武，则独下井投石也。庸工杀人，常坐于此。

《方函口诀》：此方为阴证正面之治法，以四肢厥逆，下利清谷为目的，其他假热证，有使冷服此方之法，亦近于加猪胆汁之意也。又，此方加乌梅、蜀椒，名温中汤，治蛔厥。

《中国内科医鉴》：阴黄之治法，余向以为此证，实甘草、干姜、附子足矣。

《医方论》：四逆者，必手冷过肘，足冷过膝，脉沉细无力，下利汗出等现象咸备，方可用之，否则不可轻投。

《天津国医学院讲义》：四逆汤、人参四逆汤，为中医疗真性霍乱之圣剂，有鼓舞细胞，奋起机能，增强心力之效。

【凭证使用】真性霍乱、阴毒证、阴黄证、心机能衰弱，用一切虚寒欲脱者。

四逆加人参汤

具四逆汤证，而心下见痞硬者，加人参，《伤寒论》名四逆加人参汤。

甘草4.8克，干姜3.6克，附子、人参各7克。煎法、用法同四逆汤。

【证状表现】原文：恶寒、脉微而复利，利止，亡血也，四逆加人参汤主之。

按：《医宗金鉴》："利止"当是"利不止"，"亡血"当是"亡阳"。山田正珍云：复利，谓其暂止而复利也，以此解其证状，则顺利而易解矣。

补充：当有大汗出、下利、手足冷、脉沉微之证。

【立方意义】本方证比四逆汤证尤重。以其津液将涸，阳气频亡也。虽有姜、附能兴奋回阳，而不能救津液之枯，津液不复，病终不治。兹加入人参，以亢进身体碳水化合物之新陈代谢，生津补虚，另由甘草协同姜附，促进全身细胞新陈代谢，以旺盛血行。津液生则真阳复，血行旺则真阴复。其主要则由于肾之复振，脾胃之得养，其他诸脏器，均接收真阳鼓动之力，真阴调变之功，恢复正常工作，而病自已。

【治疗标的】以有四逆汤证而心下痞硬，津液枯涸，心机衰弱为主标的而用之。

【诸家经验谈】《续名医类案》：冯楚瞻治一妇，妊娠三月而大吐，两月有余，药食俱不能受，六脉沉微已极，竟依脉立方，以人参五钱，炙甘草一钱，炮姜、制附各一钱五分（即四逆加人参汤），数剂而愈，胎亦安然。经曰，有故无殒，亦无殒也。

叶橘泉氏：治一宫姓妇，年四十五岁，经停三月，忽然漏下，腹不痛而小腹胀满下垂，血下成块、头晕、目黑、面色惨白、时时冷呕、脉沉微、身体不能转侧，稍动则血下甚多。余即命用醋炭熏法，并嘱仰卧勿稍动，速用大剂四逆加人参汤，方用附子三钱，别直参五钱，频频呷服，一剂脉稍振，呕止，眩晕减。复诊，与四逆加人参汤合温经汤，两剂而血止，调治旬日而告瘳。

《产科发蒙》：产后血晕，手足微冷者，四逆加人参汤更加当归、桂枝，功更捷。

【诸家绪论】方舆輗：血脱，及于手足厥冷者，宜亟与四逆加人参汤，若迟延，即不救。

《景岳全书》：四味回阳汤（即本方），治元阳将虚脱，危在顷刻者。

《卫生宝鉴》：四逆加人参汤，治伤寒阴证、身凉、额上手背有冷汗。

《方函口诀》：此方以亡血亡津液为目的，后世亦名"参附"。

【凭证使用】霍乱吐利、衰弱性子宫出血、大失血后脱水及心机衰弱者（《古方临床之运用》）。

通脉四逆汤

四逆汤证，吐利、逆冷甚者，加甘草、干姜量，《伤寒论》名通脉四逆汤。

甘草、干姜各 4.8 克，附子 2.4 克。煎法、用法同四逆汤。

按：方后云，面赤，加葱；腹中痛，加芍药；呕，加生姜；咽痛，加桔梗；利止、脉不出，加人参。柯氏致疑本方后加葱、加参，谓由抄录者疏失于本方而蛇足于加法。汪氏认为系转写之漏。至钱氏，则更疑及加减法出于鄙俗之辈，未免言之过当矣。

【证状表现】原文：少阴病，下利清谷，里寒外热，手足厥逆，脉微欲绝，身反不恶寒，其人面色赤，或腹痛，或干呕，或咽痛，或利止脉不出者，通脉四逆汤主之。

补充：当有虚脱，或转筋，心力衰竭，有冷汗，沉候无脉之证。

【立方意义】本方证即四逆汤证之阳虚欲绝者。为倍用干姜、甘草，以鼓舞心脏，加强体力而利消化机能，复借附子强心回阳之力，共同挽救欲绝之阳气。诸家多谓本方应有人参，通其血脉；葱白通其阳气；若无参、葱，即不能名为通脉。由是以言，则本方既可加葱，亦可加参矣。对证用之，当无差误。

【治疗标的】以有四逆汤证而汗出面赤、厥冷吐利、脉微欲绝为主标的，腹痛、干呕、咽痛等为副标的而用之。

【诸家绪论】雉间焕：本方加葱白，大有验，不拘面色。

汪琥：本方通脉之力虽不全在葱，实赖葱为引而效始神。

张锡纯：通脉四逆汤为治戴阳之专方。陶节庵加葱白、人参，腹痛加芍药。若以治温病中之戴阳证，虽不腹痛，亦宜加芍药云。

《霍乱治略》：下利，转筋益甚，厥冷过肘膝，精神衰弱，脱汗缀珠，脉微细，或沉伏不见者，通脉四逆汤。

《伤寒辨证》：四逆汤，一名通脉四逆汤，《医统》及《必读》俱云即四逆汤加甘草一倍。《缵论》云即四逆汤加干姜一倍。按：四逆汤加甘草，炙，二两；干姜，一两半；附子一枚，生用。方下云，强人，可大附子一枚，干姜三两，此即通脉四逆汤也。故通脉四逆汤方，甘草，炙，二两，与四逆汤同，干姜三两，是为倍用，附子大者一枚，生用，既云大者，其为倍用可知。细心较定，通脉四逆汤，即四逆汤倍附子、干姜。

编者按：诸家有谓本方须有葱、有参者，有谓应加甘草量者，其必倍用干姜，则无异辞。惟陈氏辨证，则谓此方，亦系倍加附子，均言之有物，伤寒学者将何以取则。要知此方，既为急救元阳之大剂，干姜自应倍用，附子可取其大者生者，甘草不但有缓和姜附强急散走之性，且有促进细胞新陈代谢及恢复心力之作用，其应加量自不待言，而陈氏反疑加甘草缓味非宜，殊失考矣。至于葱、参之应加与否，从个人在四逆加人参汤、白通汤方义考察之，再就陶氏先例研究之，似可加用也。

【凭证使用】一切元气虚脱之证。

通脉四逆加猪胆汗汤

四逆汤证，汗出、四肢拘急不解，加猪胆汗，《伤寒论》名通脉四逆加猪胆汗汤。

甘草、干姜各4.8克，附子2.4克，猪胆（或羊胆，熊胆）0.8克。上剉细，先以水一合五勺，煎三味，成五勺，去滓，内胆和之，顿服。

【证状表现】原文：吐下已，汗出而厥、四肢拘急不解、脉微欲绝者，通脉四逆加猪胆汁汤主之。

补充：当有心下痞塞，或身痛不休，烦燥不安，或干呕呃逆等证。

【立方意义】本方证即四逆汤证之亡阳更剧者，所具有心下痞塞之象，是因吐下过甚，引动肝火上逆，不仅心、肾、胃、肠暴虚已也。今以苦咸之胆汁入肝，以平其上逆之浮火，入胃以通其虚邪郁结之痞塞，佐姜、附、甘草，尤能助其入心通络，补肝和阴，引肾阳归原，同时，又可改良病人营养状态，完成姜、附、甘草等全部胜利之功。

【治疗标的】以心下痞塞、烦燥不安、四肢拘急、脉微欲绝为主标的；干呕、汗出、呃逆、逆冷等为副标的而用之。

【诸家绪论】《类聚方广义》：霍乱，吐下太甚后，脱汗如珠，气息微微。厥冷转筋，干呕不止，烦愦躁扰，脉微欲绝者，死生系于一钱，若非此方，则不能挽回。服后，脱汗，烦燥俱止，小便利者，为佳兆。又，子炳曰，慢惊风，危急者，此方有效，可信。

《方函口诀》：通脉四逆汤及本方，皆治四逆汤之重证，后世虽用姜附汤、参附汤单方，然其妙旨在有甘草，混和姜、附，多量之力，所以名通脉也。

《证治摘要》：慢惊、慢脾风、下利者与通脉四逆汤，多灸神阙，尚不愈者，可与白通加猪胆汁汤。

《中国内科医鉴》：霍乱、下利，转筋益甚，厥冷过臀膝，精神衰弱，脱汗如缀珠，脉细微或沉伏不见者，用通脉四逆汤。前证，而心胸之气闭、干呕、烦躁甚，或发呃逆者，通脉四逆加猪胆汁汤为宜，此证多死。

【凭证使用】真性霍乱、阴性下利、小儿慢惊风、慢脾风及一切虚阳欲脱之证。

茯苓四逆汤

四逆汤证，而心悸烦躁，小便不利，加茯苓、人参，《伤寒论》名茯苓四逆汤。

茯苓 4.8 克，人参 1.2 克，甘草 2.4 克，干姜 1.8 克，附子 1.2 克。上剉细，以水一合，煎五勺，去滓，顿服。

【证状表现】原文：发汗，若下之，病仍不解，烦躁者，茯苓四逆汤主之。

补充：当有心下悸、手足厥冷、下利、小便不利、筋惕肉瞤及腹部拘急之证。

【立方意义】本方证因汗下后心、肾、神经等机能均见虚象，故用四逆汤以旺盛水血两者之循环，加强细胞之活动力。更固其汗下后，津液枯燥而致之心下虚悸，则用人参以鼓舞心脏机能，亢进碳水化合物之新陈代谢，复因津枯烦躁而致筋肉瞤惕之现象，则用茯苓以通心肾而宁神志，借以静止瞤惕，比较四逆加人参汤证而多一茯苓证者之治法也。

【治疗标的】以有四逆加人参汤证，而筋惕肉瞤、小便不利为主标的而用之。

【诸家经验谈】《橘窗书影》：汤岛明神下谷口佐实卫妻，年四十许，经水漏下，一日下血块数个，神识昏愦，四肢厥冷，脉沉微，冷汗水流，众医束手。余以茯苓四逆汤，厥愈，精神复常。

又，尾池治平女，患疫八九日，汗大漏，烦躁不得卧，脉虚数，四肢微冷，众医束手。延余诊之，投以茯苓四逆汤，一二剂，汗出，烦闷去，足微温矣。

【诸家绪论】《类聚方广义》：霍乱重证，吐泻后、厥冷筋惕、烦躁、无热、不渴、心下痞硬、小便不利、脉微细者，宜用此方。服后，小便利者，得救。

又，慢惊风，撮搦上窜、下利不止、烦躁、怵惕、小便不利、脉微数者。

又，诸久病，精气衰惫、干呕不食、腹痛溏泄而恶寒、面部四肢微肿者。产后失调，多有此证。

《圣济总录》：平胃汤（即本方），治霍乱、脐上筑悸。

《伤寒论辑义》：此汤证，身虽烦热，而手指尖微有厥冷，虽有烦渴引饮，亦自喜热而恶冷，舌苔白滑，或假生燥苔，脉虽洪大，或散而数，或弦大浮疾而空虚，无力无底，总之，取脉而不取证，庶几无失真的矣。

编者按：《伤寒论辑义》所述脉证，虽未说明阴盛格阳，而阴盛格阳之证，大抵亦如是诊之矣。

【凭证使用】霍乱、慢惊风、虚肿及大吐下、大汗、大出血等，全部机能衰惫各证。

白通汤

干姜附子汤证，下利脉微者，加葱白，《伤寒论》名白通汤。

葱白6.8克，干姜、附子各2.8克。煎法、用法同前。

白通加猪胆汁汤

上证利不止，厥逆无脉，干呕烦者，加猪胆、人尿，《伤寒论》名白通加猪胆汁汤（或称白通加人尿猪胆汁汤）。

上方加猪胆（或熊胆，或羊胆）0.8克，人尿（童便）1克。上剉细，以水一合五勺，煎五勺，去滓，和人尿、胆汁顿服。

*编者按：*汪氏据方后"若无胆，亦可服"句，谓当名白通加人尿汤。

日医求真去人尿，盖以尿为不洁也。有谓，本方之名白通，实因人尿有白通之名，与马尿名马通，同意。但以前诸家，皆以取义葱白通阳，不以人尿也。且人尿名白通，浅学者无所考，马通，古指马粪，不指马尿，应以加葱白之说为是。今仍照原方，不去人尿，亦不改原方名，特附管见于此。

【证状表现】原文：少阴病，下利脉微者，与白通汤。利不止，厥逆无脉，干呕烦者，白通加猪胆汁汤主之，服汤，脉暴出者死，微续者生。

补充：当有小便不利。

【立方意义】上方为干姜附子汤证而下利，以阴寒在下也，故用葱白引姜、附以通阳。下方为白通汤证，不但下利不止，阴且欲脱于下矣，加以干呕、烦躁、厥逆无脉、阳又欲脱于上矣，阴阳离决之象已大著，故特用猪胆汁，以分解障碍，唤起元气，开通闭塞（此二句见《集成》）。人尿下行入肾，俾肾血管之水分得由细尿管排泄，用此二味（脏器疗法）引阳入阴，则阳回而阴敛矣。于是心肾相交，小便自利；脾胃复健，呕利自止；肝气不逆，烦躁亦捐。若服汤后而暴出者，由阴阳已离决，虽得药力暂时兴奋，迨药力尽，则又停止矣。

【治疗标的】上方以有姜附汤证而下利厥逆、小便不利、头痛或腹痛为主标的；下方以有白通汤证，而心下痞塞、干呕、下利、烦躁、厥逆为主标的。脉不出、无小便为副标的而用之。

【诸家经验谈】《治疗杂话》：此方（白通加猪胆汁汤），不仅有效于霍乱吐泻证，凡中风卒倒、小儿惊风及其他一切暴卒证、脱阳证等，亦能建奇效。总之，以心下为目的而用之为要。

【诸家绪论】《名医方考》：白通加人尿猪胆汁汤，久坐湿地，则伤肾，肾伤则短气，腰痛厥逆，下冷，阴脉微者，宜此方。

又，一切大吐泻后，面色眼彩，属于虚寒而厥冷，其冷发自指里，完全不背虚寒，而心下有膨满烦躁证，夏月霍乱，亦间有之。脉微欲绝，或全绝，世医于此证，虽知用附子理中等回阳药，然忘治心下膨满，故药无效，此时宜用此方，有十倍参附、理中之效。

【凭证使用】霍乱、中风卒倒、小儿惊风等证（《聚英馆治疗杂话》）。

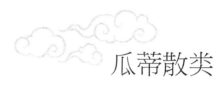

瓜蒂散类

瓜蒂散

胸中痞硬，气上冲咽喉不得息，《伤寒论》《金匮要略》主用瓜蒂散。

瓜蒂（香瓜蒂）、赤小豆各2克。上为细末，混和之，先以热汤七勺，煮香豉9.2克作稀粥，去滓，以稀粥和药末服2克。方后原文云，不吐者，少少加，得快吐乃止。

【证状表现】《伤寒论》：病如桂枝证，头不痛，项不强，寸脉微浮，胸中痞硬，气上冲咽喉不得息者，此为胸有寒也（有谓此句，系后人所添者），当吐之，宜瓜蒂散。诸亡血虚家不可与。

又，病人手足冷，脉紧者，邪结在胸中，心中满而烦，饥不能食者，病在胸中，当吐之，宜瓜蒂散。

《金匮要略》：宿食在上脘，当吐之，宜瓜蒂散。

补充：当有心中懊恼，或温温之状，或胸中有痛等证。

编者按：上条胸中寒之"寒"字，诸家解说不一，多数以寒为痰（成、方、喻等），亦有以为寒痰者（曹颖甫），热痰者（《医宗金鉴》），寒气者（陈修园），邪气者（程郊倩等），病毒者（求真等）。恽铁樵氏云："寒"字可疑，既不得强解为热，亦不得强解为邪，直误字耳。可顺生理为治，凡病日浅，正气未虚，邪恶内攻，胃不能容，生理起反应而呕者，皆可吐也。日医杉原德行（《新解》）直认为后人注语，识见尤当。山田氏云：此系离开生理之物（盖泛指痰、浊、涎沫等而言），无温养之气。此语，可以包括各家多种解释，因为有物在胸中，时时上迫，不得出，借药物以利导之，即恽氏所谓：顺生理为治也。如其胸中无物，而以药物迫使越出，则近于诛伐无辜矣。

【立方意义】本方证先由风邪、湿邪存在胃中而生热，有似桂枝汤证，既因湿、热益相勾结，食物、痰浊阻滞而不能化，以致发生烦满、痞硬，上冲咽喉而不得出之证，宜根据高者越之之规律，用吐剂，兼能发散解热。药中瓜蒂能刺激胃神经而起呕吐；赤小豆能防止热湿勾结，发生脓血；香豉能和风邪、湿邪、发汗解热，亦有刺激胃神经引起呕吐之作用，故为催吐方中之上剂。

按：《衷中参西的医论》：据日人猪子氏云：瓜蒂虽为有毒之药，然服后并不吸收，只刺激胃肠黏膜，故无中毒之患。惟服之过量，则能引起急性胃肠炎，使吐利不止，故一次所服，不得逾五分六厘。

【治疗标的】以胸中有物结窒、烦满、时时欲吐、饥不能食、腹部坚实者为主标的而用之。

【诸家经验谈】《衷中参西的医论》：（上虞戚肖波著）一妇人发狂痫，发则把刀欲自杀，或欲投井，终夜狂躁不眠，间则肃然谨厚，勤于女工。与瓜蒂散一钱二分，涌吐数升而愈，更服人参白虎汤，遂不再发。又，一妇人，善笑，凡视听所及，悉成笑料，笑必捧腹绝倒，甚则胁腹吊痛，为之不息。常自以为患，与瓜蒂散吐之，遂不再发。又，一女子年二十许，状如癫痫，卒倒不省人事，少顷自苏，年发四五次。病起幼年，百治不效。后用瓜蒂末五分，以齑汁送下，吐黏痰一升而愈。又，一妇人，年三十余，每交，则小腹急痛，甚则阴门出血，而月事无常，复诊脉象，亦无他异。乃与瓜蒂散六分，吐黏痰升许讫，更与大柴胡汤，缓缓下之，后全痊。

《生生堂治验》：①笑病：緜屋弥三郎之妻，善笑，其所视听，莫不毕入笑，笑必捧腹绝倒，甚则胁腹吊痛，为之不能息，常自为患，请师治之，即与瓜蒂散一钱，上涌二升余，不再发。②脏结：桔梗屋某之仆，二十岁，晡饭（晚饭）后，半时许，卒然腹痛，入于阴囊，阴囊挺胀，其痛如剟，身为之不能屈伸，阵阵闷乱，叫喊振伏。迎先生诊之，其热如燔，囊大如瓜，按之石硬（肠嵌顿形）。病者昏愦中，愀然告曰：心下有物，如欲上冲咽喉者。先生闻之，乃释然抚掌而谓之曰：汝言极当。以瓜蒂散一钱，涌出寒痰一升余，次与紫圆三分，泻五六行，及其夜半，熟睡达天明，前日之病，顿失如忘。③恶阻：石卫门之妻，年十九，妊娠，时时呕吐，饮食不进，医以为恶阻疗之，及至三四日，饮食殆绝，形体羸尫，居常默默好居暗室，既而以为劳瘵。谋之先生，切其脉，按其腹，曰：是恶阻令然也，非瘵热也，便一物瓜蒂散之证也。病妇以惮吐剂，不肯服，师谕之曰：夫妊娠之于恶阻，经三旬若五六旬，则自愈而已，今室人所患，不唯延迟过期，羸困甚极矣，若有外邪乘此，恐损怀胎，岂可不虞也。病妇乃服之，如法，居二日，复省之，举家大喜，且谢曰：初服散也，心中愦愦吐黄水，及黏痰，自未至卯，约二升余，心情简爽，食始进。弥月分娩，母子无恙。

《万病回春》：龚子才，治一人癫狂，乱打，走叫上屋，用瓜蒂散，吐出臭痰数升，又以承气汤下之而愈。

【诸家绪论】《外台秘要》引张文仲：瓜蒂散（即本方，无香豉），主伤寒，胸中痞塞。又引范汪：瓜蒂散（同上）疗伤寒，及天行。又引《救急》：疗诸黄，瓜蒂散（即本方，香豉改用丁香）。又引《必效》：瓜蒂散（即本方加秫米）。又引《延年》：瓜蒂散（即本方去香豉），疗急黄，心下坚硬，欲得水吃，气息喘粗等。若轻病，直吹鼻中，豆粒大，亦得。并宜灸巨阙。

《时氏处方学》：催吐剂与攻下剂，皆为治病之要着。所谓在上者因而越之，在下者，引而竭之是也。权衡于吐、下之间，吐法较为重要，盖应下失下之证，虽为逆候，然仍用下法，尚可挽回，应吐失吐之证，恐不待终朝，而已发生危险。瓜蒂为涌吐之特效药，佐赤豆之苦泄，香豉之开发，俾痰涎宿食，停滞胸中，皆可得吐而解，此为宣通胃脘之良剂。

《儒门事亲》：瓜蒂散（即本方，加人参、甘草、去香豉）空心齑汁调服。另方，只用瓜蒂，加防风、藜芦，共三味，加齑汁煎服，名三圣散，用吐法者，每以此方代瓜蒂散用。

编者按：《石室秘录》，宜吐之证，必须看其痰渍干而光亮者，放心吐之，余则皆忌。所谓光亮者，如蜗牛涎状也。《医方集解》：吐时，须令闭目，紧束肚皮，吐不出者，葱白汤解之，良之不出者，含砂糖一块，即吐。《外台秘要》引范汪：服汤，如吐不止时，益饮冷水解之。张子和用

麝香汤解之，以瓜苗闻麝香即死也。《医宗金鉴》：凡煎吐药汤及调散，或用酸米汤，或用白汤，或用稀米粥，须备十余种，令病者顿服一钟，即用指探吐，药出，再服一钟，亦随用指探吐，药出，再服再吐，以顺溜快吐为度，则头额、身上自有微汗，所有病证轻减，即为中病，不必尽服余药。《吐法撮要》：凡服吐剂，至欲吐时，先饮沸汤一碗，则易吐。既吐之后，暂使安卧休息，更使沸汤一碗，取吐数次，而后与冷粥，或冷水一碗以止之。吐中，或吐后，烦躁，脉绝，不知人，四肢厥逆者，勿骇，是乃眩瞑也。以冷水灌面，或使饮之，则醒。或以麝香，和冷水使饮之，亦佳。以上关于施用吐法时，应具有此种先进经验以待用也。至于药物之瓜蒂，《活人指掌辨疑》认为丝瓜蒂，舒诏氏亦云，如无甜瓜蒂，可以丝瓜蒂代。《吐方考》云：穷乡无瓜蒂，可以苦瓠瓢代之。皆以其能催吐也。其他，如常山、藜芦、蚤休、莱菔子、石蒜、白芥子、相思子、胆矾、吐根、巴豆、食盐之类，均可催吐，但终不如本方之稳健尔。

又按：求真氏《皇汉医学》所引《吐方考》《吐方撮要》，用吐法，可疗多种病证，如胸中停痰宿水、噤口痢、卒中风、颠狂痫、龟胸龟背、脏结、喘满、头肿、瘰疬、赤白带、小儿急惊、疟疾、痿躄初起等。并云：吐后必须以通和之剂，采用泻心汤或黄连解毒汤、调胃承气汤等。又谓：欲行此术，必须先候其胸膈，以有病毒结室，腹部坚实，脉沉数为目的。更说明在妊娠后、瘀血、咳血、癥毒、血崩、亡血虚家，及年过六十者，皆不可吐。盖深悉吐法之受效，与忽用吐法之为害，故不惮谆谆言之耳。阎德润氏云：诚以吐法苦痛最多，故少用于病人。俗工之废吐法不用，亦多以是为借口。《医宗金鉴》云：邪之在上者，非吐不愈；若如俗工所云，使病者畏不敢服，因循生变，致轻者重，重者死，夫谁之咎欤？其痛恨不敢用吐法以误人疾病之俗工，溢于言表，学者可了然矣。近代医家余听鸿氏治石姓妪，食厥，陶、朱两姓妪，气厥，皆以吐法致效（《医案》），并谓余见肝厥、食厥、气厥等证，惟有吐为最速，所以吐法，不可弃而不用也。从可知吐法，实为治病要术，学者在临床上能参考应用，其疗效速度，当更显著也。

【凭证使用】多种病证，而有物结室在胸中，时欲吐，身体不虚者，按上法用之。

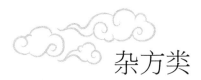

杂方类

蒲灰散

水肿，小便不利，《金匮要略》用蒲灰散。

蒲灰 10.5 克，滑石 12 克。上为细末，一回 4 克许，日三服。

【证状表现】原文：小便不利，蒲灰散主之，滑石白鱼散、茯苓戎盐汤（见茯苓汤类）并主之。

【立方意义】本方证系由湿热郁于血分，结于下焦，阻碍水道不能畅通所致，故以香蒲去燥热、消瘀血而利尿；滑石通湿热，去留结而利窍，用作消炎通淋利尿之剂。

【治疗标的】以有小便淋沥不利而现水肿之状者为主标的用之。

【诸家经验谈】《金匮要略新义》曹颖甫云：蒲灰散一方，今人不用久矣。王一仁在广益医院治病，有钱姓男子，腹如鼓，股如五斗瓮，臂如车轴之心，头面皆肿，遍体如水，气咻咻若不续，见者皆曰必死。一仁商于刘仲华，取药房中干菖蒲，一巨捆，炽炭焚之，得灰半斤，随用滑石和匀，用麻油调涂遍身，以开水调服一钱，日三服，时日肿减大半。一仁见有效，益厚涂之，改服二钱，日三服，三日而肿全消，饮食谈笑如常人，乃知经方之妙，不可思议也。

余无言：前数年，余家乡治谢姓小儿，茎及睾丸，明若水晶。令制而服之，一夕，得小便甚多，其肿即消。惟满不减，继用姜、辛、术、附，后闻此儿，已十四岁矣。

又，庚午秋，治一海潮寺路宋姓小儿之水肿，其手足不冷，小便清，内用麻黄附子细辛汤，佐以五味、冬葵、车前子，外敷蒲灰散，早晚调服一钱，五日，而肿全消，每昼夜小溲十七次云。

【诸家绪论】丹波元坚：案蒲灰，甄权云：败蒲席灰也。

《魏氏家藏方》：用蒻灰。

《楼氏纲目》云：恐是蒲黄粉。楼说难从。

曹颖甫：世皆谓蒲灰，为蒲黄，其实不然。蒲灰，即溪涧中之大叶菖蒲，味咸能降，味辛能开。

按：据上诸说，蒲灰，可确定为大叶菖蒲，由烧灰而成。曹氏有此所见经验，余氏在临床上，亦取得奇效，既可内服，又可外治，学者可试用之。

《千金要方》：小便不利，茎中疼痛，小腹急痛，用本方，酒服，日三。

《医垒元戎》：金钥匙散（即本方），治产后小便不通。

【凭证使用】同上方，对于肾脏性水肿，效果尤高。内服、外敷均可。

滑石白鱼散 ⌇

小便不利，有肿满状者，《金匮要略》用滑石白鱼散。

滑石、乱发霜、白鱼各4克。上为细末，一回4克许，日三服。

按：白鱼，即白花鱼，一名鳞鱼，沈氏谓白鱼鲞。汤本求真代以鲤鱼。丹波元坚谓非鱼中之白鱼，当系衣鱼，主妇人癥瘕，小便不利为解。查衣鱼，别名白鱼，而非学名之白鱼，衣鱼不可食，此则可食，白鱼难取，衣鱼更难取。如系衣鱼，何不直写衣鱼，而故写作白鱼，致令后人猜疑，故其说不可信。我认为应从本文用鱼中之白鱼为是，倘白鱼不易得，可从求真之说，以鲤鱼代之为宜。

【证状表现】原文：见上蒲灰散。

按：诸家均谓鲤鱼长于利小便，消肿胀，并治黄疸、脚气、喘咳之证。《外台秘要》引范汪方：治水肿，单用鲤鱼煮食，或加赤小豆，亦治妊娠水肿。日医原南阳氏：治一切水肿有光艳者，有鲤鱼汤（止此一味）。有持桂里氏：治劳病中脚气肿满，诸药不应者，亦用鲤鱼汤。此外，先哲有以鲤鱼合其他利尿药，治水肿者不一。可见鲤鱼确有利尿专能，固不必定用白鱼，更不必寻取衣鱼也。

【立方意义】本方证亦由湿热郁于血分，防碍泌尿机能，而致尿道积滞，小便难通，为用滑石利窍，通湿热；发灰益阴，通淋闭；白鱼（鲤鱼代）下水，利小便，为通淋利尿之剂。

【治疗标的】小便淋沥难通，或小便闭而身体浮肿者。

【凭证使用】小便不利，脚气肿满，肾脏性或心脏性水肿，及妊娠之有转胞证者。

肾气丸

命门火衰，腰胫痿弱，有肿气，及诸病后，少腹顽痹，烦热，小便频数，《金匮要略》主用肾气丸（一作八味肾气丸，或名桂附八味丸、桂附地黄丸、八味地黄丸）。

地黄 3.5 克，山茱萸、薯蓣（或作山药）各 1.5 克，泽泻、茯苓、牡丹皮各 1.3 克，桂枝、附子各 0.9 克。上研细末，以蜂蜜为丸，一日分三回服。若作煎剂时，除附子外，诸药均须增量二倍以上，以水三合，煎一合，去滓服。

原文：肾气丸方后，用酒下。

编者按：《皇汉医学》云：附子用作丸剂宜细剉之，以水及蜂蜜煎浓，如越几斯状，若不然，单用其末，则有害而无效。《治病法轨》云：此丸中之熟地，必须有大者，九蒸九晒，制之极透，否则无效。以上两说，固为用此方者所宜知，至于方中桂枝与肉桂，亦较有区别。《张氏医通》载崔氏八味丸方内用肉桂、肾气丸方内用桂枝，《治病法轨》《万病回春》等书同其说。《兰台轨范》《皇汉医学》《医宗金鉴》等书则均用桂枝。我前在桂枝加桂汤方证下，曾说明桂枝与肉桂，只在香质上的区别。肉桂香烈而质重，桂枝香质较轻，重则多沉降，补阳之功胜，轻则多散走，驱寒之功胜。《要药分剂》谓：肉桂补，桂枝散，欲补而以散剂用之，未有不害者，未免过甚其词矣。就我管见，附子、地黄宜依照上述者之经验调制，若肾气丸用桂枝，则利尿之功胜，似较有不同之处。《医通》《法轨》等书著者，盖有所验矣，可信从之。至于服法，诸家多略而不言，原书系用酒下。《丹溪心法》兼有盐汤或醋汤等送下之文。总之，此丸以酒服为主，不能饮酒者，再酌用盐醋汤，或滚水米饮之类，亦不可忽视也。

【证状表现】原文：崔氏八味丸，治脚气上入小腹不仁。又，虚劳腰痛、小腹拘急、小便不利者，八味丸主之。又，夫短气有微饮，当从小便去之，苓桂甘术汤主之，肾气丸亦主之。又，男子消渴，小便反多，以饮一斗，小便亦一斗，八味丸主之。又，妇人病，饮食如故，烦热不得卧，而反倚息者，何也？师曰：此名转胞，不得溺也。以胞系了戾，故致此病，但利小便则愈，肾气丸主之。

补充：当有脐下不仁，小便或频数，下部感冷，或麻痹，面赤，烦躁，口渴，身热，苔白润或如粉，脉细弱或濡弱，或短促，或数大无根，或浮虚、浮大、浮数等。

【立方意义】本方证由下元虚寒，水火两亏，各不相维，阴无力以调阳，阳亦无力以协阴，水沉于下而不升，火浮于上而不降，以致发生多种不同之病，既需益阳以归阴，亦需助阴以引阳，阴阳双补，水火相济，则可以旺盛新陈代谢，可以振奋各脏腑机能，因之可治愈此原因所发生之各种不同病象。就药物言之，地黄为补阴药，有强心肾、平虚热、润燥止渴之作用。山茱萸为收敛药，有收肾气、补精髓、生津解热之作用。薯蓣为收敛药，有健脾胃、润脏腑、除消渴、生津利湿之作用（今认为治糖尿病特效药）。泽泻为利尿药，有排泄血液腐败物之作用，亦能健脾胃、除消渴。茯苓能亢进肾脏分泌机能，兼通心气，有润燥、生津、利尿之作用。丹皮为收敛药，有排毒素，旺盛全身血液之作用，能破瘀血，平血燥。桂枝（肉桂）为解热药，有兴奋神经，运行血液之作用，对于泌尿器病尤效（肉桂，补火之功较强）。附子为兴奋药，有强心、温经，鼓舞全身细胞，运动固滞水毒之作用，又能退热止汗。以上八味，各具有解热、兴奋、健胃、强心肾、收敛、止渴、利尿诸功能。共同协作，则不但消渴可解，即麻痹不仁、身热、下冷、虚劳腰痛诸证可除。及其他属于心肾不相交、水火不相济、全身机能衰弱不获振奋而引起之病，按照证状用之，皆可就痊。

【治疗标的】以下元虚寒、水火两亏、腰下冷痛、下肢麻痹、小便频数，或不禁，或减少为主标的；烦热、口渴、短气，脉濡弱、浮数、浮虚、浮大等，为副标的而用之。

【诸家经验谈】《治病法轨》：①童子痨。嘉定金伯琴之子，年十五六岁时，患发育不良，而成童子痨症，虽日在医中过生活，终觉无效。后召余诊视，见其气喘咳嗽，即在盛夏，独着夹衣而身不暖，形肉消瘦，精神疲倦，诊其脉，微细欲绝，知为先天不足，下元水火两亏。因嘱其日服炙甘草汤一剂，并桂附八味丸一两服之，咳嗽、气急均愈，身觉温暖，服至一月余，诸恙果愈，身体亦得健康如常。②瘫痪咳嗽。刘河柏仁卿，年四十余岁，患瘫痪症，四肢酸痛，不易活动，且又咳嗽气急。诊其右关脉沉弦，知其痰饮伏于中焦，清阳之气不能实于四肢所致，用控涎丹五分，嘱其清晨服之。泻后，再日服桂附八味丸一两，须服致一斤可止。谁知一服控涎丹而其病如扫，竟不服桂附八味丸，后其病又发，仍服桂附八味丸一斤而除根。③单腹胀。浮桥蒋少卿，年四十左右，患单腹胀，百药不效，卧床不起者，已一月余矣。饮食不进，气息奄奄，诸医以为不治矣。余见其腹胀大无伦，皮几欲裂，大小便均秘，其脉左微细欲绝，右关沉滑，知其宿积窒塞于胃中，中焦之气机停滞，而膀胱之气化亦绝，殊为危险。即用土郁夺之，水郁泄之之法，以大承气汤同桂附八味汤、枳术丸等，参合而用之。服一剂而大便即通，腹胀亦去其半。再诊其脉，右已平，左仍虚细，乃单用桂附八味汤，服之七八剂，而胀即退尽。此证危险已极，而用一补一泻之法，竟起死回生。④呕吐食物（似噎膈症）。常熟巨商江伯渔之母舅，年五十余岁，患呕吐症。初则食厚味始吐，越十余年，经治数十医，不但无效而反加剧，甚至每日所食之物，必至晚间吐去，方可就寝，否则懊憹不得眠。至沪某医院镜照，谓大肠上口有疙瘩一枚，必须割去，可愈。病人不从而罢。彼与太仓漕总孔渭英相识，知孔渭英之病，由予治愈（与孔病相同），始允就诊。其脉右关尺沉弦，是痰饮无疑，即用控涎丹五分，与桂附八味丸四钱并服之。是夜即不吐而安眠，次日诊其脉，弦象已去大半，改用苓桂术甘汤，加半夏、生姜汁，服十剂，再嘱其并服桂附八味丸二斤。从此十余年百药无效之沉疴，竟然药到病除，永不复发。⑤两目失明。茜泾沈玉山之妻，年三十左右，患两目失明，已经五载，求治各处眼科，毫末无功。就予诊治，见其两目与平常无异，不过瞳子无神，而目光全失，其脉沉微，左手及两尺尤甚，知其肝肾之中，水火两亏，即用桂附八味汤，服之十剂，即两目明亮如初。予用此汤治愈两目失明，并目赤不痛，白翳遮睛，视物两歧等，约有数百人，均效验如神。以此汤，而治一切目疾，为予之创见，而人所不知。⑥耳鸣头轰。嘉定乡董徐友贤之妾，年三十左右，素患耳鸣、头轰等证，时医用辛散药，甚致耳中似开炮，头胸如雷振，一日昏晕数次。招予诊时，适在盛夏，见其面赤、身热、神昏不语，切其脉，浮散无根，知其真水亏极，龙雷之火，上冒至巅，亟用桂附八味丸加杞子、巴戟，斥佣至药肆中撮之，讵料开药肆者亦为医，云此方非治病之药，乃大热大补之剂。际此盛夏服之，不热者，犹恐肠胃如焚，况病人发热甚厉，而久不进食者乎？佣人回述其故，予曰，因有此证，然后可服此药，此药服后，不特可保其热退病痊，抑且胃口亦投其所好，如其不对，吾任其咎。由是方敢将药服之，一剂，即热退神清，五剂，而诸恙若失。⑦头顶凸肿。茜泾朱松泉之妻，年三十左右，忽患顶心突起，如覆碗状，自以为外症，请外科医生治之，用寒凉之退毒药，外敷内服，反头面肿胀如斗，眼目紧闭，咽喉窒塞，喘急舌喑。予切其脉，两尺已脱，即用大剂金匮肾气汤，加磁石、薄荷服之，一剂，肿势即退其大半，咽喉通，气急顿平。又服三剂，而诸证若失。⑧胁间扇动有声。刘河王玉甫，年四十左右，始患耳鸣、头昏等证，医投以羌活、防风、钩藤、决明等平肝息风药，旋变为左胁间若有蕉扇扇动者，且括括之声，达之于外，人皆得以闻之，头晕如走马灯，耳中如闻炮声，自以为鬼魅之作祟也。余诊其脉，浮濡，左三部不至，即用附桂八味汤，加杞子、磁石，制大其剂与之，服至四剂，而诸恙如扫。⑨骨节鸣响。岳王寺陈子明，年四十左右，患两足骨节鸣响与酸痛症，每一行动，则括嗒之声，音响异常，就苏州诸名家诊之，不但无效，反痿跛难行。来就余诊，见其形瘦神疲，切其脉，沉微，两尺欲绝，知系肾虚，用大剂附桂八味汤，加杞子、制毛脊、松节、虎胫骨，嘱其服五剂。复诊，足力已增，酸痛鸣响均大减，惟脉尚沉微，照原方加杜仲、续断、鹿角胶，嘱其再服五贴，再来复诊，则酸痛鸣响全瘳，足力亦复，嘱其再服附桂八味丸三斤，即可复原矣。⑩鼠舐龟头。沙溪陆莲溪，年约三十左右，每至夜间，即有如鼠之物，由足胫至胯间，舐其龟头，摸之无形，驱之不去，必使其精液出方止。如是者已年余矣。以致面鳖、身瘦、声哑、食减。至余处求治，其脉沉细且迟，知系阳气衰微，阴气之妖物，乘虚而祟也。因用鹿角胶、虎骨胶、龙骨各六钱，附子、肉桂各二钱，嘱其连服四剂，再用麝香一钱，明雄四钱，辰砂三钱，作布袋悬于胯间。复诊，渠曰：自服药后，其怪顿绝。嘱改服附桂八味丸二斤，并减轻前方一半，而间服之，形神顿佳，而音亦复、脉亦和，嘱其再服附桂八味丸一斤，即可复原矣。

编者按：古今医家，能善用此方者，当无过王雨三氏矣。其所治奇难各证，有非他医所能者，而主要在凭脉证，用汤、用丸，间合他方及加味等为佐治，而灵验如响。可知中医治病，皆掌握脉证，即能治疗各科疾病，与其他难以理解之怪病，然非积研有素，学力充足者，对于以上各证，鲜有不望风而靡。即使图侥幸于一试，只令病者加剧，或至死亡，此中实有科学理据。浅见之辈，妄訾中医无器械诊断，不追求病名，凭各个人胸臆处方，甚至以西医治不好之病，而经中医治好者，不曰幸中，则曰夸大，甚至目为虚构，而不识中医自有真实理据，要非浅尝者所能掌握也。试观工雨三氏以此一方，而治愈多种难病及奇病，谓之幸中不可也，谓之夸大与虚构亦不可也。

《余听鸿医案》：①关格证。琴川赵姓女，年十九，面色如常，毫无病容，脉见左弦右弱，饮食作吐，服药亦吐，每日只能饮人乳一杯，已有月余，未得更衣，杂药乱投，大伤津液，而成关格。与大半夏汤加淡苁蓉、怀牛膝、金匮肾气丸，绢包同煎，服后，仍倾吐而尽。乃将原方浓煎，或置鸡鸣壶内，终日炖温，频频取服。令病人坐于门前，使其心旷神怡，忘却疾病之忧，仍将肾气丸干者四钱，每次三四粒，用药汁少些送之，一日夜尽剂，服三四剂，忽然神志疲倦，面色转黄，一月余未更衣，忽下燥粪两尺，卧床不能起矣。举家惊惶，再将肾气丸四钱，和入蒸饭四钱，捣丸，将前方去苁蓉、牛膝，遵前法渐渐吞之，数日后，食管渐润，每日加服肾气丸一钱，渐加至饭三四两，皆用大半夏汤吞之。

后以饭作丸，用清米饮吞之，一日，能进饭四两，再食以干饭，上膈已开，腑气亦润，后用润燥养阴之品，调理三月而愈（节录）。

按：怀抱奇云，格则阴绝于上，关则阳绝于下，以阴阳俱离，须以阴阳相济之药救之。试验小便不通，必小腹胀闷不堪，惟关症，则但有急而欲解之状，未当胀闷，可知阳气耗而阴气并为之竭矣。此时呕逆甚，而胸满或痛，亦阴气上窜之故，初非有实邪也。且肾主二便，又主水火，今气不下纳，根将绝矣。八味丸道火归元，而能复真阴，非又要著也哉（节录《医徵》）。此足为余氏用本方治关格之一理论说明，可互参之。

②又，流产证。余在师处，见一施姓妇，年未三旬，每受妊至三月，即小产，已经三次，是年受妊，将近三月，恐其又滑，就诊吾师。此妇面已㿠白，而略兼青色，口淡不渴，饮食不能克化，脉细濡而形寒，吾师进以桂附八味汤，服十余剂，面色转红，饮食稍进，谓其夫曰，不必服药，惟每日服附桂八味丸三钱，服至临产，自然母子俱安，后果无恙。

《续名医类案》：①消渴证。陆养愚治两广制府陈公，年近古稀，而多宠婢，且嗜酒，忽患口渴，喜热恶冷，小便极多，夜尤甚。大便秘结，必用蜜导，下身软弱，食减肌削，脉之，浮按数大而虚，沉按更无力……此证论之，口渴而喜热饮，便秘而溺偏多，此皆无阴证也。今羌由于肾水衰竭，绝其生化之源，阳不生则阴不长，津液无所蒸以出，故上渴而多饮，下燥而不润，前无以约束而频数，后无以转输而艰秘，食减肌瘦，皆下元不足之过也，以八味丸料，加益智仁，煎人参膏，糊丸，每服五钱，白汤送下，日进三服，数日溺少，十日溺竟如常。大便尚燥，每日一次，不用蜜导矣。第口渴不减，食尚无味，以升麻一钱，人参、黄芪各三钱，煎汤送丸药，数服，口渴顿止，食亦有味，又十日，诸证痊愈。

按：《古方便览》：一士人，患热病后，口渴，饮茶汤，每日约三四升，小便昼夜五六十次，其他无少苦，诸治不得奏效。余即作八味丸料，使饮之，诸证顿除。

《三指禅》：消渴，当此舌黑肠枯之时，非重用熟地不足以滋其水，非重用桂、附不足以益其火，火炽水腾而渴自止。余尝治是证，发于阳者十居二三，发于阴者十居七八，用桂、附多至数斤而愈者。

《中国内科医鉴》：糖尿病，如感腰痛，或坐骨神经痛者，用八味丸往往收效。瘙痒，用栀子豉汤，不能制止者，用八味丸、真武汤附子剂。

②又，肾石疝痛，予于已往数年，诊得一止发无时之肾石疝痛证，发作时，腹部有软弱如绵之男子，其年五十七岁，与八味而著效。

③又，失精疝气，常患腰痛，或下焦虚冷，少腹拘急，发消渴者，八味地黄丸（肾气丸），有奇效。

《脚气钩要》：本方施之于诸病后，少腹顽痹，腰胫萎弱带肿气，淹留弥日者，每见殊效。

《建殊录》：一身肿胀。半浚光西寺主僧某上人，一身肿胀，小便不利，心中烦闷，气息欲绝，脚尤濡弱，一医作越婢加术附汤饮之，数日无效。先生诊之，按至少腹，得其不仁之状，乃作八味丸使饮之，一服，心中稍安，再服，小便快利，未尽十剂而痊愈。

老人失明：简侯曾治一阜宁人，汪姓，年六十余。于一九四七年农历正月二日，扶一短童，来我家求治。云两目如常而无光，视物如在云雾中，已经中西医眼科专家诊治，皆称无办法，乞先生治之。诊其脉，细弱无力，中部带涩，尺部尤虚，探知在下元虚损中，本人兼夹有郁积之气，为写越鞠丸和桂附八味丸，各二两，混和服之，每日早晚各服二钱。服完后，只身来诊，云称两目已稍明，能辨物。诊之，脉右寸虚，尺稍起，关部仍见涩，仍用前两丸，加补中益气丸各二两，照卜服法，竟得复明。

《医彻》：产后发喘。八味汤内加牛膝一味，治产后阴虚发喘，气上逆者，水煎，如汗出不止，兼进生脉散。

又，一人年五旬余，素不谨欲，冒寒发热。诊之，脉微细，面色通红，目赤唇焦，舌黑而枯。予曰：此真阴衰竭，水火两亏，宜以八味汤加五味子，峻补方可。服之，果舌有微津，连剂，焦枯顿释。又加人参，调理而安。

《余听鸿医案》：余师治一施姓妇，年未三旬，每受妊至三月，即小产，已经三次。是年受妊近三月，恐其又滑，就诊吾师。此妇面色㿠白，而略兼青色，口淡不渴，饮食不能克化，脉细濡而形寒。吾师进以附桂八味汤，服十余剂，面色稍红，饮食稍进，即合每日服附桂八味丸三钱云，服至临产，自然母子俱安，后果无恙。

又，孟河巢沛三治一身上流痰十余块，久溃不愈，色紫黑而肉僵硬，不知痛痒，无脓流水，肌肉皆削，胃气索然，投以金匮肾气汤（即肾气丸改汤，亦即桂附八味汤），月余，肌肉转红，渐软作痒，计服六十余剂，兼食荤腥，即疮平肌复。

按：《千金要方》《肘后》俱云：长服即去附子，加五味子，是以附子不宜久服可知。如照《皇汉医学》制法，则可减除质内乌头碱毒性而可以常服矣，否则不宜。而王雨三氏与周学霆等，往往用此丸至数斤，岂未知附子有毒质不可久服耶？抑对于附子毒质别有消除之法耶？据别书所载，附子煮熟则无毒，经盐渍过后，则性味皆失，与用水、蜂蜜浓煎，皆能去其毒性，王、周两氏，必于此有所研究矣。

【诸家绪论】喻嘉言：夫肾水下趋则消，肾气不上腾则渴，非用此以蛰护封藏，蒸动水气，曷从治哉？后人谓八味丸治消渴之圣剂，得其旨矣。

《成方切用》：有肾虚水不归经，大热烦渴、目赤、唇裂、舌上生刺、喉如烟火、足心如烙、脉洪大如无伦，按之微弱者，宜十全大补汤吞八味丸。

《兰台轨范》：此方专利小便，水去而阴不伤；扶阳而火不升，治方之妙，固非一端。但近人以此一方，治天下之病，则又大失此方之义也。又此方，亦治脚气，乃驱水邪以益正水之法也。

《丹溪心法》：八味丸治肾气虚乏，下元冷惫，脐腹疼痛，夜多溲溺，脚膝缓弱，肢体倦怠，面色痿黄或黧黑，及虚劳不足，渴欲饮水，腰重疼痛，少腹急痛，小便不利。蜜丸，如梧子大，每服五十丸，温酒送下，或盐汤送下，妇人淡醋汤下。

《医彻》：八味汤（即本方改为汤）治妇人产后，阴虚发喘，气上逆者，如汗出不止，兼进生脉散。

《金匮新义》：今以肾离位而下降，系弛缓而扭戾，而用肾气丸者，非用以利小便，实用以振奋下焦各脏器，及各组织之本然功能耳（按：此说系对妇人转胞、胞系了戾而言）。

《皇汉医学要诀》：本方所有之证，舌必湿濡，虽有口渴，舌苔必不干燥，下腹部极为软弱无力，有麻痹之状，内脏下垂之倾向，且有小便不利，腰部冷痛，手足烦热之候者。又，八味丸之患者，其最高血压在生理以下为多。

《诊疗要览》：八味地黄汤（即本主变为汤剂之名），治脚气，身体枯瘦，兼有脚气证状者，用此方有效。故对瘦型老人，如下肢知觉钝麻，步行不稳确，足胫肿时，用之有效。或产褥脚气用此方，亦有时有效。

《汉方与汉药》：八味丸用于下腹部软弱、冷痛、麻痹、尿利减少或频数，全身手足烦热者。脚气（尤其产后脚气）、产后痿躄、肾脏炎、糖尿病、女子生殖器病，尤其子宫下垂症、白带下、阴痿、遗尿。

胡光慈：主治心脏性水肿、慢性肾脏炎。余曾治金姓慢性肾脏炎，经中央医院诊断为两侧慢性肾肿，主张手术割治，乃转商于予，为处本方，药进三服，足肿消失，再往检查，证明痊愈。

《汉方治疗各论》：本方（八味丸）治愈带下，较其他种种方剂，为不可思议的功效。

编者按：求真氏云：古今医家，虽因本条文，而用本方以治糖尿病及尿崩症。然由余之经验，现时该病大半为石膏剂证也。不可眩惑于师论之表面，而轻忽误治之。近时医家，刘明氏对于此说不予同意。其言曰，肾气丸不但可以治轻微之糖尿病，即重者，亦可治之。尿崩证，以肾气丸治之，确可奏效。至于治糖尿病而亦有效者，黄元御《灵素微蕴》云：吴志渊病消渴，胸膈燥热如焚，日饮凉水担余，溲下湿热，将毕即寒，魄门失气亦寒，天寒，腿膝颇冷，善食善饥，数倍其常，用肾气丸煎汤冷饮，覆杯渴止，积年之苦遂除。是其证明也。求真氏云：该病之大半为石膏剂证者，即陈修园所谓上消症。心火亢盛，移热于肺为膈消者，用竹叶石膏汤加瓜蒌根，及中消证责在二汤，用人参白虎汤送下脾约丸之类，是古人所谓上消中消之证，而非下消之糖尿病也。求真氏于此，盖有忽焉（见所著糖尿病一文，字多近万，融汇古今，精深透辟，载在张子英《病理学整理编》中）。

《医方论解语》：附桂八味丸为治命、肾虚寒之圣药，亦导龙归海之妙法。然虚阳上浮，火无所附者，必于脉象细参，或脉洪大而重按甚弱，或寸关洪大而两尺独虚细者宜之。否则，抱薪救火，必成燎原之势矣。

【凭证使用】子宫下垂、肿胀、单腹胀、糖尿病、眼疾、虚性浮肿、带下、虚喘吃逆、肾脏炎、阴痿、遗尿、尿崩症、产后脚气病、老年腰脚肿麻、肾石疝痛、关格症等。

酸枣仁汤 🍃

虚烦不眠，《金匮要略》主用酸枣仁汤。

酸枣仁29克，甘草1.2克，知母、茯苓、芎劳各2.5克。煎法、用法同小柴胡汤。

按：《三因方》：虚烦之证，身不觉热，头目昏疼，口干咽燥不渴，清夜不寐。《千金要方》所谓空烦也，即此。

补充：当有腹部软弱，而常少抵抗（《皇汉医学要诀》），或有盗汗、贫血、眩晕、脉细数之症。

【证状表现】原文：虚劳，虚烦不得眠，酸枣仁汤主之。

【立方意义】本方证由肝血失养而感燥，因燥而波及君火不安，因君火不安，而致肾阳不能化气上输。其主要证状在肝，故用酸枣仁为君，以滋养肝血而收敛心神，芎劳行肝气而疏通血滞，更以茯苓通心肾；甘草平燥热；知母滋肾水，则肝之燥者，可润而降，肝之郁者，可达而舒，心不受燥之波及则安，肾得承君火之令，则化气而上输，于是虚烦去而睡寐来矣，此立方之旨也。

【治疗标的】以虚烦不眠、腹部软弱无力为主标的，盗汗、贫血、脉细数等为副标的而用之。

【诸家经验谈】《中国内科医鉴》：肺结核盗汗而兼不眠之苦者，用本方。又云：本方不限于肺结核，余对于盗汗不眠者，屡屡用此方，而屡屡收奇效。但有下痢倾向者，若与此方，反增下痢也。

《类聚方广义》：东油先生，治一病人，昏昏不醒如死状，已及五六日者，用此方，有速效，可谓图机活法矣。

【诸家绪论】《类聚方广义》：诸病久不愈，尪羸困惫、身热寝汗、口干、咳嗽、大便溏、小便涩、饮啖无味者，宜此方。随证选用黄芪、麦冬、干姜、附子等。又健忘、惊悸、怔忡三证，有宜用此方者，随证选加黄连、辰砂。又，脱血过多，心神恍惚，眩晕不眠，而现烦热、盗汗、浮肿者，宜此方，合当归芍药散。

《方函口诀》:《千金要方》配石膏于酸枣仁汤者，可用于此方证之有余热者。

按:《千金要方》去川芎加石膏，名酸枣汤，主虚劳烦悸，奔气在胸中，不得眠。

《外台秘要》引深师：小酸枣仁汤，疗虚劳，不得眠，烦而不宁者，于此汤加生姜。一方，或加桂。

又，引深师，酸枣仁汤治吐下后，心烦乏气，昼夜不得眠，于此方加麦冬、干姜。《千金翼方》名酸枣汤。

编者按:《千金翼方》治虚劳、烦悸、奔气在胸中、不得眠，于本方去知母，加人参、生姜、桂心，名大酸枣汤。《医疗药方规矩》用大酸枣汤去川芎，加石膏、知母，名酸枣汤，主治与《千金翼方》同。以上各家所述加减法，均不越本方证之范围，总以适于虚证者为宜。查不眠之证，原因甚多，有由阴虚者、痰火者、惊悸者（胆虚）、血衰者、勉学者、寄生虫证者、心虑过度者，种种不一，尤以属于神经系之疾患者为多。汤本求真云：不眠之原因极多，不可豫疑方剂，诚是。本方，只适用于虚烦不眠之一切病证而已。

【凭证使用】不眠证、神经衰弱、歇斯底里等（《汉方新解》）。

乌梅丸

蛔厥，或寒或热，或久下不止，《伤寒论》主用乌梅丸。

乌梅、细辛、附子、桂枝、人参、黄柏各12克，干姜20克，黄连32克，当归、蜀椒各8克。上细剉，以蜂蜜及米糊为丸，一回4克许，一日三回服用。改煎剂，亦可。

【证状表现】原文：伤寒，脉微而厥，至七八日，肤冷，其人躁，无暂安时者，此为脏厥，非蛔厥也。蛔厥者，其人当吐蛔，今病者静，而复时烦者，此为脏寒，蛔上入膈，故烦，须更复止，得食则呕，又烦者，蛔闻食臭出。其人当自吐蛔，蛔厥者，乌梅丸主之。又主久痢。

按：喻氏云，肤冷而躁，无暂时安者，乃为脏厥，用四逆汤及灸法，而厥不回者，则死矣。此为脏厥与蛔厥之鉴别，及治疗预后之不同，要以脉微而厥，为阳气衰弱，则大抵相似，宜领会之。

补充：当有形寒、脘腹时痛、舌质红、厚白苔、下利赤白久不止、手足厥冷、脉微或反浮大。

【立方意义】 本方证系阴阳错杂而夹有较剧之蛔虫证，故用药亦错杂，方中用干姜、桂、附强心散寒，各有兴奋中枢神经和调整血行之作用。人参、当归补气行血，各有催进新陈代谢之功能。乌梅酸以制蛔；芩、连苦以下蛔；细辛以杀蛔；不但此也，且四味各有健胃、杀菌、收敛、防腐等作用。兹得姜、桂、附之刺激，参、归之补益，鼓舞内脏机能，则寒邪被迫退缩，余热无蓄积以发生，食入自不呕吐，腹痛、厥逆等证亦自无形而消减矣。

【治疗标的】 以有寒热错杂、时烦、脘腹时痛、下利赤白、手足厥冷为主标的，口流冷涎、食入呕吐、舌质红、白厚苔、脉微或浮大为副标的而用之。

【诸家经验谈】 方舆輗：河道遂屋某，年二十余，久患虫疾腹痛，更医数人，不效。上呕下泻，羸困颇甚，余以此丸为料，用之十余帖而痊。

雉间焕：反胃之证，世医难其治，此方速治之，实奇剂也。

《皇汉医学要诀》：此方用于久痢不止，或休息痢者，屡效。又，反胃坏证，以此方送下干姜半夏人参丸料，大有奇效。

《余听鸿医案》：常熟徐仲鸣幼女，年八岁，始以寒热腹痛疼厥，医以石斛、珠粉、钩藤、羚羊、石决等味治之，腹痛、痉厥更甚。腹痛即厥而痉，痛平则痉厥亦止。一日三四十次，症已危险……余诊其脉细而微弦，舌心焦黑，舌边干白，目眶低陷，神倦音喑，两目少神，腹痛疼厥，时作时止，身无寒热。余细思，既非热厥，亦非寒厥，定是寒热阴阳来乱于中，皆不离厥阴一经，先煎仲景乌梅丸三钱，连渣灌下，越一时，即吐出白痰半碗，再服，又吐白痰半碗，再服再呕，约服药汁三分之二，而腹痛痉厥亦止，即能安寐。明日复诊，舌黑亦润，喜笑如常，惟腹中略痛而已。余即进以乌梅丸原法，再服小剂一剂，即饮，食如常矣。

【诸家绪论】《圣济总录》：乌梅丸治产后冷热痢，久下不止。

《传染病中医药疗法》：乌梅丸治阿米巴性赤痢，下已久，赤白相间，或但下白黏液，腹不痛，或甚微，体形瘦弱，脉搏无力，速服二三剂可止。

《百疢一贯》：蛕症虽有脏寒热病之分，病末吐蛕，多难治而死。

《类聚方广义》：胃反，噤口痢，间有宜此方者，以生姜汁送下为佳。

【凭证使用】阿米巴痢疾、反胃呕吐、肠寄生虫症、衰弱者之胃肠病。

编者按：此方原非作用于单纯之蛔虫证，诚如《方函口诀》谓：厥阴多寒热错杂之证，凡用此而效者多。阎德润氏谓：此方不在治蛕。程郊倩云：名曰安蛕，实是安胃。故有人谓为系治慢性衰弱性胃肠病，确乎可信也。但今时有谓乌梅丸为治虫病之主方，而不掌握寒热错杂与肠胃衰弱等情况，殊失本方之意旨矣。近有某君用此方治阴性霍乱，有效，则是由于患者，有本方寒热错杂等证，因之获效，岂主治虫病之谓哉。

柏叶汤

吐血不止，《金匮要略》主用柏叶汤。

柏叶、干姜各3克，艾6克。上细锉，以水一合五勺，煎五勺，去滓，顿服。

按：原书方后，上三味，以水五升，取马通汁（马尿汁）一升，合煮取一升，分温再服。徐氏云，无马通，童便亦得。

【证状表现】原文：吐血不止，柏叶汤主之。

补充：当有干呕，烦热，腹痛，脉微无力，内崩，鼻衄，脉微濡等证。

【立方意义】本方证出血系属于阴证者，故虽用柏叶益气凉血，而必加入热性干姜以调整血行，温性艾叶以疏通血气，同具有强壮止血作用。至于马通，亦系温性之品，能清血热，止血衄，与上三味功能相似，洵可谓无热象吐血证之专剂矣。

【治疗标的】以无热象而吐衄、内崩、脉微濡为主标的，腹痛或烦热等为副标的而用之。

【诸家绪论】《千金要方》：治吐血，内崩，上气面色如土方（即本方加阿胶）。

唐宗海：愚每用本方，病家皆惊疑不能听，今拟加减法，用生侧柏叶五钱，干姜炮透一钱五分，生艾叶三钱，以水一杯半，马通一杯，煎入分服，如无马通，以童便代之。马通，用水化开，以布滤汁，澄清，为马通水。

张公让《中西医学比观》：阳虚性之肺咯血，干姜有卓效。马通汁，前贤谓为马屎汁，余疑为马尿，或谓宜易以童便，可从。一方，有阿胶，无艾。

编者按：《圣惠》治吐血，另有用青柏叶、干地黄、阿胶，即本方去干姜、艾叶，加地黄、阿胶也。叶橘泉氏，治吐血、便血、子宫出血经验方，用侧柏叶、棕皮、艾叶、生地黄煎服。即本方去干姜、马通，加地黄、棕皮也。此用于吐血有热证象者，为宜。又《圣惠》治吐血、呕血，用柏叶为散，米饮服。《百一选方》：治大肠出血，用柏叶烧研，米饮服下。并述王涣之舒州病此，陈宜文大夫传方，二服即愈。则仅取本方柏叶一味，以治诸出血证，其有效于止血作用可知。

【凭证使用】吐血、衄血、大肠出血、子宫出血等，可随证加减用之。

黄土汤

多处出血，《金匮要略》主用黄土汤。

甘草、地黄、术、附子、阿胶、黄芩各 5 克，灶中黄土 12 克。上细剉，以水二合五勺，煎一合，去滓，一日分三回温服。

【证状表现】原文：下血，先便后血，此远血也，黄土汤主之。亦主吐血、衄血。

补充：当有手足烦热，或厥冷，或发冷痛，或心烦不得眠，腹部软弱无力，脐下部有麻痹之感，现贫血衰弱之状，小便不利，面色萎黄，舌淡白苔，脉沉弱或虚弱等。

【立方意义】本方证系由贫血衰弱者之出血，多半由于脾虚不能统血，肝燥不能摄血，心失主宰之力不能生血。故以术、附分强心脾而使健运；地黄滋养心肾而清血热；黄芩清解肝郁之热，兼可防术、附之燥；阿胶既有补虚润燥之能，兼有促进血液凝固之功；灶心土重能平逆，涩能收敛，有去湿止血之能；配以甘草为调和刚柔寒热性味不同诸药，通力合作。因之，脾不虚寒而能统血，肝不受燥而能摄血，心有主宰，则行血不妄，肾受气化，则水液得以正常敷布，于是所有烦热、冷痛、麻痹、出血与小便不利等证，皆得解矣。

【治疗标的】以有吐衄、崩漏、下血现贫血衰弱、烦热或厥冷而痛、腹软弱、脐下感麻痹为主标的，小便不利、舌淡白苔、面色萎黄或苍白，脉沉弱为副标的而用之。

【诸家经验谈】《续建殊录》：有一妇人，两脚酸痛，自胭至膝腘，见紫色筋。妇云：有时脐下悸，上突胸间，剧则精神变乱，此时紫色处，倏隐倏现。先生使服黄土汤，因是下血，而苦疾全解。

编者按：黄土汤原用于出血之剂，今用于不出血者，而使之出血。求真氏止谓其神妙，未言其所以驱血之故。今就管见所及，试述其概。胭膝现青筋，系静脉郁血之象，两脚酸痛，则由细胞衰沉，水毒回滞所致。兹以附子之兴奋刺激，引地黄以通其瘀血；灶心土以镇其上突，能使瘀血下行；而以术健脾祛湿；黄芩清其肝热；甘草平调其刚柔；合阿胶以安养新血，此所以能驱瘀血，而不伤新血，血液、神经复其正常，故病解也。

《成蹟录》：一男子，久咳数月，胸中痛，时少吐血，巨里动甚，微盗汗出，且下血，亦一二次，面无血色，羸瘦骨立，先生与黄土汤，兼赤石脂散而愈。

《橘窗书影》：佐伯侯之医员，知补甫仙妻，伤寒数日不解，一日，下血数行，或如豚肝，或如漆黑，数块脱下，四肢厥冷，汗出，喘鸣欲绝，余与黄土汤，下血止。

又，三和屋久兵卫妻，暑疫，数日不解，虚羸烦热，脉微细，手足微冷。一日，下黑血过多，舌上干燥，而身发热，精神恍惚，殆至危笃，余作黄土汤使服之，一昼夜，下血止，精神爽然矣。

按：上两例，系今时西医所谓肠伤寒之肠出血症，认为难以治疗者，日医使用黄土汤，均得速治。然不顾本病之证状而滥用之，则不但无效，反促使病者从速死亡耳。经方之神妙，端在辨证，学者其致思之。

【诸家绪论】《证治摘要》：吐、衄血，其脉紧，及崩漏脉紧者，用之有效，以属于阴证者为宜。

余无言：肠中出血为远血，直肠及肛门出血为近血……盖肠之深处出血，而近直肠处不出血，故先便而后血也。反之，直肠及肛门处出血，而肠中之深处不出血，故先血而后便也。

【凭证使用】肠出血、崩漏、吐血、衄血等。

桃花汤

下痢经久，滑脱，有脓血者，《伤寒论》主用桃花汤。

赤石脂6.4克，干姜0.4克，粳米4克。上剉细，以水一合五勺，煎五勺，去滓，内赤石脂末，顿服之，若一服愈，余勿服。

【证状表现】原文：少阴病，二三日至四五日，腹痛，小便不利，下利不止，便脓血者，桃花汤主之。

补充：当有小腹痛、喜按，虚滑不禁，脓血不鲜，脉微细或迟弱，舌淡白等。

【立方意义】本方证由于久痢而内虚寒，以致滑脱不禁，故以赤石脂为君，以理血固脱；干姜为臣，以温中散寒；粳米为佐使，以养胃和中。赤石脂、干姜性皆温热，各有止血、止泻之能。粳米甘平，兼有益气止泄之效，为治虚寒下痢滑脱之要剂。

【治疗标的】以久痢虚寒、滑脱不禁、脓血不解为主标的而用之。

【诸家经验谈】《中国内科医鉴》：本方在痢疾之始，发热甚时，间不用之，半热之时，用之即有效。

又，引《东郭医谈》，予用桃花汤，并不用汤，而用散药，以白汤吞之。又谓痢疾里寒，而用赤石脂之时，则下白物者为多。

高学山：愚当窃其意，而治秋后之利红白者，其效如神。倘本寒尽化标热，无脓而但便血者，只消方中加黄连一味，则标本相当，真假互对矣。

【诸家绪论】《诊疗要览》：痢疾急性证状已消散，但脓血仍长期不止时，可用此方。此时常在下腹自觉疼痛，而无里急后重。如有里急后重，口内黏着，口觉苦味者，即不可用之。

按：山田正珍云：便脓血三条，并系今之痢疾，决非伤寒之少阴病，而叔和强属之少阴矣。《伤寒论评释》云：此为续发性之合并证，非肠伤寒之本病也。两说皆可从。

《肘后方》：赤石脂汤（即本方去粳米，加附子），疗伤寒，若下脓血者，脐下痛，加当归、芍药。

按：《千金要方》：桃花圆（即本方去粳米，蜜丸），治下冷，脐下搅痛。《千金翼方》：干姜丸（亦即本方，去粳米，蜜丸），主胃中冷，不能食，或食已不消。

【凭证使用】慢性痢疾、直肠溃疡等。

赤石脂禹余粮汤

似桃花汤证，人便滑脱，而无脓血、腹痛、干呕之证，《伤寒论》主用赤石脂禹余粮汤。

赤石脂、禹余粮各6克。上细剉，以水一合五勺，煎五勺，去滓，顿服。

【证状表现】原文：伤寒，服汤药，下痢不止，心下痞硬，服泻心汤已，复以他药下之，利不止，医以"理中"与之，利益甚，"理中"者，理中焦，此利在下焦，赤石脂禹余粮汤主之。

补充：当有脉弱无力，下物酸臭而无热臭，亦无腹痛（或说脐下时有微痛），里急后重之证。

【立方意义】本方证由医误下，肠部机能受泻药伤害，失其固涩之力，致令水分侵入肠部而下利不止。为用具有吸着收敛作用者赤石脂、禹余粮两种质重矿物，直趋下焦，以固涩肠部之滑脱，阻遏水分之妄流，则利止矣。前哲李先知云：下焦有病人难会，须用禹余粮、赤石脂是也。

【治疗标的】以下利滑脱、无脓血、腹痛、干呕为主标的，下物无热臭、脉弱为副标的而用之。

【诸家经验谈】《证治摘要》：治久痢久泻，无热，无后重，用附子，不止，灸腹不愈，饮汤直下，日羸瘦向死者，赤石脂、禹余粮各五分，阿片小豆粒许，三味，糊丸，一剂，二度，白汤下，即愈。起死回生，累用累验，勿多服，多服则发生呕吐。名禹余粮丸。

《伤寒附翼》：凡下焦虚脱者，以二物为末，参汤调服，最效。

【诸家绪论】《类聚方广义》：若腹痛干呕者，则宜桃花汤，或以二方合用，亦妙。

张洁古：治咳而遗尿者，赤石脂万余粮汤主之。

【凭证使用】久痢、久泻、滑脱不可止，无脓血及热臭便者。

葶苈大枣泻肺汤 ✿

肺痈、浮肿、咳喘气急、胸满者，《金匮要略》主用葶苈大枣泻肺汤。

葶苈 2 克，大枣 12 克。上以水一合八勺，先煎大枣，取一合二勺，去滓，内葶苈，煮取五勺，去滓，顿服。

【证状表现】原文：肺痈，喘不得卧。又，肺痈，胸满胀，一身面目浮肿，鼻塞，清涕出，不闻香臭酸辛，咳逆上气，喘鸣迫塞。又，支饮不得息者，葶苈大枣泻肺汤主之。

补充：当有小便涩，脉寸实大，或洪实。

【立方意义】本方证由肺中水气膹急上逆，喘息不能平卧，其证剧矣。非采用具有较峻泻肺之品，不能见效。然非由病邪壅实之证，亦不能率用。本方葶苈为泄水峻药，能推动胸廓间停水，从大小便而下，故用以泻肺，治喘咳、水肿有殊功。大枣含糖分及黏液质，故有和润、止咳、缓急之功，今倍用其量，则虽峻而不峻矣。此配合之妙用也。

【治疗标的】以有喘鸣迫塞、气上不得息者为主标的，身面浮肿为副标的而用之。

【诸家经验谈】《楼氏纲目》：孙兆视雷道矩病，吐痰，顷间已及一升，喘咳不已，面色郁黯，精神不快。兆与服仲景葶苈大枣泻肺汤，一服讫，已觉胸中快利，略无痰吐矣。

《续名医类案》：薛立斋治一男子，咳嗽，脉紧数。服小青龙汤一剂，表证已解，更以葶苈大枣泻肺汤，喘止，乃以桔梗汤愈。

又，张友樵，治一酒客，夏月，痰喘，气喘，夜不得卧，服凉药及开气药，不效。有议用金匮麦门冬汤者。张诊之，右寸数实，此肺实，非肺虚也，投以人参，则立毙矣。遂用葶苈五钱焙研，滑石五钱，煎服，立愈（此根据本方，以滑石易大枣也）。

简侯：曾于一九四九年，治一马姓母，年六十余，住东火星庙巷，咳嗽喘急，身肿、足肿、面肿颇甚，不能行，少食欲，诸医皆谓为不治。延予往诊，脉沉实，舌淡黄苔，小便少而黄，大便间日或数日一次，不爽。为拟葶苈一两一钱，大枣六两取净肉为丸，早晚各服一钱，车前子汤下，外用葱白一把，车前草连根一大株，共捣烂，炒热，布包熨脐腹，日数次，六七日许，大小便转快，喘咳亦渐平，肿退去大半，再令接服两许，肿胀全消，咳喘亦已。

【诸家绪论】尾台氏：葶苈，有甜苦二种，苦者良，炒用，以发油气为度。

《外台秘要》引《近效》：疗久上气，气急卧不得方，用葶苈子一味，熬令紫色，捣如泥，丸如梧子大，每食后以枣饮，下十丸，日二服。干枣十颗，劈碎，以水一升，取五合，去滓，用下丸，甚效。又，引《肘后》：因饮冷，上气发热，亦用本方。又，大干枣三味丸（即本方加杏仁），治渐成水病，更加大小便秘涩，头面身体浮肿。或作汤服之。

《治病法轨》：肺气逆上不能下行，则肺胀作喘，右寸脉实大者，用葶苈大枣汤。

【凭证使用】咳逆喘息、胸满浮肿、大小便不利或下痢脓血而不爽者。

猪膏发煎

诸黄，腹胀有燥屎，《金匮要略》主用猪膏发煎。

猪膏半斤，乱发如鸡子三枚。上二味，和膏中煎之，发消药成，一日分三次，温服。

【证状表现】原文：诸黄猪膏发煎主之。又，胃气下泄，阴吹而正喧，此谷气之实也。猪膏药发煎主之。

补充：当有腹胀、大便燥，小便不利之证。

【立方意义】本方证是由津液燥，谷气实而致。猪膏能益血脉，解风热，润枯燥，利大便。乱发能消瘀血，开关格，利小便。合用以黄疸证之燥实而大小便不利者，有殊功。

【治疗标的】黄疸，以有大小便不利为主标的而用之。

【诸家经验谈】《千金要方》：太仓校尉史脱，家婢黄病，服此，胃中燥粪下，便差，神验。

《千金要方》：徐彬云，余友骆天游，黄疸，腹大如鼓，百药无效。用猪膏四两，发灰四两，一剂而愈，仲景岂欺我哉。

余无言：廿八年夏四月，有李君之夫人，年二十三，有阴吹之疾。就余治，余即告以此方（即本方），令如法服之，数服而痊。

按：本方去乱发，即《内经》之豕膏，亦有治黄疸之能，见豕膏方。阴吹，西医名阴道响，谓由大肠菌侵入阴道所致，中医则谓由谷气实而发生，故取猪膏发煎，润肠而愈。

又按：《金匮要略通俗讲话》编者何任说：阴吹症……治以补益升提之药，如升麻、黄芪、大枣、栀子、石斛、人参、苓、术、生地等，取效较速。较用猪膏发煎更为实际有效，足为学者参考应用。

阴吹症，《余听鸿医案》载张景和用猪肤（猪毛去后，刮下之皮垢），用水漂净，曝干，放阴阳瓦上煅存性，研细，以陈酒调服三钱，三四服，即愈。不用发，亦有效。

此症不独属女子，男子亦有之。

《张氏医通》：予尝用此方治少阴病下利、咽痛、胸满、心烦，其效最捷。

【诸家绪论】《张氏医通》：此治瘀血发黄之缓剂，以诸黄虽多湿热，然经脉久病，不无瘀血阻滞也。《肘后方》以此治女劳疸，身面尽黄，发热恶寒，少腹满，小便难，以大热大寒女劳交接入水所致。用发灰，专散瘀血，和猪膏煎之，以润经络胃肠之燥，较硝石矾石散，虽缓急轻重悬殊，散瘀之旨则一也。

【凭证使用】黄疸、阴道大小直肠瘘、鼓胀、大小便不利等。

硝石矾石散

身黄，腹胀如水状，大便黑，时溏，《金匮要略》主用硝石矾石散。

硝石、矾石各等分。上为细末，以大麦粥汁40克许，一日三回服。

【证状表现】原文：黄家日晡所发热而反恶寒，此为女劳得之。膀胱急，少腹满面，身尽黄，额上黑，足下热，因作黑疸，其腹胀如水状，大便必黑，时溏，此女劳病，非水病也。腹满者难治。

补充：当有贫血，或腹满有块等。

【立方意义】本方证额黑、便黑、身黄为有瘀热之象。硝石味咸苦，能消炎、解凝、利尿，破坚积而消瘀血之热。矾石味酸寒，能除骨髓及肾脏、膀胱之热。两石并用，则有消瘀除浊热之功。大麦性微寒，有清热、健胃、利尿之作用，佐二石以利尿，解热，尤易得力。

【治疗标的】以身黄，带黑，发热时寒，腹胀，有水气，大便时溏，小便不利，为主标的而用之。

【诸家经验谈】张石顽：治一伶人，黑疸，投以硝石矾石散作丸，晨夕各进五丸，服至四日，少腹攻绞，小便先下瘀水，大便继下溏黑，至十一日疼尽，次与桂苓归芍之类，调理半月而安。

张公让《中西医学比观》：本方治黄疸确有效。似非必限于溶血性黄疸也。一老医告余，谓其效在茵陈蒿之上。又此方治溶血性黄疸，矾石当系皂矾，以皂矾为祖制硫酸铁，时杂硫酸铜，铁与铜，皆为制造赤血球所必须之原粉也。

【诸家绪论】《张氏医通》：此女劳疸之急方也，夫男子精动，则一

武简侠经方随证应用法

身之血俱动，以妇劳而倾其精，血必继之，故因女劳而尿血者，其血尚行，独易治也。因女劳而成疸者，血瘀不行，非急去膀胱少腹之瘀血，万无生路。乃取皂矾以涤除瘀垢，硝石以破坚散积，二味相需，锐而不猛，此方之妙用也。

求真：本方不仅治此证已也，全身贫血，腹部膨满恰如腹水之剧者，而排出黑粪，且时时缓下瘀血者，亦所能治，不可以狭义解也。

《类聚方广义》：硝矾散证，痰喘咳嗽，气急息迫，不能卧起，面身有煤黄色者，为极恶之候，宜选用麻杏甘石汤、木防己汤等，与此方交互用之，能食者可起。

张锡纯：治黄疸，白矾之功效不如皂矾，此方白矾，盖皂矾也。

按：《金匮释义》引《本草纲目》作绿矾，《医通》亦用皂矾，可从之。此外，有用白矾者，亦采录于后，以备学者参改。

《肘后方》：本方治交接劳复，阴卵肿，或缩入腹，腹中绞痛，或便绝。

《千金翼方》：泻肾汤（即本方用粳米粥），主男女诸虚不足。

《医门法律》：硝石矾石散，从来不解用硝石之义，方书俱改为滑石矾散，且并改大黄硝石汤为大黄滑石汤，医学之陋，一至此乎。

《魏氏家藏方》：硝矾丸（即本方用白矾，加赤石脂，糯米粥为丸），治暗风、痫病年深者，云服之半月，除根。

《圣济总录》：矾石丸（即本方用白矾，以米醋浸，炊饼心为丸），治赤白痢。

按：余无言《金匮要略新义》于此条方证，别有会心处，其言曰：余意至"因作黑疸止"（由黄家以下，至因作黑疸十一句止）是一证。应有"当与虚劳建中汤，次治其疸"之句。盖建中者，建后天之脾胃气也。中气既建，血即充盈，恶寒自去，然后再治其疸，则无投鼠忌器之难也。自腹胀如水状以下，又是一证。是三焦水道失利，肾脏与膀胱气化俱竭，热不得消，湿不得利，并于大肠，致有瘀血，故大便必黑，时或便溏也。此时以硝石矾石散峻利之，或急则治其标之义耳。此实余氏新义，为以前诸家未道，因采录之，作为本方证之参考。

【凭证使用】黄疸、贫血症、痰喘、痫病等。

牡蛎泽泻散

水肿，小便不利，《伤寒论》主用牡蛎泽泻散。

牡蛎、泽泻、栝蒌根、蜀漆、葶苈、商陆（宜制用）、海藻各等分。上研细末，一回 4 克许，一日三回服用，或将上药增量二倍以上，以水二合，煎一合服。

【证状表现】原文：大病瘥后，从腰下有水气，牡蛎泽泻散主之。

补充：当有腹中动，或喘满烦渴，或四肢面目浮肿，小便不利，脉沉实等证。

【立方意义】本方证是属于阳实证之里水，故用商陆根刺激血管，增加血压而使利尿；葶苈子性急下行，取其能泻胸廓之不，而皆有缓下作用；牡蛎含有钙盐，能软坚化痰，泄肾脏之水；泽泻能吸取水血中之陈废物，从尿道排泄而出；海藻亦含有盐类，能软坚散结，解凝利尿；蜀漆乃常山之苗，能驱逐胸中积聚之痰水；栝蒌根有除消渴、润燥、祛痰之能。此七味中，行水之品居多，以商陆根为最峻，葶苈次之，若牡蛎、泽泻、海藻则均为中和之品，栝蒌根亦然，虽不显利尿之效，而能和缓燥气，有助于行湿利痰之功。蜀漆虽较峻，而能为行水诸药开其先路。因此，可知本方不特善于利小便，亦能利大便，不但适用于下半身之水肿，即上半身之水肿，亦可用也。

【治疗标的】以有四肢面目浮肿、小便不利为主标的，口燥、有痰、大便不爽、脉实为副标的而用之。

【诸家经验谈】《汉药神效方》：多纪茝庭云，古方之妙，殆不可思议，今举其二三，如牡蛎泽泻散料（或加大黄）治实肿阳水，为余数年所实验，应如桴鼓，妙不可言。

【诸家绪论】《续药徵》：此方治水肿，胸腹之动剧而渴者，若兼有渴状而实者，加大黄。

《医宗金鉴》：此主施之于形体实者，其肿可随愈也。若病后土虚，不能制水，肾虚不能行水，则又当别论，慎不可服也。

编者按：《伤寒论浅注补正》蔚按云：此方用散，不可作汤，以商陆水煎服，杀人。此或许单服者如是，赤者尤峻。他书曾虽皆言有毒，而未言及煎服能杀人，惟《得配本草》曾言及，取白花者根，铜刀刮去皮，薄切，以东流水浸两昼夜，漉出，架甑蒸，以黑豆叶一重，商陆一重，如此蒸半日，熟透，去豆叶，如无豆叶，以豆代之云云。是商陆根，生者，不宜服，必须先行调制而后可。斯为药用中有商陆根者，所宜留意考究也。

【凭证使用】肿满、痰喘、水结胸、大小便不利，身体尚壮实者。

百合地黄汤

《金匮要略》百合病（似属今时之神经衰弱症），主用百合为治（因名百合病），如有血热而燥者，合地黄，《金匮要略》名百合地黄汤。

百合 60 克（擘），生地黄汁 30 克（或用地黄 30 克）。上以水洗百合，渍一宿，去水，更以泉水五合，煮取二合半，去滓，内地黄汁，并取二合，分二次服。中病，勿更服，大便当如漆色。

【证状表现】原文：百合病，不经吐下发汗，病形如初者，百合地黄汤主之。

补充：当有心嘈、心悸、眩晕、耳鸣、眼花、健忘等证。

【立方意义】百合病系由病后未得恢复，阴虚而有内热，兹又加以血燥，为用富于淀粉质及含有黏性胶质之百合滋养、健胃、润肠，并用含有铁质及糖质之地黄汁解阴虚之热，除燥补血，兼强心肾。合用则虚热尽消，心、肾、胃、肠元气渐恢复，神经亦得以强健如常。

【治疗标的】以有神经衰弱、眩悸、耳鸣、健忘、血液虚燥为主标的而用之。

【诸家经验谈】《张氏医通》：治内翰孟瑞士尊堂太夫人，因瑞士职任兰台，久疏定省，兼闻稍有违和，虚火不时上升，自汗不止，心神恍惚，欲食不能食，欲卧不能卧，口苦，小便难，溺则洒淅头晕。自去岁迄今，历更诸医，每用一药，辄增一病，用白术则窒塞胀满；用橘皮则喘息怔忡；用远志则烦扰烘热；用木香则腹热咽干；用黄芪则迷闷不食；用枳壳则喘乏气；用麦冬则小便不禁；用肉桂则颅胀逆咳；用补骨脂则后重燥结；用知、柏则小腹枯瘪；用芩、栀则脐下引急；用香薷则耳鸣目眩，时时欲人扶掖而走；用大黄则脐下筑筑，少腹愈觉收引，遂致畏药如蝎。惟日用人参钱许，入粥饮，和服，聊借支撑。交春，虚火倍剧，火气一升，则周身大汗，神气骏骏欲脱，惟倦极少寐，则汗不出，而神思稍宁，觉后少顷，火气复升，汗亦随至……邀石顽诊之，其脉微数，而左尺与左寸，倍于他部，气口按之，似有似无，曾遍询吴下诸名医，无一能识其为何病也。石顽曰：此本平时思虑伤脾，脾阴受困，而厥阳之火，尽归于心，扰其百脉致病，病名百合。此证惟仲景《金匮要略》言之甚详，本文原云，诸药不能治，所以每服一药，辄增一病，惟百合地黄汤为之专药，奈病久，中气亏乏殆尽，复经药误而成坏病。姑先用生脉散加百合、茯神、龙齿，以安其神，稍兼连、萸，以折其势，数剂稍安，即令勿药，以养胃气，但令日食鲜百合，煮汤服之，交秋，天气下降，火气渐伏，可保无虞。迨后仲秋，瑞士请假归省，欣然勿药而康。

按：张氏已知孟太夫人所患为百合病，又知此病为百合地黄汤证，即可以此方，或与麦门冬汤，合方治之，自能下火气、强心肾、安定神志，乃以为后时，而改用他方，何哉？

【诸家绪论】《金匮要略辑义》引程氏说：如漆（指大便），地黄汁也。当是程氏亲验，今从之。地黄汁，服之，必泻利，故云，中病，勿更服。

《伤寒辨证》：百合地黄汤，治百合病，不经吐下、发汗，病形如初者，百合七个，擘开，以泉水浸一宿，洗去白沫，别以水二钟，煎一钟，又用生地黄二两，泉水二钟，煎一钟，和匀服，大便当如泻，腹痛，勿更服。

按：该书所用地黄量及煎法，既与原书有异，而将原文大便如漆，改为如泻，又加腹痛二字，或从经验，或从理想得之，均可备考证。

【凭证使用】神经衰弱、虚劳内亢及热病后身体虚弱者。

鳖甲煎丸 🌀

久疟，腹部有痞块，《金匮要略》主用鳖甲煎丸。

鳖甲 36 克，射干（一作乌扇）10 克，黄芩 10 克，柴胡 10 克，鼠妇 10 克，干姜 10 克，大黄 10 克，桂枝 10 克，石韦 10 克（去毛），厚朴 10 克，凌霄（一作紫葳）20 克，半夏 3 克，阿胶 10 克，芍药 16 克，牡丹 16 克，䗪虫 16 克，葶苈 3 克，人参 3 克，瞿麦 7 克，蜂蜜 13 克，赤硝（一作芒硝）36 克，蜣螂 20 克，桃仁 7 克。上二十三味为末，取煅灶下灰一斗，清酒一斛五升，浸灰，候酒尽一半，着鳖甲于中，煮令泛烂如胶漆，绞取汁，内诸药，煎为丸，如梧子大，空心服七丸，日三服。一作炼蜜为丸，如弹子大，每日服一丸。煎服，或研细末服，一日二三回。

【证状表现】原文：病疟，以月一日发，当以十五日愈，设不差，当月尽解，如其不差，当云何？师曰：此结为癥瘕，名曰疟母，急治之，宜鳖甲煎丸。

补充：当有寒热，或大小便不利，或大便见黯色，或妇人经闭，有癥瘕疢癖之状。

【立方意义】本方证，由肝脾失职，血凝气滞，痰湿不化，结为癥瘕，方中鼠妇、䗪虫、桃仁、大黄、丹皮、紫葳、芍药、乌扇皆为破血、散血、攻瘀之品；蜂房有祛风、杀虫、解凝作用；蜣螂亦有破癥结，消肿胀之能，如其有疟原虫潜伏于血中，兼又可以驱除。瞿麦、石韦能开下闭之水窍，退蕴隆之劳热，已足使前后阴排泄机能无所阻滞。再以干姜、半夏、葶苈、厚朴祛湿、下气、行痰、健脾。另以桂枝通血脉，柴胡舒肝气，黄芩清肝热，鳖甲入肝络，更借大黄之力以通肝瘀，则所有留滞之气血痰湿，皆可以解散矣。惟因久疟之故，气血有所虚耗，则加入人参、阿胶以滋养之。其中有药味性急而易走者，则加入灶灰，以留恋之。各药性味，有不相融合者，则又加入清酒，以溶和之。立方之旨，在于斯乎？

【治疗标的】以久疟有痞块（脾脏肿大）、大小便不利为主标的，身有寒热为副标的而用之。

【诸家经验谈】叶橘泉：治慢性久疟，脾脏肿大，或肝脾皆肿，腹鼓胀者（慢性病，须继续服半月或一月，方能有效）。

简侯：曾以此丸，治疗肝脾肿大症，如黑热病、血吸虫病、血膨胀、肝硬化及妇人经闭，有癥瘕痃癖之证者，在精气未全衰退弱时，屡用有效。

按： 此方似包含下瘀血汤、桃仁承气汤，兼具有小柴胡汤、桂枝汤、大承气汤、半夏厚朴汤、柴胡桂枝干姜汤等之方意，而进退加减者，丹波元坚谓其攻半表之邪，半里之结，无所不至焉是也。《三因方》谓古方鳖甲煎，药料难备则可，谓为无效，则不可。或有谓，药味凌杂，毫无意义，吾不敢信。试观《千金要方》《外台秘要》所载方剂，有多至数十味，或名为海上方者，多异效异常，不能因为难领会其意义，而妄加非议之。况此方既有意义可寻，又有效用可观，前人存之以传后世，施于临床可治多种疾病，何能舍而不用哉。目前医家普遍取用于消痞化积，药肆亦多备有此丸，如其无效，何以致此。

《成方便读》：方中寒热并用，攻补兼施，化痰行血，无不备，而又以犹蚁善走入络之品，搜剔其蕴结之邪，紫桂领之出表，硝黄道之降里，煅灶下灰，清酒助脾胃而温运（此二句待商），鳖甲入肝而搜邪，空心服七丸，日三服者，取其缓以化之耳。

《治疗要览》：在慢性疟疾，脾脏肿大，中医所谓疟母者，可用此方。

【凭证使用】脾脏肿大，或肝脏硬化、鼓胀、妇人经闭有腹块，属于体实者。

枳术汤 〰️

里水，心下坚大如盘，《金匮要略》主用枳术汤。

枳实 25 克，术 7 克。上细锉，以水二合，煎一合，去滓，一日分三回，温服。腹中软，即当散也。

【证状表现】原文：心下坚，大如盘，边如盘旋者，水饮所作，枳实汤主之。

【立方意义】本方证在形式上由水饮停蓄而致腹部胀满，但以手按之，坚大不散，是不但有水饮之患，且具有器质之病矣。此器质病，不外肝脾两种之一。兹用枳实苦寒，以应于心下及肋骨弓下之结实，破其坚积，去其湿热，既消胀而利尿，亦下气而通便。白术苦温，以应脾胃水湿之停蓄，除胀满，健运化，能增强肠部之蠕动，刺激肾脏以利尿。一寒一温，一破一补，则自无寒热虚实之患，更有消除肝脾坚满满之能。故此方不但除心下之水饮，兼得治肝脾肿大之腹水，与肾脏、膀胱、结石等之小便不利，亦有功效。

【治疗标的】以心下坚满，不能食，小便不利为主标的而用之。

【诸家绪论】沈明宗：见心下坚大如盘，当审虚实寒热，脉之浮沉、迟、数、大、小为异，毋得执方而误用也。

《圣济方》：本方加半夏，为枳实散，治癖结，不能饮食，心下虚满如水者。

《外台秘要》：徐玉枳实散（即本方加桂心、茯苓为散，酒服），主消肿，利小便，兼补疗风虚、冷胀、不能食。

张洁古：枳术丸（即本方），枳实炒麸黄色去穰一两，白术二两，同为极细末，荷叶裹，烧饭为丸，如梧子大，每服五十丸，白汤下无时。近代吞服二三钱，开水送下。

《医方论》：一补脾，一去实，简当有法，勿以其平易而忽之。

按：汤本求真说此方有治腹水作用，又据《类聚方》所引肥气如覆杯之语，谓是述肝脾二脏中之一种肿大，连及于心下之证治。本方单用于此证者颇稀，而与大小柴胡汤合用之外较多云云。如此说，则本方亦能治肝脾一种肿大之腹水证矣。

【凭证使用】心中坚满，小便不利或心下满痛者，肾脏结石、膀胱结石等之小便不利，而腹中有块痛者（《临床实用方剂》）。

苇茎汤 🌀

肺痈，身有微热，吐脓血，《金匮要略》附《千金要方》用苇茎汤。

苇茎 14.5 克，薏苡仁 11 克，瓜瓣（甜瓜或冬瓜）8.5 克，桃仁 7 克。上剉细，以水六合，煎苇茎，成三合，去滓，入诸药，煎一合，一日三回分服，再服，当吐如脓。

按：丹波元坚据《别录》《圣惠》《本经逢源》诸书，主用甘瓜子

（即甜瓜子），以用冬瓜子为非。《皇汉医学》：瓜瓣，今以冬瓜子代之，可从。

【证状表现】原文：千金苇茎汤，治咳有微热，烦满，胸中甲错，是为肺痈。

补充：当有臭痰脓血、胸热甲错（即胸膈肌肤枯腊之状）、烦满、咽干、口燥之证。

【立方意义】本方证之肺痈，系脓已成，胸满而烦，咽干而渴，用苇茎清热利尿，解渴除烦，能道热痰下流；薏苡仁行湿利尿，健胃祛痰，能除脓血积蓄；桃仁镇咳行瘀，润燥通便，能驱蓄血下行。至于甜、冬两瓜子，功用虽不相同，而属于甜者，能破脓血，除积聚；属于冬者，能清湿热，除烦满，代用无所不可。合以除烦热，排脓血，润燥镇咳，治肺痈脓已成而未剧者，有殊功。

【治疗标的】以胸热甲错、咳吐臭痰脓血为主标的，烦满、小便不利为副标的而用之。

【诸家经验谈】《张氏医通》：苇茎汤，治心脾过劳，肺气不化，水道不利之疾，功效最速。

又，肺痈初起，用苇茎汤，大疏肺气，服之，使湿痰悉趋溺孔而出，一二服即应。

【诸家绪论】尤在泾：此方具下热散结通瘀之力，而重不伤峻，缓不伤懈，可补桔梗汤、桔梗白散之偏，亦良法也。

《汉方治疗各论》：苇茎汤以发热及胸皮甲错为目的；四顺汤以肺痈之咳嗽为目的，此二者不同之点。对于阴虚证，以薏苡附子败酱散治之。

《治疗要览》：苇茎汤，用于肺疽轻证，有时有效。以微热、胸甲错为目的，或合四顺汤（贝母2克，桔梗、紫菀、甘草各1克），用于肺坏疽之咳嗽。

《中国内科医鉴》：肺坏疽，初期发病，体力未衰弱者，用桔梗汤、桔梗白散，体力已衰弱者，用苇茎汤。若已陷于阴证者，用薏苡附子败酱散。

《韩懋医通》：薏苡，为肺痈专药，根汁最效。

张公让《中西医学比观》：肺痈（化脓性气管枝炎）用苇茎汤，确有卓效。用治肺炎、气管枝炎，亦有卓效。亦可随症加用桑白皮、贝母、竹黄之类。

【凭证使用】肺坏疽、咳嗽、吐臭痰脓血而有热者。

猪肤汤

阴证，咽痛，心烦者，《伤寒论》主用猪肤汤。

猪肤 500 克。上一味，以水一斗，煮取五升，加白蜜一升，白粉五合，熬膏，和令相得，温分六服。

按：上方分量，可酌减用之。猪肤，张石顽谓系皮上白膏，山田正珍谓即猪肉，《余听鸿医案》谓为肤外之垢（见后）。白粉，即白米粉也，凭后医案用之。

【证状表现】原文：少阴病，下利咽痛，胸满心烦者，猪肤汤主之。

补充：当有心烦、津亏、咽干、声哑之证。

【立方意义】本方证由于患者体力虚耗，胃肠与心肾机能均失去正常功能，以致水液在上不能蒸为津液，在下不能转输膀胱，而反由肠部下泄，因之胃中缺乏水液之资助，心脏失去水液之调节，而出现胸满、心烦之证。不第此也，少阴脉络所至之咽喉处，亦只有浮阳而无阴液，遂致酿成咽痛之证。今用具有胶质之猪肤，润膜止痛之蜂蜜，滋养缓和之白米粉，既能增加津液，消除咽痛，且能直接补养胃肠，间接调燮心肾，其病可已。

【治疗标的】以咽燥干痛、声哑、心烦为主标的，津亏、大便不利为副标的而用之。

【诸家经验谈】《张氏医通》：徐君育素秉阴虚多火，且有脾约便血证，十月间，患冬湿，发热、咽痛，里医用麻仁、杏仁、半夏、枳橘之属，遂喘逆倚息不得卧，声飒如哑，头面赤热，手足逆冷，右手寸关，虚大微数，此热伤手太阴气分也。现萎蕤、甘草等药不应，为制猪肤汤一瓯，令隔汤炖热，不时挑服，三日声清，剂终，而痛如失。

《余听鸿医案》：孟河有一男，前阴茎中溺孔有气出，如转矢气而有声，两年余，无所苦。前辈张景和诊之曰：男子阴吹，候猪行屠户杀猪

杂方类

329

时，去毛之后，用刀刮下之皮垢，即为猪肤，将水漂净，曝干，将阴阳瓦，用炭煨灰，存性，研细，以陈酒每服三钱，三四服即痊。此方亦系猪膏发煎之蜕化也。今之猪肤者，直用猪皮，误矣，其实肤外之垢也。

【诸家绪论】《伤寒发微》：本病病根实起于下利，因下利而胃中胰液、膵液、馋涎，一时并涸，大便因是不得畅行，仲师因立猪肤汤一方，用猪肤，以补胰脏；白蜜，以补膵液；加炒香之米粉，以助胃中之消化力。近世验方，用猪油二斤，熬去滓，加入白蜜一斤，炼熟，治肺热声哑，意即本此。

【凭证使用】咽喉干燥、疼痛、声哑，由于津液亏虚者。

蜀漆散

疟作，寒多热少，脐下有动悸者，《金匮要略》主用蜀漆散。

蜀漆、云母（烧）、龙骨各等分。上为细末，于发作前二小时许，以水和醋少许，顿服 2 克。

【证状表现】原文：疟多寒者，名曰牡疟（《外台》作牝疟）蜀漆散主之。

补充：当有脐下动悸，或多痰、多寒之证。

【立方意义】本方证之疟是由痰饮抑遏阳气而致多寒少热，在今时，且确知有疟原虫存在。方用蜀漆（常山之苗，功力较胜）能促进淋巴液循环，排除停蓄之杂质水份，其中所含甲种赝碱，尤有扑灭疟原虫之能（参用许小士诸氏之说）；云母能下气补中，祛湿运痰，治疟痢疮痛，当具有多少杀虫菌作用；龙骨具有收敛下降之力，《本经》主治心腹鬼疰，更有用治疟痢者，可知其亦有多少杀虫杀菌作用矣；醋能下气解毒，消积去痰。合而观之，则本方证尤适用于疟而多痰者，即无多痰，亦必有多少杂质水分与疟原虫混合存在者，故用之亦有效。

【治疗标的】以有疟疾、多痰、内寒外热、脐下动悸为主标的而用之。

【诸家绪论】《张氏医通》：牡疟，以邪气伏结，阳气不行于外，故外寒积聚湿液以成痰，是以多寒，与《素问》少阴经之多热少寒不同，方用蜀漆和醋浆水吐之，以发越阳气。

《仁斋直指》：凡疟方来与正发，不可服药，服药在于未发两时之先，否则病药交争，转为深害。

《类聚方广义》：牡疟七八发，或十余发后，病势渐衰者，于未发前一时许（求真按：古之一时，即今之二小时也），以酢、水等分，或新汲水，服一钱匕（当今之4克），则吐水而愈。

《金匮要略辑义》：《外台秘要》载《广济》，常山汤，常山三两，以浆水三升，浸经一宿，煎取一升，欲发前顿服之，后微吐，差止。与本方，其意殆同矣。

按：常山汤，仅取本方常山一味治疟，亦能有效。在近代西医家多认为常山，是截疟之特效药，多数西医，在临床实验报告谓对患疟疾病人，不论其为良性或恶性，都有治疗功效。其药效可超过奎宁100倍，且有解热作用云云（参用《科学的民间药草》说）。我国在千余年前，仲景氏已知用此药治疟，洵可贵也。《新中药》说：常山至肠中，略能刺激肠之蠕动，使积粪缓缓排出，则常山不但能诱导体内水分杂质从上而吐，且能诱导水分杂质从下而出，使麻刺利亚原虫，在血液中分泌之毒素一并从消化道排泄之矣。然其性暴悍，不宜单用。本方配以云母、酢浆，更有缓其暴悍之性之意存于其中，学者可体会得之。

【凭证使用】疟疾、多痰、多寒而身体尚未至衰弱者。

竹皮大丸 ✎

发热、烦乱、呕逆，《金匮要略》主用竹皮大丸。

竹茹20克，石膏30克，桂枝10克，甘草30克，白薇10克。上剉细末，枣肉为丸，每服2克，一日三回。又后云，烦喘者，加柏实一分（《活人书》作枳实，疑误）。

【证状表现】原文：妇人乳中虚、烦乱、呕逆，安中益气，竹皮大丸主之。

补充：当有上冲、微渴或狂惑之证。

【立方意义】产后气虚火盛，上逆呕吐，心烦意乱，甚至狂惑，宜以清热降逆之品为治。竹茹凉降，清血热、止呕；白薇亦凉降，解血热，益阴；石膏寒降，除烦热，止呕渴；得桂枝，以温通经脉，和营降冲；再以甘草、大枣同为甘平缓中补虚之品，滋润之，安静之，则烦热去，呕吐止，神志清，而无伤于脾胃矣。此立方之微意、治疗之妙用也（须细细体会之）。又烦喘，加柏实者，以其能益心脾，润肝木，更有清金降逆之功耳。

【治疗标的】以发热、烦乱、呕逆、微渴为主标的而用之。

【诸家经验谈】汤本求真：余治血热，用竹皮大丸料，合三物黄芩汤，屡奏奇效。

【诸家绪论】《济阴纲目》：中虚，不可用石膏，烦乱，不可用桂枝。此方以甘草七分，配众药六分，又以枣肉为丸，仍以一丸饮下，可想其立方之微、用药之难、审虚实之不易也。仍饮服者，尤虑夫虚虚之祸耳。用是方者，亦当深省。

按：《医宗金鉴》以此条文义，证药未详，盖亦疑为非仲景之方，然用以治上述之证，属于血热者，乌可舍诸。

【凭证使用】热病烦乱而有内虚之状者。

皂荚丸

咳逆，有胶痰壅塞不出者，《金匮要略》主用皂荚丸。

皂荚末、枣肉等分。上药，以蜂蜜为丸，一回4克放，一日，三回服用。

【证状表现】原文：咳逆上气，时时吐浊，但坐，不得眠，皂荚丸主之。

补充：当有胶痰不易咯出，而致喘息之状者。

按：本编桂枝汤类，有桂枝去芍加皂荚汤一方，曾说明皂荚，虽有祛痰、排脓等作用，但属猛烈刺激药，只可用于一时救急，此方为丸服，亦须审慎用之。

【立方意义】本方证由胶痰壅塞肺气管，不能咳出而致喘逆，其证甚剧，若不以剧药开其痰路，导其胶痰外出，则立见危殆，甚至可以死亡。皂荚系辛温燥烈之品，擅长攻坚消痰、除瘀、涤垢，在肺中浊痰固结难拔之时，以此攻之，则可迅扫其巢穴，兹为防其生炎耗津，再加入滋润之枣肉、蜂蜜，以滋润之，监制之。然枣肉性温，亦非可以多服者。此方用治肺中冷而有胶痰壅塞、喘咳急迫时，最为适合。

【治疗标的】以稠痰黏肺、固结难拔、咳逆上气、时时吐浊为主标的而用之。

【诸家绪论】《兰台轨范》：稠痰黏肺，不能清涤，非此不可。

方舆輗：心嘈无可奈何，与皂荚如粟米者，仅五七丸。

《新本草纲目》：皂荚丸（用皂荚三个，炙令酥焦黄，旋覆花一两，杏仁一两，去皮尖麸炒，微研如膏，共为末，蜜成丸），治咳嗽上气，痰唾黏稠，坐卧不安。

《千金要方》：用白糖五分，皂荚一方寸匕（约4克），上二味，先微暖，令糖消，内皂荚末，和令相得，丸如小豆，先服二丸，治咳嗽，胸胁支满，多吐上气。

按：上一方去枣肉加味，下一方，以白糖易枣肉，皆有意义，可法。

《外台秘要》引《必效》：疗病喘息气急，喉中如水鸡声者，无问年月远近，用肥皂两挺，好酥一两，上二味，于火上炙，酥尽止。以刀轻刮去黑皮，破之。去子皮筋脉，捣筛，蜜和为丸，每日食后服一丸，取一行微利，如不利时，细细量加，以微利为度，日止一服。

按：肥皂荚比皂荚少燥烈性，李时珍谓：去垢而腻润，胜于皂荚。以去风湿，泻热毒。《必效》取用之意盖在此。前人变用古方有可取者，此类是也。

张公让《中西医学比观》：此慢性气管枝炎，痰涎甚多之症（或为神经性者），皂荚兴奋刺激性甚大，无力咳唾者，非此不可。今世庸俗喜温和而畏攻击，坐使良将投闲，可叹也。

【凭证使用】慢性气管支炎、气管支扩张、蓄脓证、胶痰如漆、黏稠咯吐不出者，暂时救急用之，宜慎（《临床实用方剂》）。

蜜煎导　大猪胆汁导　土瓜根导

阳明病，津液内竭，大便硬而难排，《伤寒论》主用蜜煎导、大猪胆汁导、土瓜根导。

蜜煎导，蜜七合，上一味，纳铜器中微火煎之，稍凝似饴状，搅之，勿令焦着，俟可丸，并手捻作挺，令头锐，长二寸，当热时急作，冷则硬，内谷道中。以手急抱之，欲大便时，乃去之。

大猪胆汁导，大猪胆汁，一枚，泻汁，和醋少许，以灌谷道中，如一食顷，当大便出。

土瓜根导，土瓜根（原方缺），如无土瓜根，可以栝蒌根代。《肘后》捣汁，筒吹入肛门内。《外台秘要》引《录验》，土瓜根捣汁，吹入下部。

【证状表现】阳明病，自汗出，若发汗，小便自利者，此为津液内竭，虽硬不可攻之。当须欲自大便，宜蜜煎导而通之，若土瓜根，及与大猪胆汁，皆可为导。

【立方意义】本方证是阳明病热邪充满，消烁水分，加以小便自利，肠部无水分挹注，因干结而硬，难以排出。此时只可用润药外导，不宜用攻下法，倍伤其津液。兹以蜂蜜、猪胆汁、土瓜根，分别为导。蜂蜜润肠通便，煮作挺（如今甘油锭），纳入肛内，则燥粪得润而下行。猪胆汁清热润燥，灌之直肠内，使之吸收，可通行于全身，发挥胆汗酸之消炎作用（参用阎德润说），能入肝胆，引导胆汁入肠而下行。土瓜根（王瓜）泻热结，通瘀闭，有滑泄作用。以其汁和水吹入谷道中，亦能导粪使下。《内台》方谓作挺用，非矣。

【治疗标的】以肠热粪结干燥难排为主标的而用之。

【诸家经验谈】《伤寒论发微》：四明医家周某治一陈姓，大便不行，已一月，始用蜜导，继用灌肠法，后用通大便之西药，皆不行。周医取猪胆倾盂内，调以醋，以灌肠器灌之，甫灌入，转矢气不绝，不逾时而大便出，掷地有声。越七日，又不大便，复用前法，下燥矢二枚，皆三寸许，病乃告痊。近世医家弃良方而不用，为可惜也。

【诸家绪论】《丹溪心法》：诸秘，服药不通，或兼他证，又或老弱虚极，不可用药者，用蜜，熬，入皂荚少许，作兑，以导之。冷秘，生姜兑，亦可。

《医学入门》：白蜜，半盏，于铜勺内，微火熬，令滴水不散，入皂角末二钱，搅匀，捻成小枣大，长寸，两头锐，蘸香油，推入谷道中，大便即急而去。如不通，再易一条，外以布掩肛门，须忍住蜜，待粪至，方放开布。

《三因方》：蜜三合，盐少许，煎如饧，出冷水中，竖如指大，长三寸许，纳下部，立通。

《吴仪洛方论》：海藏法，用蜜煎，盐相合，或草乌头末相合，亦可。盖盐能软坚润燥；草乌化寒消结，可随证阴阳所宜而用之。

曹颖甫：猪胆汁，排泄粪秽，最为合用。况胆汁含有碱性，碱与醋化合，最易发酵，肠中燥矢遇之，亦以收缩张力而易活动也。

《类聚方广义》：以蜜一合，温之，改用唧筒，身入肛中，较为便利。

编者按：大便不能，仲景已分证状之不同，或大下、微下、急下、缓下诸方矣。此种证状，无一下剂可用，只能采取导法，以清其肝胆肠胃之热，与津液之燥，则大便即可自动排出，与一味内服强通大便不同，此中西医在治疗方法上有所区别也。

《中国内科医鉴》：导剂，不限于猪胆汁。西医云：凡胆汁，可以消化饮食，胆汁，或能解宿食恶物，而制燥屎者欤？

《张氏医通》：猪胆导，非伤寒邪热，不可轻试，病人胃气虚者用之，往往有呃逆之虞，不可不慎。

《医宗金鉴》：《内台方》不用醋，用小竹筒，插入胆口，留一头，用油润，内入谷道中，以手将胆汁捻之，其汁自入内，此方用之甚便。

编者按：现今西药房有唧筒，取用尤便，乡村中如难得唧筒，即用上法。

【凭证使用】外用大便燥结，不能排出，难于用攻下药者。

蛇床子散 🍂

妇女阴中冷,《金匮要略》用蛇床子散。

蛇床子仁。上为细末,以白粉少许,和合为丸,如枣大,绵裹,入阴中,自温。

按:白粉,程氏云米粉。汤本求真作铅粉、锡粉。前猪肤汤、甘草粉蜜汤,均用白粉,在各方下,已分别说明。此方,原文"温阴中"是只治阴中冷,用米粉为适。若痒而有小疮,则属阴湿有虫,可改用铅粉。盖铅粉,有毒性,能杀虫、杀菌,医家多用为皮肤病药,内服亦能杀蛔虫,故甘草粉蜜汤,有蛔虫证者,用之,可参看。

【证状表现】 原文:蛇床子散,温阴中,为坐药。

补充:当有少腹恶寒之证。

【立方意义】 此方证系治妇女阴冷之证,然阴中有虫、湿、痒痛、生小疮,亦能通用有效。蛇床子性热,能壮阳,有起阴痿,温子宫,逐寒湿,疗阴疮肿痒之功。兼有杀虫、杀菌、除白带之能。白米粉性平,有滋养缓和功能。若铅粉或锡粉,则适用于确有虫、菌与溃疡等有效,宜分别和入之。

【治疗标的】 以阴中冷为主标的,或痒、有小疮为副标的而用之。

【诸家绪论】《集简方》:治妇人阴痒,蛇床子一两,白矾二钱,煎汤频洗。

《儒门事亲》:治赤白带下,月水不来,用蛇床子、枯白矾等分为末,醋面糊丸,弹子大,胭脂为衣,绵裹纳入阴户。如热极,再换,日一次。

《千金要方》:妇人阴痛,蛇床子五两,乌梅十四个,煎水,日洗五六次,亦治产后阴脱。

《金匮纲要》:近世阴道滴虫之病,用之有效,可知古人早有发明。

《大众医药》:阴冷,以蛇床子研末,加轻粉少许,和匀,制成枣形,棉裹,纳入阴中。

【凭证使用】 外用子宫冷及阴道有寄生虫,或生小疮等。

狼牙汤

阴中蚀疮烂者，《金匮要略》用狼牙汤。

狼牙 90 克。上一味，以水四升，煮取半斤，以绵缠筋如茧，浸汤，沥阴中，日四遍。

【证状表现】原文：少阴脉滑而数者，阴中即生疮，阴中蚀疮烂者，狼牙汤洗之。

【立方意义】此方证系治阴道有湿热，蕴隆不解而生蚀疮，为有虫在内之征。狼牙苦寒有毒，能清热杀虫，而除痛痒。以有毒之故，只能蘸取汤汁，滴入阴中，非如蛇床子散，可以纳入也。为治阴疮湿热生䘌之专药。

【治疗标的】以妇人阴疮有虫，为主标的而用之。

【诸家绪论】《外台秘要》引《古今录验》：治妇人阴蚀，苦中烂伤，狼牙汤，煎成，去滓，内苦酒（醋）如鸡子黄一杯，煎沸，适寒温，以绵濡汤，沥疮中，日四五度，即愈。

【凭证使用】外用妇人阴道滴虫、蛲虫、鹅口疮菌等。

矾石丸

妇人白带时下，内热，《金匮要略》主用矾石丸。

矾石 15 克，杏仁 5 克。上为细末，以蜂蜜为丸，枣核大，内阴中，剧者，得再内之。

【证状表现】原文：妇人经水闭不利，脏坚癖不止，中有干血，下白物，矾石丸主之。

沈明宗：脏，即子宫也；止，当作散字；坚癖不散，内有干血也。白物者，世谓之白带。

补充：当有子宫湿热，而感坚硬之状。

【立方意义】本方证由干血蓄积生热，经久则热与湿相结合而酿成带浊，今用白矾之酸寒，以收湿除热，杏仁之苦温，以润燥破结，协同以去干血，破坚癖，通经止带，更加入蜂蜜以润之，直接透入子宫，解其热湿，除其带浊，而经得通。

【治疗标的】以经闭、有坚癖、时下白物为主标的而用之。

【诸家绪论】《类聚方广义》：矾石丸、蛇床子散，二方相合，加樟脑，和炼蜜，作小指大，长一寸，更用白粉为衣，盛绵囊内，纳阴中，为良。

【凭证使用】外用，阴道炎，经水不利，分泌多量白色液汁者。

矾石汤

脚气冲心，《金匮要略》用矾石汤。

矾石 16 克。上剉细，以水一升二合，醋，三合，煎，浸脚。

按：本方原作浆水煮之。浆水，即白酒，俗称浆酒者是。有则用之，无则用醋。

【证状表现】原文：矾石汤，治脚气冲心。

补充：当有脚肿满，或腰痛之证。

【立方意义】本方证之脚气，似属于今时浮肿型脚气之类，是由于湿热不能宣畅，下流至足，壅遏不通，经久变生毒质，发生冲心之患。兹用矾石以却水、收湿、解毒，醋（代浆水）以散水气，杀邪毒，合用煎汤浸脚，可以宣散壅遏之湿热，疏解变生之毒质，而使冲心之证潜消，亦良法也。不可谓非仲景原方而忽视之。

【治疗标的】以脚气痿弱而有肿满之形为主标的而用之。

【诸家绪论】《医事启源》：《金匮》附方有矾石汤浸脚，脚气用药汤渫洗，屡见效验。冰冷者可以得汗，古人妄禁水洗，不知用药之效，助阳气，行经络，痿者，可使之起。

尤在泾：此虽非仲景原方，而有效于外治，不可少之。

《脚气钩要》：此方非仲景原方。《千金》论脚气云：魏、周二代无此疾，出后世，可以证矣。脚气涉日者，间有效。属冲心者，实非本方所能及也。

《张氏医通》：脚气冲心，矾石一两，醋浆水一斗五升，煎三五沸，浸脚良。

又，引《活人书》云，凡脚气服补药，及用汤药渫洗，逼邪入于经络，皆医之大禁也。

《金匮述义》：此方用之脚气，如痿软引日者，或见奏功，冲心之症，岂其所宜？

《景岳全书》：观《活人》等书，凡脚气服补药及汤淋洗者，皆医之所禁也。此亦一遍之说耳……若寒邪实热，壅结不散，而为肿为痛，最宜以辛香疏散之药，煎汤熏洗，则邪退极速，岂禁洗乎？惟是湿热气逆而上冲心腹者，不可骤洗，恐助湿气上升也，上必先降其气，俟其毒止在脚，再行熏洗，自无不利，盖补以补其弱，洗以逐其滞也，夫何禁之有。

按：景岳此论极为详切。须知冲心之证，已关紧要，仍宜随病情加用内治之方，不能专恃外治以求效也。

【凭证使用】外用，下肢湿热、痿弱肿满等。

头风摩散

头痛，由大寒犯胸，《金匮要略》附方用头风摩散（《千金要方》作头风散）。

大附子（炮）、盐等分。上二味为散，沐了，以4克摩痛处，令药力行。

【证状表现】原文：有方，无条文。

按：前人皆认为宋人附方，以其于外治有效，故取录之。

补充：当有恶风，或多汗，或身冷之证。

【立方意义】阳分不足之人，头部猝受风寒侵犯，疼痛急烈，用直接治法，以谋速解。附子为补火退寒之药，能刺激知觉神经及分泌、运动等神经而止痛。食盐有走血胜热、润燥镇痛之作用，能调和附子热烈散走之性，而解散大寒之留滞头部神经作痛者，其意义在此。

【治疗标的】以大寒犯脑头痛为主标的而用之。

【诸家绪论】《三因方》：附子摩头散（即本方），治沐头中风，多汗恶风，当先风一日而病者，头痛，不可以出，至日则稍愈，名曰首风。

简侯：曾用此方治一头痛、畏风。由冬日出外，头不着帽，归家身冷而发作者，予以此方，摩二三次即已。

按：治头风以用外治方为最佳，各家虽少用本方，而其所载各种外治法，有嗅鼻者、灌鼻者、塞鼻者、贴太阳穴者、薄敷头部或敷囟门者、熨者、洗者，等等。且有仿效此方，取乌头末，醋调，涂痛处，以治遇寒即痛之证，则此方为当日经验之方可知。

【凭证使用】外用，头痛，由受风寒或遇风寒即发之证。

鸡矢醴

鼓胀有湿热者，《素问》用鸡矢醴。

原书缺分量，及调制方法、服法，兹采用《积善堂经验方》所载，写之如下：干鸡矢炒黄，一升，酒醅三碗。上以酒三碗，煮鸡矢一碗，滤汁饮之。少顷，腹中气大转动，利下，即自脚下皮皱消也。未尽，隔日再作，仍以田螺二枚，滚酒瀹食，后用白粥调理。并治一切肚腹四肢肿胀，不拘鼓胀，气胀、水胀、湿胀等。

按：鸡矢，方书应取白毛乌骨者为佳。如无，雄鸡矢亦得。

【证状表现】原文：黄帝问曰：有病心腹满，旦食不能暮食，此为何病？岐伯对曰：名臌胀。帝曰：治之奈何？岐伯曰：治之以鸡矢醴，一剂知，二剂已。

补充：当有中满、停积、气阻、脉沉实而滑之证。

【立方意义】本方证之鼓胀以属于里实而有热湿者。鸡矢性微寒，有下气、破积、消蛊胀、通利大小便之作用。兼有消除癥瘕积块之能。对于具有寄生虫之蛊胀，当亦有效。

【治疗标的】以有湿热停积之腹胀、大小便不利为主标的而用之。

【诸家经验谈】《石室秘录》：鼓胀，用鸡矢醴（醴字，疑误加）一升，炒黄色，为末，以黄酒一斤，先将鸡矢末盛于新布上，后将黄酒洒之，不可太骤，缓缓冲之，则药味尽下，取汁一碗，病人服之，切不可令病人先知，则不肯信心而服，使生别病。下喉之后，腹即作雷鸣，一饭之间，倾腹而出，两足即减大半，再饮一碗，全消。

《集验方》：治心腹鳖瘕及宿症，并卒得症，以饭饲白雄鸡，取粪，同小便于瓦器中熬黄，为末，每服方寸匕，温酒服之，日四五服，或杂饭食之，以消为度，亦佳。

《兰台轨范》：鼓胀，用干羯鸡矢，八合，炒微焦，入无灰好酒，三碗，共煎干，至一半许，用布滤取汁，五更热服，饮则腹鸣，辰巳时，行二三次，皆黑水也。次日，觉足面有皱纹，又饮一次，则渐皱至膝上而病愈矣。

《验方新编》：臌胀，公鸡一只，用大枣，连喂四五日，取下鸡粪一升，炒黄色，好酒一瓶，浸鸡粪，煮着一碗，沥去渣，令病人吃一碗，少时，腹中气转舒，作鸣，从大便而出，其肿渐消，如利未尽，再服一二次，必然尽消。如泄利不止，用田螺四个，酒淬，煮吃，即以温粥食之。如肿消尽，再用肾气丸、六君子汤，和平之药，调理可也。此治水臌极效，别种臌胀，其功稍迟。

《正传方》：用羯鸡矢一升，研细，炒焦黄色，地上出火毒，以百沸汤淋汁，每服一大盏，调木香、槟榔末各一钱，日三服，以平为度。

《肘后方》：治角弓反张，四肢不随，烦乱欲死，鸡矢白一升，清酒五升，捣筛，合扬千遍，乃饮。大人服一升，小儿五合，日二服。

《证治摘要》引《医林》：治鼓胀，雄鸡矢（腊月内收取晒干）、川芎各研末，各一两，上酒煮，面糊丸，梧子大，每服五十丸，温酒下。

编者按：观以上各家，同一采用鸡矢醴方，而所用鸡矢，有取干者、白者、雄鸡者、羯鸡者、炒者、浸者、淋汁者、为末冲服者、为丸酒服者，或以槟榔、木香、田螺助治者，或先喂大麦数升取其矢者或用黄酒无灰酒服者。虽种种不同，而皆在鸡矢醴之基础上灵活用之，更有以本方运用于外治而获效者，为简介如下。

《唐氏经验方》：治鼻出血不止，鸡矢，取有白色半截者，烧灰，吹之。

《成方切用》引范汪方：宋青龙中，司从吏颜奋女，苦风疾，一髀偏痛，一人穿地作坑，取鸡矢、荆叶，燃之，安胫入坑中，熏之，有长虫出，遂愈。

编者按： 本方治疗广泛，不亚猪膏，各有调制之方，内服外用之法，学者于此求之，即不难运用于鼓胀及癥瘕等各病。据我个人经验，曾令患鼓胀者，取干鸡矢焙研，以葱汁，或马齿苋汁，或蜂蜜调敷腹部而逐渐消失者。但病人中有嫌其秽而不肯为，至于内服更非所愿。必至诸药无效，病人急于挽救生命时，始忘其秽而一涂之，斯时，给以鸡矢醴，亦可照服而不辞。我四婶母在年轻时期患鼓胀重证，诸药无效，服鸡矢醴而愈。某杂志亦曾载有此方治愈重证鼓胀之病例，今不能举其名矣。

　　【诸家绪论】 李时珍：鼓胀生于湿热，亦有积滞成者，鸡矢，下气消积，通利大小便，故治鼓胀有殊功，此岐伯神方也。又醴者，一宿初来之酒醅也。

　　吴仪洛：凡鼓胀，由于停积及湿热有余者，宜用之，挟虚者禁之。

　　按：《金匮要略》有鸡屎白散，单用鸡矢白一味为散，以水和服，治转筋入腹，诸家鲜有用者。

　　【凭证使用】 鼓胀、癥瘕、血淋、石淋、风痹，并可用于痈疽及出血诸证。

豕膏

　　喉痈，已化脓脓出者，《素问》用豕膏（即猪膏）。

　　豕膏 500 克，熬炼。上冷定，不时挑服一匙。

　　【证状表现】 原文：岐伯曰：痈发于嗌中，名曰猛疽，猛疽不治，化为脓，脓不泻，塞咽，半日死，其化为脓者，泻则合豕膏冷食，三日已。

　　【立方意义】 本方证由喉中黏膜干燥，生炎化痈，泻脓后而仍感干燥或痛者，用甘寒解毒，益血脉，疗恶疮，而具有缓和滋养者之豕膏，冷食之，能除热、消肿、止痛、更能通利大小便，可使热毒从下而出。

　　【治疗标的】 以血脉不润而有干燥之情况者为主标的而用之。

　　【诸家经验谈】《中国药物科学研究》：脓泡疥疮，每碗猪油，放五六枚大枣，同熬，连速吃下，接连吃三天，即愈。

　　《成方切用》引万氏方：治肺热暴喑，用猪脂一斤，炼过，入白蜜一斤，再炼，少顷，滤净冷定，不时挑服一匙，即愈。

又，《肘后方》：治五种疸疾，用猪脂一斤，温热服，日三，当利乃愈。

又，《千金要方》：治小便不通，猪脂一斤，水二斤，煎三沸，饮之立通。又关格闭塞，猪脂、姜汁各二升，微火煎至二升，下酒五合，和煎，分服。

又，陈文仲方：治痘疮便闭，用肥猪膘一块，水煮熟，切如豆大与食，自然脏腑滋润，痂疮易落，无损于儿。

又，《心镜方》：治上气咳嗽，猪脂四两，煮百沸，切，和醋酱食之。吴云，若无疾服此，最润肺润肠，即是豕膏之属。老人咳嗽不利及大肠闭结者，尤宜用之。

按：本方用于喉痛内服者已少见，后代医家取用于涂贴皮肤燥裂及热肿诸外证，略举数例如下。

《子母秘录》：治吹奶寒热，用猪脂，冷水浸塌，热即易之，立效。

《十便良方》：治冬月唇裂，炼过猪脂，日日涂之。

《千金要方》：治手足皲裂，猪脂，着热酒中，洗之。

《急救方》：治发背、发乳，猪脂切片，冷水浸贴，日易四五十片，甚妙。

民间亦有用于老人大小便干结，与干咳少痰，和开水冲服者。此古代经验单方，扩而充之，能治内亦能治外，学者不可轻视也。

《金匮要略》猪膏发煎，治诸黄及妇人阴吹，亦皆从此方发展者。我辈循其流而溯其源，用古方以治今病而活用之，是在深思之士。

【凭证使用】痰咳不爽、口疮咽塞、黄疸证大小便虚秘者，外用于皮肤燥裂、乳腺炎及蜂窝织炎初起者。

四乌鲗骨一藘茹丸

精血亏损，肢清，经闭，《素问》用四乌鲗骨一藘茹丸。

按：乌鲗即乌贼，藘茹即茜草，其云四者，谓数之四，一者，为数之一，若谓乌贼用四两，茜草则用一两也。

以雀（吴云麻雀）卵为丸，鲍鱼（淡干鱼）汁下。

按：雀卵，多寡不定，当以适可为丸而止。鲍鱼汁，亦不外从患者之宜浓宜淡，或多或少，临时酌量，故无一定。因此可知服用丸量，亦不加以肯定也。

【证状表现】原文：帝曰：有病胸胁支满者，妨于食，病至，则先闻腥臊臭，出清液，先吐血，四肢清，目眩，时时前后血，病名谓何？何以得之？岐伯曰：病名血枯，此得之少年时，有所脱血，着醉入房中，气竭，肝伤，故月事衰少不来也。

补充：当有身微热而手足清冷，小便频数，脉亦细数。

【立方意义】本方证由精血亏损所致，为用雀卵之甘温，以补益精血。乌贼之咸温，既能通塞，又能凝血（杨华亭云：治吐血，与茜根同），内有钙质，故有破瘀收敛之效。茜草之苦寒，以祛瘀生新，尤其有效于经闭。鲍鱼（以石首鱼为胜）之辛温，以通血脉益阴气。合用，可以补虚损、生精血、复其故常，丈夫阴痿自起，妇人月事自下也。

【治疗标的】以吐血、前后出血、肢清、目眩、月经闭止为主标的而用之。

【诸家绪论】《张氏医通》:《内经》之方不多见，仅仅数方，世都弃置不讲。尝考本草，二味（即乌鲗、蘆茹）并皆走血，故《内经》以之治气竭伤肝、血枯经闭等证。饮以鲍鱼汁者，取异类有情，以暖肾调肝，则虚中留结之干血，渐化黄水而下矣。惟金水二脏，阴虚阳扰，喘咳失血，强中滑精者禁用。（节录）

又，《金匮要略》，治五劳虚极羸瘦，内有干血，用大黄蟅虫丸，系一派破瘀之味，较乌鲗蘆茹丸之搜血，猛峻百倍耳。若雀卵未必可得，鸡卵及肝，亦可代。活法在人，可执一哉？

【凭证使用】衰弱者之阳虚证脱血、血瘀、阴痿、经闭等证。

秫米半夏汤

湿痰上扰，寝不得寐，《素问》用秫米半夏汤。

秫米一升，半夏五合。以流水千里以外者八升，扬之万遍，取其清五升，煮之，炊以苇薪，火沸，置秫米一升，治半夏五合，徐炊。令竭为一升半，去滓，饮汁一小杯，日三，稍益，以知为度，故其病新发者，覆杯则卧，汗出则已。久者，三饮而已。

按：吴仪洛云：一升约合之三合二勺；五合约今之一合五勺；一升半约今之四合八勺；则八升当合今之二十五合六勺矣。（可参考章太炎氏古今权量论）

【证状表现】原文：今厥气，客于五脏六腑，则卫气独卫其外，行于阳不得入于阴，行于阳则阳气盛，阳气盛，则阳跷陷，不得入于阴，阴虚，故目不得瞑（《甲乙经》作夜不得眠）。

补充：当有痰气上逆、大小便不利、身有微热之证。

【立方意义】本方证是由有形之湿痰，格阳于上，不能下行于阴，阴虚不能上交于阳，因此造成不得夜眠之证。今用秫米之味甘微寒者，益阴气，利大肠，大肠利则阳不盛矣（所谓从阴出阳）。用半夏之辛温，消痰开胃，降逆散邪，逆降邪散，则阴得出矣（所谓从阳引阴）。更用远流之千里水，扬之万遍，收急速下达之意。李时珍云：阴阳既通，其卧立至。即此方之旨欤？

【治疗标的】以阴阳气不相得、痰气上逆为主标的，大小便不利为副标而用之。

【诸家绪论】《大众医学》张汝伟说：半夏从阳引阴，能除痰而利小便。秫米，从阴出阳，益心脾而利大肠，阴阳得守，二便得通，则卧自安也。此说甚是。

编者按：此系古代治不眠者之经验方，颇有意义，用特揭出，以备学者试用。

【凭证使用】失眠由于多痰、气逆、身热、大小便不利者。

泽泻白术汤

饮酒后当风，身热多汗，四肢解惰，《素问》用泽泻白术汤。

泽泻、白术各等分，麋衔等分之半。以三指撮取泽、术相等（约三钱），麋衔半数（约一钱半）煎成，食前温服。

【证状表现】原文：帝曰：有病热解惰，汗出如浴，恶风少气，此为何病？岐伯曰：病名酒风。帝曰：治之奈何？岐伯曰，以泽泻、白术各十分，麋衔五分，合以三指撮，为后饭。

吴仪洛：此即风论中所谓漏风也。因酒得风，故名酒风。

按：麋衔，即鹿衔。后饭，谓先服药，后食饭也。

补充：当有发热、头痛、自汗、脉浮、小便不利之证。

【立方意义】本方证由酒后当风，身热有汗，脉浮，头痛，有似桂枝证，而因酒内热蕴蓄，汗出甚多，非桂枝汤证也。为用泽泻以渗利湿热；术以行水燥湿；鹿衔以除风湿痹痛。如是，则小便利，湿热去，解惰除，酒风愈矣。

【治疗标的】以酒后当风，身热有汗，小便不利为主标的，头痛、脉浮等为副标的而用之。

【诸家经验谈】《名医类案》：江少微治黄三辅，年逾四旬，醉饮青楼，夜卧当风，头痛发热，自汗，盗汗，饮食不进，医治十余日，罔效。诊得六脉浮洪，重按豁然，投以白术、泽泻，酒煎而热退，汗仍不止，心口如水，此思虑所致，与归脾汤加麻黄根、桂枝，十数服而愈。头痛未已，用白葡萄汁灌入鼻内，立止。

按：江已知其为酒风，并已知其有本方而未全用，直是《金匮要略》泽泻汤耳。岂因未谙鹿衔之效用故耶。

【诸家绪论】李时珍：麋衔，乃《素问》所用，治风病自汗药，而后世不知用之，诚缺略也。

【凭证使用】胃中停水、风湿痛、小便不利等证。

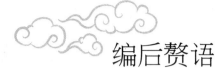

编后赘语

本书采录《伤寒论》方一○三、《金匮要略》方一二三,《黄帝内经》方六,合计二三二方。其中有汤、有丸、有散,有外治,虽不敢谓为完整,然所有可用之经方,已略备于此矣。

自惟学术浅陋,体力就衰,试恐率尔操觚,有误后学,遗讥大雅。嗣经本市科技陆主任及以下诸同志,时加奖掖,并承油印初稿前后十册,已足使我心情奋发。复经本院叶、马、江、徐四院长与翟支书,为照顾时间编写,宽放诊务,俾得从容思考。而江院长定远,尤能时时予以精神上之援助,而寄有无限深情者,益使我信心加强,兴会勃发,夜以继日,无间寒暑,稿凡三易,未感疲劳,是则本书之告成,实出科技与本院诸领导所赐,理应附此致谢。

编者武简侯

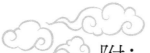

附：常用术语简释

属于生理者

营卫：亦作荣卫，盖气血之意。最近有三种解释：一以营为动脉血，卫为静脉血。一以营为血浆，卫为体温（章巨膺氏云：体温由营血而产生，犹热水在水汀中，而外围自热也，确实无疑）。一以营指营养物言，卫指白血球言。

三焦：似指胃肠消化、吸收、排泄三种作用而分之也。日人松园渡边熙博士云：和汉医学中有以三焦规定症候及处方者。其指上焦也，即为胸廓以上，颈头颜面部是也。中焦者，为横膈膜之上下，胃及小肠之上部是也。下焦者，包括肾脏、膀胱、子宫、卵巢、睾丸及腿以下之部分也。《医门法律》引孙景思解：上焦为胃之上脘；中焦为脾之大络，络者，膏凝如网之义；下焦为阑门，阑门在小肠之下，泌别水谷者。曹颖甫氏《伤寒发微》云：三焦，古称手少阳，《内经》云上焦如雾者，系淋巴管中水液排泄而出，已化为气，未受鼻窍冷空气者也。中焦如沤者，系淋巴管中始行排泄之水液，含有动气者也。下焦如渎者，即肾与膀胱交接之淋巴系统，西医直谓输尿管，水由肾脏直接膀胱而外泄也。张寿甫氏则谓心下膈膜及连络心肺之脂膜，即上焦。包脾络胃之脂膜，即中焦。脐下脂膜，即下焦。盖本王清任《医林改错》谓三焦属于人身油膜而区别之也。日人今村亮祇卿云：上焦即蓄称之奇缕管，中焦即大机黑尔，下焦即奇缕科白。时人阮其煌氏直指三焦为淋巴管，与曹氏说同。或有谓内经以脊椎为一焦之单位，而以若干单位为一焦之总称，如肺俞在三焦之间，心俞在五焦之间，肠俞在七焦之间，肝俞在九焦之间，脾俞在十一焦之间，肾俞在十四焦之间，则又三焦外之别说，可勿深考也。

奇经八脉：即督脉、任脉、冲脉、带脉、阳跷、阴跷、阳维、阴维也。据《中国针灸治疗学》著者承淡安氏云：督脉附于脊髓神经，任脉附于大静脉与淋巴干，冲脉附于下大静脉，带脉附于腰动脉与淋巴干，而阳跷、阴跷、阳维、阴维附于身体内一部分之神经。日人栗原广三谓：中医所论经络与西医所谓神经组织及血管系统相似。西医所称大动静脉管、动脉管、毛细管、淋巴管，中医别分为任脉、督脉、经络等。与承氏之说大致相同，可以信矣。

火：命门火、君火、少火、相火。古人所称命门火者，指肾脏发动之力量而言；君火者，指心脏发动之力量而言；至所云少火，则与生理的磷质相似（磷质能发生燃烧、发达脑力、强健生殖，即《内经》所谓少火生气也）；均为生理之火，非病理之火也，惟相火为病理之火。

九窍：指眼、耳、鼻、口、肛门、尿道也。

七窍：指眼、耳、鼻、口。

腠理：指皮肤言。

青筋：系静脉怒张者。

经隧：或称隧道，系血管系之意。

营气：或谓即血液、淋巴液之总称。

气：近人有谓气者，当系身体放散之瓦斯体也，可认为神经之工作与诸脏器新陈代谢之功能。更有谓气者，盖与生活有密切关系，为无形瓦斯样物质之意义，工作时之力，即名之曰气。故气塞不通，妨于流通，则病起于无形，似即今之所谓神经系统病也。又有谓气者，多数指神经证而言，恐不然，大约是力与作用的意义而已，如古人所说元气、真气等。即是人体生理的基本原动力，如胃气、肺气、肾气等，是胃、肺、肾的生理作用。至气虚、气郁、肝气等，乃为病理的作用也。近人许半龙氏则谓气即西医所谓神经，一则指其实质，一则示其作用耳。近时唐景韩在《新中医药》月刊第三卷第二期内谈到中医气的解释，大率谓：身体因细胞活动而产生一种势力，是为气。就广义言之，气即细胞生活力也。若细胞生活力衰弱，致全身机能失职，是为气虚亡阳，用附子所以兴奋细胞，恢复其生活力也。人体各种器官，互相连属，各尽所能，要皆为生活力，存乎其间。古人谓之曰"气化"，是即生理之气也。千古所难言之气，经此说明，极简易，极平常，毫不迹近神秘，无论何人，都能了解。至于"气血两亏，气不摄血"两语，以此推之，亦并不费解矣。

腑：指内部空虚之脏器而言。

脏：指内部充实之脏器而言。

阳明：大致指胃肠言。

水脏：指肾脏与膀胱也。

膻中：为心脏部分。

膏肓：膏，属胸之下部；肓，其上部也。

阴阳：生理的阴阳，依现代解释，阴为代表人体有形物质，阳为代表人体无形机能。旧时有称营为阴，卫为阳；气为阳，血为阴；寸为阳，尺为阴；背为阳，腹为阴；男子生殖器为阳，女子生殖器为阴，或混称为阴等甚多。皆就一体而言，可不论。至病理之阴阳，据《中医诊断学》著者姜春华氏云，中医阴阳为统括寒、热、表、里、虚、实六者而言，热、表、实为阳，寒、里、虚为阴，此古人殚精竭虑之方法，为病证提纲中之提纲，以是临病，执简御繁，吾人岂可轻忽而不宝诸。

血海：即子宫也。

太冲脉：近人谓即妇女卵巢。

任脉：近人谓即妇女输卵管。

相火不旺：系指全身生理作用衰微。

相火太盛：系指全身生理作亢盛。

属于性质者

虚：由病毒留滞体内，而精气有虚乏之状，大抵因误攻所致，故其腹部常软弱无力。一说抵抗力不足者谓之虚。

实：由病邪充满体内，而精力得见抵抗之状。大抵因失攻所致，故其腹部往往坚实，而常有抵抗压痛。一说病毒甚者谓之实。《中医诊断学》作者姜春华云：中医之所谓虚实，并非指病之虚实，乃以疾病加入体质之共同表现也。

虚热：病在三阴而发热者之称。其肌表虽有显著充血证状，而内脏实虚亏，非亢进病之比也。

实热：病在阳明而发热者之称。

虚火：由患者种种原因，损耗体内蛋白质及津液，磷质起代偿性燃烧，因此显各种虚性兴奋证状，如发热、盗汗、失眠、消瘦、唇红、便秘、面赤、口渴等，亦即谓之"阴虚火旺"，其病理，则由血液亏少，不能涵养神经所致。

实火：是毒素分解而发生刺激的证状。盖有各种炎证者，必有毒素分解，及血液循环亢进，因而发生刺激的证状，这种病理的机转，古人亦名之曰火。

血虚：贫血之称。

血实：多血之称。

气虚：是生理作用减退之称。

虚寒：是心脏衰弱，各部生理机能皆显著衰减状态。

阴虚火旺：同虚火。即虚性兴奋代名词。

肾虚：或作肾气衰弱，指生殖器衰弱而言。亦有指肾脏机能不足而言者。症见精漏、骨痿、小便频数、神昏耳鸣、体感清冷也。

虚损：虚证之称。

真阴亏损：谓阴虚证加剧者。

阴证虚满：谓下利之后，淡白无臭，而腹胀满也。

劳气：腠理不密者，因疲劳而失其守卫也。

诸不足：气血均不充足之谓。

面上戴阳：即虚性颜面充血之词。

阴寒阳衰：即阴虚与阳虚之证。

寒：多指水毒而言，一说是代表贫血状，或称为代表阴性症者。

热：是代表充血状，或称为代表阳性症者。

寒实：系阴证之实证。

热实：一作实热，为阳证之实证。

发热：有由体内（胃肠内或血液内）受某种毒物之刺激而生者，曰原发性热，是为正因。有由正气（即体内固有之抵抗力）抗拒病毒而生者，曰反射性热，是为副因，亦称诱因。

形寒：身体现寒冷之状，由体内病邪刺激交感神经而来者，则有汗；刺激迷走神经，则无汗。

潮热：谓身体手足胸腹各处之热，无不充满也。潮信之解不确。

寒热往来：一作往来寒热，谓先恶寒，恶寒止，即发热，热止，又复恶寒，如是往来不断也。一说，恶寒去则发热现，发热去则恶寒现，常为恶寒与发热交代出没之热状。

盗汗：寐中有汗也，虽亦有由于结核性者，但在先天梅毒性之子孙，为固有之证。连夜汗脱甚，衣服尽湿，身体尚佳者，为梅毒性，太弱者，为结核性。

骨蒸：为痨瘵之别名。

虚脱：虚指寒、指里，谓无阳之里寒证。至终期之时也。

真阴下竭：其义为阴已完，致阳无根而浮。孤阳上亢证则面现热象，而足胫现寒状也。

火极似水：亦称热极反兼寒化，即阳症似阴，或作阳盛格阴也。

水极似火：亦称寒极反兼热化，即阴症似阳，或作阴盛格阳也。

阳中之阴：谓风寒侵袭肌表者，寒为阴，表为阳也。

阴中之阳：谓病毒深入肠胃，而作炎性证状者，热为阳，里为阴也。

阴中之阴：谓身体内部脏腑机能皆现虚寒之象，寒为阴，里又为阴也。

阳中之阳：谓身体抵抗力强盛，病毒被驱逐于外，热为阳，表又为阳也。

阳不足：系阳虚之别名。

阴不足：系阴虚之别名。

属于病位者

表：谓身体之表面，外面也。如皮肤、皮下组织及接触于此等表面

之筋肉是（说明：表、里、内、外均为相对名词，若用解剖学明确区别之则不可能，大抵病位之最浅者为表，次为外，最深者为里，为内）。

里：谓身体之里面，内面也。如肠管、肠间膜及密接此等之组织是。

内：就实质而言之曰内，谓实质不与外界相通，如血肉骨髓等是。

外：合表里而言之曰外，谓表里不与外界相通，如皮肤、气管、肺、胃、肠等是。

半表半里：《皇汉医学要诀》云：既非纯然为表，又非纯然为里，即为半表半里。大约为横膈膜邻接之诸脏器，为胃、肝、脾、肺、肋膜、心囊、心脏、食道等。或谓胸胁部必见淋巴腺肿胀，且有胃证状如胸满呕吐等。

表症：系发热、恶寒、头痛、身疼、腰脊强、脉浮大，或紧或缓等是。

里症：不恶寒、反恶热，腹中鞕痛，便秘或自利，谵语、潮热、口渴、舌干、烦躁、腹满、脉沉细、沉实等是。

表里：近贤谓表里是指急性传染病发病的部位而言。表病必见呼吸系证状，如鼻塞、咳嗽、气喘等。里病必见肠证状，如便秘、燥屎等。

膜原：半表半里之称。

标本：先病曰本，是原发病。后病曰标，是续发病。受邪为本，可知以病灶为本。见证为标，可知以证状为标。

经病：指病毒在表。

腑病：指病毒在里。

过经：旧谓太阳病，过经脉而迄于内，故带表里之证。其及于内者，谓之过经，所以分病状也。

直中：直接起因于肠胃之病毒者，旧时有谓直中三阴，非是。

内陷：阳症不愈或误治，而成心脏与神经之机能衰弱，古人称为内陷，或曰经传。意谓由表入里，由阳入阴也。

表实：发热无汗者之称。

表虚：发热有汗者之称。

传变：凡属急性传染病初期，现太阳经症，渐次见某病所应现之证状，谓之传变。其有病状虽渐次显露，而循环、呼吸、神经诸系与胃肠器质等，均无甚大变化，亦谓之传变。则均如西医所称之转归也。

阳邪：即表证之别称。

动气：在脐之四围，筑筑然跳动也。

结阳：四肢有浮肿之状。

属于全身症候者

阴症：有寒性之意，系由新陈代谢沉衰而来。无炎证充血发热等之热性证状，与所谓正气不足、抗病力衰弱之说相同。

阳症：有热性之意，系由新陈代谢机能亢进而起。有炎症充血发热等之征象，与所谓正气充实、抗病力强盛之说相同。

阴盛：是分泌过多及机能不足之病。

阳盛：是机能亢进之病。

阴衰：是血虚或水分缺乏，及腺体分泌不足等。一称指慢性病荣养不良而言。

阳衰：是生理机能不足或衰弱之病。

阳虚：谓阳不足也，义同阳衰。

阴虚：谓阴不足也，由营养素缺乏（营养素功用有四：一、构成人体之组织，二、补充排泄之废物，三、节约体内之消量，四、供给体温及工作精力之原料）或不良，体内不能得适量之碳水化合物及脂肪，以供给体内之新陈代谢及燃烧体温之用也。

阴虚发热：由燃烧体温之碳水化合物及脂肪缺乏，则体温本当低落，今反发热者。体工起救济作用也。其救济之方法，乃于体内求他种物质，以代碳水化合物及脂肪，以供酸化燃烧，而生体温，先烧皮下之脂肪，脂肪不足，则烧及肌肉，肌肉不足，则烧及血液及筋，而其人死矣。日人大冢敬节云：阴虚之热，脉细数无根，能食五味。

阳虚发热：阳虚之症，体温当低落，今反发热者，亦属体工救济作用。惟时时现虚性兴奋、面赤、自汗、盗汗、口干、咽痛、便燥、溺赤等症，然多有形寒、厥冷之状也。大冢敬节又云：阳虚之热，脉大无根，不能食五味。

阳极似阴：亦称阳盛格阴，此因发热毒素剧烈，体温反不升腾，而见其下降也。

阴极似阳：一称阴盛格阳，所谓上热下寒症，或上寒下热症均属之。多由机能颓败、虚性兴奋、身热如烙，或面目色赤、唇焦口燥、烦躁、谵语，或两足心如烙，欲揭去衣被，喜饮冷水，惟稍袒露，即畏寒莫禁，指尖亦必微有厥冷，脉则沉迟，微细或数大无伦，重按多无力、或全无即是。

阴脏：病人喜热物者属之。

阳脏：病人喜凉物者属之。

亡阳：指心力衰弱，体温下降，虚脱之象也。其证恶寒，手足冷，肌凉，汗冷而味淡，微黏，口不渴而喜热饮，气微，脉浮数而空。

亡阴：指心力过盛，体温高升，闭塞之象也。其证身畏热，手足温，肌热汗亦热，而味咸，口渴，喜凉饮，气粗、脉洪实。

三阳：谓太阳、少阳、阳明也。其称阳者，指神经及各脏腑正常生理之能抵抗病邪而言。近贤吴汉仙氏所称阳经之疾患，多指体温功用之变化是也。

太阳：热在皮肤表面之总称。最近学者有谓，本病系由运送碳气、驱除病毒之排泄机能发生障碍所致。有谓属动物性管形造成之细胞集落，即所谓角板，又外板之外胚叶系统。即成人之神经中枢，及皮肤系统也。皮肤发热属之，见证有头痛、汗出、恶风、项背强掣，或疼痛等。

少阳：热在半表半里之间。即在皮肤系统外胚叶与内胚叶之间之中胚叶，形成胸膜、肋膜、心囊、腹膜等浆液膜系统之病。进一步言之，即此中胚叶之病邪，系由外胚叶受入而更由神经纤维导入内胚叶也。在中间部者，属体内中间部系统，见证胸胁苦满、胃部痞硬等。似呼吸器、血行器及胃之证状者是。或谓本病系门脉系统病变，胆汁、淋巴环流障碍所致。章巨膺氏则谓系胸胁部淋巴腺肿胀病也。

阳明：热气彻内彻外，无不充满之称。热在内胚叶，即肠胃之在最内层者。为植物性管之细胞集落。见证以肠胃证状为主，每胀满不大便也。西医所谓肠胃热，如肠窒扶斯、赤痢等均属之。或谓本病由病毒留滞肠胃，发生毒性的中间产物所致云。

三阴：谓太阴、少阴、厥阴也。其称阴者，指各脏腑、各组织及血液、淋巴、津液等有形有质之实体，受到病害而言。吴汉仙氏所谓阴经之疾患，多为脏腑实质之变性是也。

太阴：旧谓虚寒在里。最近学者谓本病系由肠胃弱，抵抗病毒之力薄，属于消化系病为多。章巨膺氏云：其病属肠胃炎而证则虚寒也。其曰太阴者，为无阳热之称，见证有腹痛、吐下、腹内虚满等。

少阴：旧谓表里虚寒。最近学者谓系神经与心脏或肾脏与内外分泌之机能衰弱、抵抗病毒之力不足。其曰少阴者，为三阴经中有表证之称，见证有恶寒、微热、蜷卧，但欲寐或口和咽痛、背痛、自利清谷、身疼、四肢厥冷等。少阴病，为心脑俱衰之症，近乎虚脱。

厥阴：旧谓里虚而寒热相杂。最近学者谓本病多发膈膜炎及肠壁炎症，胃之症象较显，其曰厥阴者，为三阴经病证至急之称。章巨膺氏指为少阴症之剧者，可信。见证有消渴，气上冲心，心中热疼，饥不能食等。姜氏云：厥阴不可归入于表，亦不可归入于里，所谓里虚而寒热相错之证。

阴汗：为阴症出汗也。

阴虚阳越：一作阴亏阳越，即前阴虚发热之别称。

中阴溜府：章巨膺氏云：阴证见回阳机兆者之称。

上脱：指自汗不已，面如渥丹，恍若离魂者之称。

下脱：指行则气喘，大便滑泻，精液走泄者之称。

属于疼痛与麻痹者

积气：指胃肠及子宫之痉挛。或谓系胃痉挛与子宫痉挛等易发之体质也。俗称为癥。日松园博士云：梅毒性贫血之人，有之，或称为胸咳。他医书或指为腹内有凝结物者。

奔豚：气自下腹部上冲心脏也。与心脏瓣膜病最易混淆。

上冲：气自少腹上冲胸臆也。

肾积奔豚：肾脏原因性奔豚也。

五积：心积曰伏梁，肝积曰肥气，脾积曰痞气，肺积曰息贲，肾积曰贲豚（即奔豚）。其称曰积者，皆指有凝结物而言。

去来疼痛：指发作性疼痛也。

痹痛：谓麻痹而疼痛也。

腹皮拘急：即腹筋挛急。

偏头痛：因颈部交感神经之刺激，同侧之头部、外耳动脉管收缩，其部即来贫血，以属于左或右之一偏而痛，故名。

任脉拘急：系直腹筋痉挛之别称。

筋惕：系筋肉之间代性痉挛。

身　动：谓全身震战也。

不仁：系全麻痹之称。

风痱：即半身不遂。

风痹：乃麻痹兼有疼痛者（一说顽麻不知痛痒）。有谓身体作痛，筋脉弛纵不收，两足时冷时热。更有称为流火者。

血痹：乃外症身体不仁者。

脾痹：指膀胱麻痹。

湿痹：谓关节疼痛而烦也。

瘴痹：知觉麻痹也。

痛：半身麻痹也。

痹：知觉麻痹不全之称。

偏枯：即半身不遂。系动脉硬化硬症。所谓类中风者是也。

风：有指感冒言者，有指抽掣言者，有指游走言者。

痛风：谓筋脉疼痛，约为今时之尿酸性关节炎。

历节风：即关节游走痛，属之偻麻质斯证。

白虎风痛：四肢百节极其疼痛，如受虎啮，此为历节风之最剧者，乃今之所称急性关节偻麻质斯剧症。

里急：皮肤之内，筋脉不和之意。

刚痉：今之破伤风症似之。

柔痉：约今之破伤风症而多汗者。

肩凝：肩部凝结，系筋肉之新陈代谢异常，发生中毒性拘挛也。

转筋：系筋肉痉挛之称。

痿弱：系运动麻痹之称。

死肌：系知觉全麻痹之称。

疝癖：起自下腹，上至心下，为腹筋之拘挛也。

痿躄：下肢运动麻痹也。

瘛疭：或作痫瘲，与转筋义同。

发惊：亦痉挛之名。

项背强几几：系项背筋之强直性痉挛。

身体强几几：系身体全部起强直性痉挛之意。

大结胸：因其人本有水饮宿疾，在膈上，误下后，热与水饮相结，胸中高起，按之如石而坚满，手不可近，故称结胸。又有因伤寒转变不循常轨所致者，比误下为重。与现代所谓胸膜炎相类。

脏结：腹痛，引胁下不可按，如结胸状。时时下利，大约如现代所称肠结核之类。

小结胸：由热邪与痰饮内结，按之亦感痛，或现代所谓胃炎之多粘液者尔。

水结胸：指由水毒停滞而成结胸状者。

血结胸：指由血毒停滞而成结胸状者。

食结胸：系由食物停滞而为结胸状者。

风湿相搏：谓风邪与湿气相搏而名，骨节酸痛一身尽疼，或称之为风湿骨痛。

骨极：齿牙手足俱痛，不能举立。

麻木：即麻痹之通称。

属于呼吸器病者

短气：或称气短。即呼吸促迫之意。

少气：为极度之浅表性呼吸。

气急：系短气之甚者。

呼吸短：谓浅表性呼吸困难。

倚息：指呼吸困难。

上气： 呼多吸少，气息急促之称。

上逆： 与上气义同。

痰厥： 指水毒上逆之谓。

吐浊： 吐浊痰也。

抬肩滚肚： 谓哮喘者两肩上耸如抬肩之状，腹部应呼吸往来而缩张，如滚肚之状也。

肺胀： 约即今之急性气管支炎，或同性气管支肺炎兼急性肺气肿。

津液： 即体液之称。

传尸： 为现代结核或痨瘵也。

房劳： 为脑性疲劳，交接时以脑之思想及感觉为主。

蓐劳： 产后罹肺结核之称。

儿疳： 同大人之痨证。

肺痿： 或谓即今之肺结核，或谓系肺组织痿缩也。若今之肺间质炎，因增殖而呼吸面减少。与胎儿之白色肺炎，似乎相同。

寒实结胸： 痰毒壅结，胸咽闭塞，喘鸣气促，肢冷汗出，窒息欲死。近代所谓急喉痹者是，又与现代之气管支白喉相类似。

脾疳： 谓由饮食不洁而致疳痨证也。即小儿之腺病，或致慢性结腹膜炎累及于脑，则变成慢性结核脑膜炎，中医名之曰慢惊风。

哑风： 谓失音不语也。

痰包： 谓舌下结肿如匏也。

阴火喉癣： 即今之喉头结核。

肺虚： 系指活力下降、血压下降、呼吸困难等。

属于消化器病者 ⁀

烦满： 谓胃部膨满而烦也。

膈中痰水： 谓胃内停水也。

反胃： 吐食吐水之称。

留饮： 即胃内停水之称。

饮澼： 系胃内停水宿患。

澼囊：系胃弛缓证与扩张证。

窠囊：即今之胃弛缓或扩张症。

中满：指胃中饱满。

支饮：胃中有水饮也。

心下水痞：乃胃内停水而膨满之称。

胸壅痰膈：谓水气性之咯痰，充满于胸中也。

醒脾：谓健胃，或刺激胃体使亢进其机能也。

积滞：痢疾之别称。

泄澼：下利之别称。

自利滑泻：即水泻。

湿泻：乃水气性下泄也。

里急后重：乃便意频作，而便量不多之谓。每发于大肠深处之疾患如赤痢、直肠溃疡、肛门周围炎、前列腺炎或痔核等之际往往有之。

旁流：谓大便热结不通，而所饮之汤药由结粪之旁流出臭水也。

脏毒：直肠癌、梅毒等之总称。

血胀：一名血鼓，为瘀血原因性腹膜炎症。

水蛊：一作水鼓，谓水毒停滞膨满于腹腔之内也。

气秘：谓大便由气结而闭秘也。

飧泄：肠鸣泄泻，谷食不化之称。

实邪：一作邪实，谓疾病停留于人体致使内部积滞也。指人体感病后所现症候之处所。而此症候又必具有实性者，如发热无汗则为表实，腹满便秘则为里实，壅塞之意。

脾虚不运：系指慢性病之消化不良而致之异常发酵，或消化管紧张失力、减退，而成鼓胀也。

邪陷胸中：系指急性传染病侵及胃肠而致之鼓胀也。

火闭：谓热病不大便而见伏脉者。

客邪：亦作邪气，或称客气，谓疾病由外来而客于人体也。内伤外感均属之。或谓乃本身体工救济之反应，非外邪也。

邪气有余：谓体质壮实之感受病毒刺激而发出之反应强者。

正气不足：谓体质衰弱之人感受病毒刺激而发出之反应弱者。

脾约：大便秘结不通之谓。

胃风：谓腹满，腹鸣，绞痛，泄泻，或如豆汁，或下瘀血，而有头汗、恶风、头面肿之状。

食亦：能食而体瘦之名。

肾泄：即鸡鸣下痢。

食泄：因饮食过多，发为泄泻，今之肠炎症近之。

食复：病后因多食复发热之称。

清谷：泻下完谷不化之谓。

失气：俗谓放屁，多由肠气下陷之故。

伏饮：为水毒潜伏之意。

脱气：谓气由肺管脱出，其状似喘，手足逆冷、腹满溏泄，食不消化也。

脾衰：系指消化不良与营养不良等。

属于神经系者 ⌇

中风：一称卒中风，谓其猝然发作也，即今之脑溢血症。另有太阳中风症，系伤风之意，与此全别。此外又有气中由七情而来，食中由饮食而来。

类中风：谓类似中风，如今之动脉硬化症，有称暗风者，有称风懿者。或有别呼为食中者、食厥者。

肝阳：指脑充血之轻症而言，一作神经不舒。

内风：即脑溢血症。

柔中风：一名产后风，以产后有四肢抽掣，角弓反张而名之，其病理系由临产时子宫阴道破伤部分感受破伤风菌所致。

肝气：是交感神经作用。

肝火：是神经作用。

肝郁：指神经不舒。

气闭：指神经感动之剧烈者。

气郁：谓由神经感动而致病毒郁积也。

气肿：乃由神经系统而来之心忧神经的疾患也。

气疾：一作气病，谓由七情所伤，而致神经疾患之意。

厥：谓四肢及全身冷却，多兼人事不省也。

厥逆：指四肢之末端，逆向中心部冷却之称。

卒厥：系突然而来人事不省四肢冷却之称。

风眩：即眩晕。

弄舌：谓舌尖无意识的时时运动也。

百合病：旧时以该病状恍惚难名，因得百合而愈，故以为名。近贤章巨膺氏谓以现代学说证之，当是神经衰弱之一种病候。

梅核气：旧谓咽中如有炙脔，后世医谓之梅核气。西医则谓之歇斯的里球，神经家多有此证。如罹梅核气而胸中痛甚者，则呼为梅核膈。

胸胁逆气：谓向胸胁冲逆之神经证。

胸胁满：是胸胁之间气塞满闷之谓。

胁满：单指胁肋之下气胀填满也。

疝气：谓有凝结物在肋骨弓下也。

怔忡健忘：谓心脑交病证也。

阴阳交：系身热、汗出、脉躁疾，狂言乱语，不能食者之称。

角弓反张：痉挛之意

厥气：指神经有所感触而多梦魇也。

肝风：谓神经感动而牵掣也，或称肝阳。

肝厥：系癫痫之别称。

蛔厥：手足厥冷，口中吐蛔也。

尸厥：突然昏倒，不知人事之称。

脱阴：目盲失视之谓。

脱阳：目中见鬼之谓，与生殖泌尿器内所载之脱阳异。

肝旺：系指神经不舒，循环障碍等而言之。

属于传染病者 ✿

天行：系流行之意。

风引：即伤风也。

感冒：为一种炎性之疾患。

伤寒：凡流行感冒以下，一切有热之热病，皆是。或以冬之热病，谓之伤寒。其义狭矣。

风温：一曰春温，指春之罹热病者。或谓系温病之坏病，非温病外又有风温也。

温病：指夏至前之热病。

暑温：指夏至后之热病。

湿温：指长夏时之热病。或谓此症四时均有之，恽铁樵氏云：长夏所以称湿令者，即因空气中酸素太少之故，盖空气中除却酸素，只有淡气，淡气能令各物霉腐，即所谓湿也。更有谓此症亦属于现代肠热病，或称肠伤寒者。

温毒：指温病之热度极高者。

暑风：谓先受暑热，而复感风邪所致。其症手足搐搦，状似惊风。

暑温：谓在暑时，罹霍乱之轻症，而身有热者。恽氏云：病缓者为暑温，暴者为霍乱。亦有霍乱之后，转属而为暑温者。

大风：或称大麻风，或作疠风，即癞病也。

狐惑：《医宗金鉴》谓：惑为牙疳，狐为下疳。章巨膺氏云：狐惑病，如伤寒，是属急性热病，而以咽喉或前后二阴之腐烂为主症，尝见麻疹被寒遏抑，不得透发，致蚀烂肛门以死者。《千金要方》云：狐惑由温毒使然也，最确。

伏气：谓病气伏藏经络之间也。

三阴疟：一名老疟。

牡疟：但热不寒者之称。

牝疟：但寒不热者之称。

正疟：先寒后热者之称。

邪疟：先热后寒者之称。

瘅疟：即温疟。

温疟：身热、骨节烦疼、时呕者是。

寒疟：或寒多热少而无汗者之称。

风疟：或热多寒少而有汗者之称。

瘴疟：染山瘴之气而发者是。

【痎疟】夏伤于暑而发者是。

劳疟：积久不差，小劳辄发者是。

痎疟：疟疾经年不愈者是。

阴疟：夜夜发者是。

疟母：即今之脾脏肿大，其称曰母者，以疟疾本于是也。

尸疰：一作死人疰，为传染病之一种，系由尸体所传者。此外谓由土传者曰土疰；由水传者曰水疰；由冷传者曰冷疰；由邪传者曰气疰；其实一而已矣。又有所谓桃花疰者，以妇女瞿虚劳症后，颜色反鲜艳如桃花，故云。

阴阳毒：近贤章巨膺氏谓即今之斑疹伤寒。以前称为发斑。其机能亢盛，属实热者，为阳毒、阳斑。机能衰弱，属虚寒者，为阴毒、阴斑。《中医诊断学》作者姜春华云，阴阳毒乃指阴证阳证言。似不如章氏之确有所得也。

痓风：姜氏《中医诊断学》云：古人以一切强直性证候谓之痓，以一切神经证候谓之风，今见口类之强噤，故曰痓风也。痓风含有发热之意味，故可断古人之所谓痓风，相当于急性脊髓膜炎、破伤风及小儿热病（急惊）之见神经证候等。

殗殜：即传尸瘵之别称。

属于血液病者 ◎

血虚：即阴虚，亦即贫血之谓。

营虚：即血虚。

真阴内亏：指慢性疾患之腺体分泌少，以及口腔咽头诸黏膜之干燥是。或作真阴亏损，姜春华云系指体质消耗过多之病人（古人以肌肉、血液、精液、唾液，一切身上之物质均属阴）而言。

胸中大气：姜春华云：指心脏排血力而言。

阳气失职：姜春华云：指心力衰弱而言。

虚阳发露：谓虚弱病者，而见阳亢之象。脉搏虽速而血量并不充足也。

亢阳无制：谓心力亢奋之极，而不可抑制也。

结阴：大便泄血之称。

津液亏损：谓体液缺乏也。

瘀血：即现代医学所称之血中毒素。

脱血：谓血由血管脱出，或呕或下也。

生殖及泌尿器病

阳脱：阳指阳物，脱者，谓挺而不缩也。

阴脱：阴指阴户，脱者，谓开而不闭也。

内吊：为阴囊上缩，少腹掣痛难堪者之称。

肾虚：阴茎衰弱者之谓。

偏坠：指阴囊小肠气而言。即睾丸下坠或左或右也。

癃闭：即尿闭。

走阳：亦作脱阳，谓精液走泄也。

肾亏：系指体质不足，生殖障碍、脑神经衰弱等。

妇科病

恶阻：孕妇呕吐之名。

倒经：行经期内，吐血或衄血谓系月经倒行，故名。今称为代偿月经，除吐衄之外，尚有痔疾、创面等之出血，亦同。

内吹：孕妇乳房肿痛之称。

石瘕：女子月经停止，腹中渐大如孕状者。

血枯：指贫血症而言。

产后风：产后见四肢抽掣，角弓反张等病状之称。其症多由临产时子宫、阴道等破伤部分感受破伤风病菌所致。急性者，发后数小时即死。慢性者，时发时止，时轻时重，有延至一二十日以上者。

脆脚：孕妇两足肿，而皮肤薄者之称。

皱脚：孕妇两足肿，而皮肤厚者之称。

弄胎：孕妇七八月后，腹中微动，似有产意，名曰弄胎。

恶露：谓产后应即排泄之瘀血也。

儿枕痛：指产后血块凝结腹部之谓。

暗经：妇人并无月经，仍能受胎者之称。

痰胎：经闭腹大，状如怀孕，亦即石瘕之类。

妒乳：谓新产妇乳房结块，胀硬掣痛，酿脓成痈也。即今之乳腺炎。

其他

养营活络：营谓血，络谓脉管。养营谓加补血之药。活络谓用流通脉管之药也。

养血温经：养血即前养营意，温经谓用温热药使经络温暖也。

健脾补气：健脾指健胃言，补气指温性强壮药言。

养水涵木：水谓肾，木谓肝。养水者，滋润药也。涵木者，镇静药也。

育阴潜阳：用动物质沉降药，及强心解热药，俾炎性下降而消除之之谓。

养阴和胃：用甘寒清血药及强壮滋润药之称。